内 容 简 介

《现代环境卫生学》为非预防医学专业的大学生素质教育通选课教材。包括绪论、环境与健康、大气卫生与健康、室内空气污染与健康、水体卫生与健康、环境中常见重金属污染与健康、固体废物污染与健康、噪声污染与健康、自然灾害中的卫生问题与对策、可持续发展教育与人类健康共十章内容。

全书以人类及其周围的环境为研究对象,通过论述环境和健康的关系,着重围绕当代特别关注的全球环境问题、室内空气污染问题、水体卫生问题、重金属污染问题、固体废物问题、噪声污染问题、自然灾害问题阐明生活环境中各种化学、物理、生物因素对人群健康的危害及其防治对策,并探讨如何利用好环境中有利因素以增进人类身体健康,达到改善人类生存环境以保护和促进人群健康的目的。

本书主要供高等院校非预防医学专业本科生使用,同时也可作为基础医学、临床医学、预防医学、环境科学专业的参考书以及公众环境教育的教学参考书。

高等院校素质教育通选课教材

现代环境卫生学

主　编　徐建玲
副主编　王宏君　延正红　苗　莹

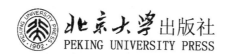

图书在版编目(CIP)数据

现代环境卫生学/徐建玲主编. —北京：北京大学出版社，2009.12
(高等院校素质教育通选课教材)
ISBN 978-7-301-15352-9

Ⅰ. 现… Ⅱ. 徐… Ⅲ. 环境卫生学－高等学校－教材 Ⅳ. R12

中国版本图书馆 CIP 数据核字(2009)第 095091 号

书　　　名：现代环境卫生学
著作责任者：徐建玲　主编
责　任　编　辑：王树通
封　面　设　计：林胜利
标　准　书　号：ISBN 978-7-301-15352-9/X · 0034
出　版　发　行：北京大学出版社(北京市海淀区成府路 205 号　100871)
网　　　址：http://www.pup.cn　电子信箱：zpup@pup.pku.edu.cn
电　　　话：邮购部 62752015　发行部 62750672　编辑部 62752021　出版部 62754962
印　刷　者：三河市欣欣印刷有限公司
经　销　者：新华书店
　　　　　　787 毫米×980 毫米　16 开本　13.75 印张　273 千字
　　　　　　2009 年 12 月第 1 版　2009 年 12 月第 1 次印刷
定　　　价：26.00 元

未经许可，不得以任何方式复制或抄袭本书之部分或全部内容。
版权所有，侵权必究
举报电话：(010)62752024　电子信箱：fd@pup.pku.edu.cn

序

人类是地球生物进化的产物,同其他生物一样,人类与其生存的自然环境之间存在着密不可分的联系。自然环境是人类生存所需物质的资源库,提供着物质生活所需的基本条件,维系着人类生存繁衍所必需的环境。但是,随着人类社会的发展,特别是有悖于生物圈运行规律的许多经济社会活动,给自然环境施加了巨大的压力,使自然生态系统功能退化、生物多样性锐减,几百年、几千年甚至上亿年所形成的"生态网络"关系被打乱。而且,自然资源过度开发利用对自然生态系统的破坏与各类环境污染的不断扩散相叠加,其规模、范围之大,影响之深刻和久远,已使人类自身生存面临着严峻挑战,禽流感、非典、甲型 H1N1 流感等疾病相继发生并在全球迅速传播,对人类的生存和健康构成了极大的威胁。因此,深入地开展环境与健康关系的研究和公民教育,提醒人类正视环境问题的严重性,掌握环境公共卫生的常识,做自觉保护生态和环境的卫士,无疑是现代社会的公民,特别是大学生应该具有的基本素质。

在高校大学生尤其是非预防医学专业的大学生中进行环境与健康知识的教育,也是大学生自身所期望的。但是,作者在多年的教学实践中感受到,作为大学通识教育的这类教材还比较缺乏,而且,许多高校从事环境类通识教育的广大青年教师或公共卫生普及教育的实践工作者,也都希望能有一本符合时代发展特征、具有学科融合特点的理论与实际结合的专业参考书。为此,作者认真梳理了近年来从事这方面教学的讲稿和积累的资料,编写了这本教材。作为青年教师,敢于积极探索,善于汲取,勤于总结的精神,是难能可贵且值得鼓励的。

本教材突出了环境污染、生态破坏所引发的疾病和在疾病传播过程中的特殊性,又强调了受污染的环境要素易引发的疾病。既讲了常见的疾病,同时更注重于每个环境要素引发的疾病及其传播的特点和危害,更贴近了大学生对相关知识的需求,相信此书的出版将对大学生环境健康意识的提高以及可持续发展教育的实施产生积极推动作用。

相信越来越多的人能自觉地参与思考、实践、探索,倡导生态文明,这是我们人类社会实现繁荣和可持续发展的希望所在!

威连喜
2009年12月16日

前　言

通识选修课，作为面向高等院校本科生开设的跨专业自主选修的通识教育课程，是各专业教学计划的重要组成部分。

现代环境卫生学这门课程的开设可以使学生掌握环境科学和现代医学的基础理论知识和技能。不仅能提高学生自身的环境保护意识和综合素质，而且对即将从事教育事业的师范专业学生来说，更可对未来中小学生环境意识的培养和健康教育奠定一定基础。但是目前的教材专业性强、过于理论化、可读性不强、不适合作为通选课教材使用。本书正是为了满足这一需要而编写的一本通俗易懂的教材。

现代环境卫生学是预防医学的一个重要分支，也是环境科学不可缺少的重要组成成分。环境科学本身就是一个交叉性很强的学科，它不仅与自然科学紧密交叉，而且还与社会、管理、政治等人文学科相互渗透。因此环境卫生学也是一门综合性很强的学科，为阐明环境中各种因素对人体健康的影响，需要采用现代基础医学、临床医学、生物遗传学、分子生物学、环境生态学、环境监测学、环境气象学等多学科的新理论及新技术以推进环境与健康关系研究向纵深发展。

全书以环境与健康为主线，以环境科学的相关基础理论为依据，针对当代比较关注的问题包括全球环境问题、室内空气污染问题、水体卫生问题、重金属污染问题、固体废物问题、噪声污染问题、自然灾害问题，深入分析了环境问题的产生原因、对人体健康的危害以及如何采取防治措施等，多方位、多层次地展示了人类与环境之间的相互作用。

为了提升学生的学习兴趣、加深他们对知识的理解和掌握，教材除了以上主要内容外，还包括知识窗和相关医学知识两个板块。知识窗是为了拓展学生知识面，供学生自己阅读，扩大知识量。相关医学知识是和本章有关的一些医学常识，供学生了解，以便提高自己的医学素养，更好地保护身体健康。

书中引用和参考了相关作者的书籍和文献资料，在此向这些作者们致以衷心的谢意！

本书编写过程中，得到了东北师范大学"十一五"科技创新平台培育基金项目（编号：NENU-STC08016）、本科教学质量与教学改革工程项目以及国家级精品课"环境学概论"项目的资助，北京大学出版社理科编辑部责任编辑王树通精心细致的修正，书稿如期完成。在此向他们表示衷心感谢，由于水平有限，时间紧迫，难免有不当和值得商榷之处，恳请读者批评指正。

编者

2009 年 8 月于柳园

目　　录

第1章　绪论 (1)
　1.1　环境问题 (1)
　　1.1.1　环境的概念和分类 (1)
　　1.1.2　原生环境与次生环境 (4)
　　1.1.3　环境影响的社会性 (7)
　　1.1.4　环境污染的特征 (8)
　1.2　环境卫生学及其发展 (10)
　　1.2.1　环境卫生学的定义 (10)
　　1.2.2　研究对象和内容 (11)
　　1.2.3　环境卫生学的研究方法 (14)
　　1.2.4　环境卫生学今后的任务 (15)

第2章　环境与健康 (20)
　2.1　环境与健康关系的基本规律 (21)
　　2.1.1　新陈代谢与生态平衡 (21)
　　2.1.2　人体的化学组成 (23)
　　2.1.3　适应性和致病过程 (24)
　　2.1.4　生物性污染与疾病 (29)
　2.2　环境因素对健康作用的特点 (33)
　　2.2.1　污染物质种类繁多,生物效应呈隐现性 (33)
　　2.2.2　影响高危险人群,接触方式具有持续性 (33)
　　2.2.3　污染物质浓度低,危害具有未来性 (34)
　　2.2.4　多种途径侵入,环境诸因素的综合性 (34)
　　2.2.5　公害病治疗难,愈后差 (35)
　2.3　环境污染对人群健康的影响 (35)
　　2.3.1　急性中毒 (35)
　　2.3.2　慢性中毒 (36)
　　2.3.3　人体过量负荷和亚临床变化 (39)
　　2.3.4　环境污染对人群健康的远期危害 (39)

2.3.5　化学性地方病与自然疫源性疾病 ··· (42)
　　2.3.6　影响健康效应的因素 ·· (45)

第3章　大气卫生与健康 ·· (47)
3.1　大气污染来源及影响因素 ·· (47)
　　3.1.1　大气污染的来源 ·· (47)
　　3.1.2　大气污染的影响因素 ·· (48)
3.2　大气污染物的类型 ·· (50)
3.3　大气污染对健康的危害 ·· (52)
　　3.3.1　大气污染进入机体的途径 ··· (52)
　　3.3.2　大气污染对健康的直接危害 ·· (53)
　　3.3.3　大气污染对健康的间接危害 ·· (56)
3.4　大气中几种主要污染物对健康的危害 ··· (59)
　　3.4.1　悬浮颗粒物污染与人体健康 ·· (59)
　　3.4.2　氮氧化物污染与人体健康 ··· (60)
　　3.4.3　二氧化硫污染与人体健康 ··· (60)
　　3.4.4　一氧化碳污染与人体健康 ··· (61)
　　3.4.5　光化学烟雾污染与人体健康 ·· (62)
　　3.4.6　多环芳烃与人体健康 ·· (64)
3.5　全球大气环境问题 ·· (64)
3.6　大气卫生的防护措施 ·· (69)
　　3.6.1　我国的大气卫生标准 ·· (69)
　　3.6.2　防护措施 ··· (70)

第4章　室内空气污染与健康 ·· (74)
4.1　室内空气污染的来源及主要污染物 ·· (75)
　　4.1.1　室内空气污染的主要来源 ··· (75)
　　4.1.2　室内空气污染的主要污染物的种类、性状及主要危害 ·················· (79)
4.2　居室暴露水平与健康效应的评价 ··· (86)
4.3　室内空气污染物的防治对策 ·· (88)
4.4　室内空气污染与儿童疾病 ·· (89)
　　4.4.1　室内空气污染与儿童白血病关系 ·· (89)
　　4.4.2　室内空气污染与儿童哮喘关系 ·· (90)

第5章　水体卫生与健康 ·· (96)
5.1　水的分布和组成 ··· (96)

  5.1.1 地球上水的分布 ………………………………………………………… (96)
  5.1.2 天然水体的组成 ………………………………………………………… (97)
 5.2 水污染及其类型 …………………………………………………………………… (103)
  5.2.1 病原体污染 ……………………………………………………………… (103)
  5.2.2 耗氧性污染 ……………………………………………………………… (104)
  5.2.3 植物营养污染 …………………………………………………………… (104)
  5.2.4 油污染 …………………………………………………………………… (105)
  5.2.5 剧毒污染 ………………………………………………………………… (105)
  5.2.6 放射性污染 ……………………………………………………………… (106)
  5.2.7 盐类污染 ………………………………………………………………… (106)
  5.2.8 热污染 …………………………………………………………………… (106)
  5.2.9 恶臭 ……………………………………………………………………… (107)
 5.3 水污染危害 ………………………………………………………………………… (109)
  5.3.1 对人体健康的危害 ……………………………………………………… (109)
  5.3.2 对农业的危害 …………………………………………………………… (110)
  5.3.3 对工业的危害 …………………………………………………………… (110)
  5.3.4 对生态环境的危害 ……………………………………………………… (110)
 5.4 地面水水质标准和污水排放标准 ………………………………………………… (111)
 5.5 中国水体卫生防护措施 …………………………………………………………… (116)

第6章 环境中常见重金属污染与健康 …………………………………………… (121)
 6.1 镉污染与人体健康 ………………………………………………………………… (121)
  6.1.1 自然界中的镉 …………………………………………………………… (121)
  6.1.2 镉的来源 ………………………………………………………………… (121)
  6.1.3 镉中毒及其危害 ………………………………………………………… (122)
  6.1.4 土壤镉污染的治理 ……………………………………………………… (124)
 6.2 汞污染与人群健康 ………………………………………………………………… (124)
  6.2.1 环境汞污染的来源 ……………………………………………………… (124)
  6.2.2 汞和汞化合物的毒性 …………………………………………………… (125)
  6.2.3 汞污染对人群健康的危害 ……………………………………………… (126)
  6.2.4 汞污染的防治措施 ……………………………………………………… (128)
 6.3 砷污染与人群健康 ………………………………………………………………… (130)
  6.3.1 砷污染的来源 …………………………………………………………… (130)
  6.3.2 砷污染对人体的危害 …………………………………………………… (131)

  6.3.3 砷污染的预防与治理 ··· (132)
 6.4 铅污染与人体健康 ··· (134)
  6.4.1 铅污染的来源 ··· (134)
  6.4.2 铅污染对人体健康的危害 ································· (135)
  6.4.3 铅污染的暴露评价 ·· (138)
  6.4.4 铅污染的防治 ··· (139)

第7章 固体废物污染与健康 ··· (144)
 7.1 固体废物的来源及分类 ··· (144)
 7.2 固体废物的危害 ··· (146)
  7.2.1 固体废物对人体健康的影响 ································ (147)
  7.2.2 固体废物对环境的影响 ····································· (148)
 7.3 固体废物的处置和利用 ··· (149)
  7.3.1 固体废物利用和处理的基本原则 ························· (149)
  7.3.2 固体废物的处置技术 ·· (150)
  7.3.3 固体废物的资源化 ·· (153)
  7.3.4 我国工业固体废弃物综合利用 ···························· (154)

第8章 噪声污染与健康 ··· (159)
 8.1 噪声的概念 ··· (159)
 8.2 噪声的分类 ··· (160)
 8.3 噪声对人的危害 ··· (161)
 8.4 控制噪声的措施 ··· (165)
 8.5 我国环境噪声标准 ··· (167)

第9章 自然灾害中的卫生问题与对策 ··· (171)
 9.1 自然灾害的特征 ··· (171)
 9.2 自然灾害的类型 ··· (172)
 9.3 常见的自然灾害 ··· (175)
  9.3.1 气象灾害 ·· (175)
  9.3.2 海洋灾害 ·· (176)
  9.3.3 洪水灾害 ·· (178)
  9.3.4 地质灾害 ·· (179)
  9.3.5 地震灾害 ·· (180)
  9.3.6 农作物生物灾害 ··· (181)
  9.3.7 森林生物灾害和森林火灾 ································· (182)

9.4 灾后常见疫病及防疫措施…………………………………(184)
　　　　9.4.1 灾后促成疫病流行条件………………………………(184)
　　　　9.4.2 灾后常见疫病…………………………………………(188)
　　　　9.4.3 卫生防疫措施…………………………………………(190)
　　9.5 防灾减灾措施……………………………………………………(194)
第10章 可持续发展教育与人类健康………………………………………(199)
　　10.1 可持续发展的概念……………………………………………(199)
　　10.2 可持续发展教育的产生………………………………………(200)
　　10.3 可持续发展教育的内容………………………………………(201)
　　10.4 人类健康可持续发展…………………………………………(205)

第1章 绪　　论

1.1　环　境　问　题

1.1.1　环境的概念和分类

一、环境的概念

人类诞生以后，逐渐形成了人类社会，人类社会与周围环境互相影响、互相作用，便组成了"人类—地球环境"系统。

研究与人类密切相关的环境有着极其重要的意义。不同的国家由于政治、经济和文化背景的不同，对环境的定义角度也有所不同。《中华人民共和国环境保护法》中指出："本法所称环境，是指影响人类生存和发展的各类天然的或经过人工改造的自然因素的总体，包括大气、水、海洋、土地、矿藏、森林、草原、野生生物、自然遗迹、人文遗迹、自然保护区、风景名胜区、城市和乡村等。"

这里的环境有三个特点：一是其主体是人类；二是既包括天然的自然环境也包括人工改造后的自然环境；三是不包括治安环境、文化环境、法律环境等社会因素。

在1982年联合国环境规划理事会特别会议决议中提出了新的环境概念，指出："经济文化发展计划必须慎重考虑到地球的生命支持系统中各个组分和各种反应过程之间的相互关系，对一个部门的有利行动，可能会引起对其他部门意想不到的损害"，并指出经济与社会发展计划必须考虑到"环境系统的稳定性和极限"。

从哲学角度看，环境是一个相对概念，它是一个相对于主体而言的客体，或者说，相对于某一主体的周围客体因空间分布、相互联系而构成的系统就是相对于该主体的环境。对于环境的定义都是以哲学定义为基础的，各学科同时又赋予了环境更明确、更具体的内涵。

在社会学中，环境被认为是以人为主体的外部世界，其研究内容是各种各样的人际关系，如家庭关系、婚姻关系等。

在生态学中，环境则被认为是以生物为主体的外部世界。研究主体是生物，其环境就是生物周围相关事物的集合。例如，在丹顶鹤行为研究中，丹顶鹤是环境的主体，它的环境是湿地生态系统，包括湿地植被、饵料、水面以及其他生物等；周边农田，迁徙路线上的停歇地等相关事物也会对丹顶鹤的行为和活动造成直接或间接的影响,也是丹顶鹤生存环境的重要组成部分。而那些距离丹顶鹤的活动范围相当远,对丹顶鹤的活动几乎没有影响的事物,就可以不看做它的环境。

环境科学(environmental science)所研究的环境(environment)的中心事物是人类,环境也就是以人类为主体的外部世界的总体,即人类赖以生存和发展的各种因素的综合体。也就是说,环境科学研究的环境,其主体是人类,客体是人类周边的相关事物,包括大气、水、海洋、土地、矿藏、森林、草原、野生生物、自然遗迹、人文遗迹、自然保护区、风景名胜区、城市和乡村等等各类天然的或经过人工改造的自然因素。因此,其涉及的范围之广泛也是其他学科研究的环境所无法相比的。

二、环境的分类方法

环境是一个非常复杂的体系,目前还没有形成统一的分类方法。根据不同的原则,环境类型划分也不同。

按照主体划分,环境可分为两种体系:一种是以人类作为主体,其他的生命物质和非生命物质都被视为环境要素,即环境就是指人类以外的整个外部世界;另一种是生物科学和生态学所称的环境是以生物界作为环境的主体,只把非生物界看成环境要素,这里的环境就是围绕着生物有机体的周围的一切。从某种意义上说,随着主体的不同,环境的各个组成因素或成分均可以互为环境。人类与生物之间就是互为环境,离开主体的环境是没有意义的。

按照环境要素进行分类则较复杂,如以环境要素的属性可将其分成自然环境和社会环境两类。

自然环境是指环绕着人群的空间中可以直接、间接影响到人类生活、生产的一切自然形成的物质、能量的总体。构成自然环境的物质种类很多,主要有空气、水、土壤、岩石、矿物、植物、动物、太阳辐射等。这些都是人类赖以生存的物质基础。在自然环境中,按其主要的环境组成要素,可再分为大气环境、水环境、土壤环境、生物环境和地质环境等。

按生态系统划分,自然环境可分为水生环境和陆生环境。水生环境包括海洋、湖泊、河流等水域,按其化学性质可分为淡水环境和咸水环境;海洋又可分为浅海环境和深海环境。陆生环境范围小于水生环境,但其内部的差异和变化比水生环境大得多,而且又是人类的居住地,人类对其依赖和影响亦是最大。

人类不能脱离社会而生存,受到社会的政治、经济、文化、教育、人口、风俗习惯等社会因素的影响。社会环境是指人类通过长期有意识的社会劳动,加工和改造的自然物质、创造的物质生产体系、积累的物质文化等所形成的环境体系。社会环境常依照人类对环境的利用或其功能再分为聚落环境、生产环境、交通环境、文化环境。

按照环境的范围大小可把环境分为宇宙环境、全球环境、城市环境、区域环境、车间环境、生活区环境和特定的空间环境。宇宙环境又称为星际环境，它是指地球大气层以外的宇宙空间，与地球环境有一定的联系。全球环境是指整个地球环境系统。区域环境的空间和时间尺度的变化是很大的，可大可小，如流域环境、行政区域环境等。生活区环境如居室、院落的环境。特定空间环境是小范围的环境，如航空、航天或水下航行的密封舱的环境等。

环境的各种分类方法如图 1-1 所示。

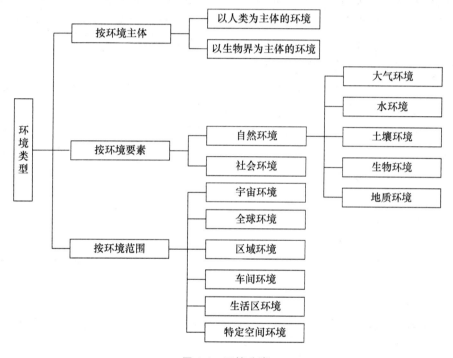

图 1-1　环境分类

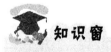

生活环境与生态环境

我国 1982 年颁布的《中华人民共和国宪法》中，以人类与环境相互作用的性质和特点为依据，把环境分为生活环境与生态环境。这种分类综合了人类对环境和环境对人类的双向作用，既考虑了环境在其形成、发展和变化过程中受人类活动干预的程度和特点,又考虑到环境的发展和变化对人类社会生活产生影响的性质和特点。

生活环境是指与人类社会生活(包括日常生活,以及生产、流通和各种社会活动等)相距较近、关系最密切的各种自然条件和人工条件,如大气、水、城市、乡村、居室和交通等。生活环境的好坏,直接影响人类的生活和健康,也在一定程度上影响经济和社会的发展进程。

生态环境是指与人类社会生活相距较远,由生物群落及其非生物环境组成的不同类型、不同层次的生态系统所构成的大自然环境,包括土壤条件、气候条件、生物条件、地理条件等各种生态因素。生态环境和生态平衡状态的好坏,间接地或长时期、大范围地对人类生存和经济、社会发展的进程产生深远影响。

生活环境与生态环境是难于用一条明确的界限将其划分开来的,但各有其特点。生活环境主要是由人工改造或创造而成的,主要受人类排放废弃物的影响,所造成的污染往往是直接的、明显的,即时地影响人类的生活质量和生命健康,造成直接的经济损失,生活环境的污染,较易于治理,见效也较快。而生态环境则完全或主要是自然形成,主要受人类开发自然资源的影响,环境污染对生态环境的破坏往往是间接的、潜在的,会长远地影响人类的生存、发展和繁衍,造成持续的经济损失。生态环境的破坏,较难以恢复,见效较慢。

此外,也有人认为,从广义上讲,生态环境实际上包含了生活环境。因为生活环境也是由不同类型、不同层次的生态系统构成的。

资料来源:蔡宏道,1995年

1.1.2 原生环境与次生环境

环境是一个自然的并经过历史沉淀的综合体,是经过漫长的演化和发展形成的结构。根据人类活动对其产生的影响可分为原生环境(primitive environment)和次生环境(secondary environment)。

一、原生环境

原生环境是指天然形成,并未受人为活动影响或影响较少的自然环境。其中存在着对人体健康有利的许多因素。例如,清洁和具有正常化学组成的水、空气、土壤,适宜的太阳辐射和小气候以及优美的绿化,都对健康起促进作用。

但在有些地区原生环境对人群健康也会带来不良影响。由于地球结构上的原因,造成表面化学元素分布的不均匀性。使某一地区的水或土壤中某些元素过多或过少,当地居民通过长期饮水、摄食后,导致体内出现相应元素的过多或过少,最终引起某些特异性疾病,称生物地球化学性疾病(biogeochemical disease)。这类疾病的发病特点具有明显的地区性,故又称为地方病(endemic disease)。

如远离海洋和有高山阻隔的石灰石、白垩土、砂土、灰化土及泥炭土为主要土壤成分的地带,土壤缺碘,这些地区成为地方性甲状腺肿流行的地区。黑龙江省佳木斯市桦川县集贤村曾经是我国碘缺乏病重病村之一。1978年国家普查发现,全村1313人中碘缺乏病患者859人,克汀病患者150人,被称为"傻子屯"。

又如我国湖北省恩施县部分地区出现一种以脱落指甲和脱发为主要症状的疾病,1961—1964年间曾暴发流行。原因是病区的煤层(石煤)含高浓度的硒。由于风化、雨水和生物的作用使岩石及矿床中的硒进入土壤中,经食物途径进入人体,引起硒中毒,称地方性硒中毒。

从理论上来说,原生环境物质的交换、迁移和转化,能量、信息的传递和物种的演化,基本上仍按自然界的规律进行,但这种规律只能见于原始森林,人迹罕至的荒漠、冻原地区、大洋中心的环境中。这种环境,随着人类活动范围的不断扩大而日趋缩小。

二、次生环境

次生环境是指在人为活动影响下形成的环境。在人类活动影响下,物质的交换、迁移和转化,能量、信息的传递等都发生了重大变化,这种变化对人类产生有利或有害的影响。如在黄河下游修建大堤,控制河水泛滥,垦殖农田,使华北平原的次生环境优于原始状况。又如在地方性硒中毒地区,采取排灌措施,施加石膏、硫、硫酸钙等于土壤中以改变土壤环境,降低植物对硒的吸收,有利于地方性硒中毒的预防。

人类在改造自然环境及开发利用自然资源的过程中,一方面为人类的生存和健康提供了良好的物质条件,但另一方面也对原生环境施加了影响,在不断向自然索取的同时,造成了资源枯竭,打破了原有的生态链,破坏了自然的平衡。在不断向自然排泄的同时,也带来了如环境污染等一系列难以克服的问题。

如果生产过程中不重视环境中的物质、能量平衡,就会使次生环境的质量变劣,给人类带来危害。近一个世纪以来,随着工农业的发展,大量排放废水、废气、废渣,有害的污染物严重污染大气、水、土壤等自然环境,破坏生态环境,使人类生活环境的质量急剧恶化,对人群健康产生有害影响。公害事件不断出现,在人群中出现多种公害病,世界上重大的八大公害事件简况见表1-1,这些已成为世界各国政府和公众关注的首要问题,可以说次生环境恶化引起的不利影响是环境卫生学家研究和解决问题的重点。

表 1-1　世界八大公害事件

事件	时间与发生地	污染物	健康影响
马斯河谷烟雾事件	1930 年比利时的马斯河谷工业区	马斯河谷工业区排放的二氧化硫	一周内有近 60 人死亡,数千人患呼吸系统疾病
洛杉矶光化学烟雾事件	1943 年美国洛杉矶	汽车尾气在紫外线照射下产生光化学烟雾	大量居民出现眼睛红肿、流泪、喉痛等症状,死亡率大增
多诺拉烟雾事件	1948 年美国宾州的多诺拉镇	炼锌厂、钢铁厂、硫酸厂排放的二氧化硫和硫酸雾	全镇 14 000 人中,18 人死亡,5910 人有眼、鼻、喉的刺激症状及其他呼吸道疾病
伦敦烟雾事件	1952 年英国伦敦	冬季燃煤排放的烟尘和二氧化硫在浓雾中积聚不散	头两个星期死亡 4000 人,以后的两个月内又有 8000 多人死亡。死因主要是呼吸系统疾病和心脏病
四日市哮喘病事件	1961 年前后的日本四日市	石油化工和工业燃烧重油排放的废气严重污染大气	居民呼吸道病症剧增,使哮喘病的发病率大大提高,50 岁以上的老人发病率约为 8%,死亡 10 多人
水俣病事件	1953—1956 年日本熊本县水俣市	石油化工厂排放含汞废水,人们食用了富集甲基汞的鱼、虾、贝类等水生生物	大量居民中枢神经中毒,死亡率达 38%,中毒者达 283 人,其中 60 多人死亡
痛痛病事件	1955—1972 年日本富山县神通川流域	锌、铅冶炼厂等排放的含镉废水污染了河水和稻米	居民食用污染的稻米后中毒,1972 年患病者达 258 人,死亡 128 人
米糠油事件	1968 年日本北九州市、爱知县一带	因食用油厂在生产米糠油时,使用多氯联苯作脱臭工艺中的热载体,混入米糠油中	人食用米糠油后中毒,患病者超过 10 000 人,16 人死亡

随着人类认知的不断提高,此类环境公害事件的数量已大幅减少。但是现在一些管理不力的偏远地区此类事件还偶有发生,如 2006 年 8 月甘肃省徽县某乡血铅超标事件,368 人查出血铅超标,其中 14 岁以下的儿童 149 人,涉及 2000 多名村民。儿童中,有 90% 以上血铅超标,最高者血铅含量 619μg/L,超标数倍(铅中毒即连续两次静脉血铅水平等于或高于 200μg/L),被诊断为重度铅中毒,而成人中血铅超标也很普遍,这主要是由于乡内铅锭冶炼厂环境治理不达标,含铅污染物污染当地大气环境与村民饮用水所致。

1.1.3 环境影响的社会性

不论是原生环境问题或次生环境问题,都与人类活动息息有关,人类社会的发展也促使原生环境和次生环境不断变化。因此,要从社会学的角度来研究环境影响的基本客观特性,这样有利于调整和发挥社会组织机构的职能,最大限度地保护和合理利用资源,保持生态平衡,改善生产和生活条件,达到保障人民健康的目的。

环境影响的社会性,表现在下述四个方面:

(1) 环境影响的隐现性

环境污染的影响具有一定的隐现性。环境污染对人类影响所产生后果的显现,要有一个过程、要经历一段时间;而在后果显现之后到影响的消除又要经过相当长的时间治理才能达到。在一般情况下,对人类起到有利作用的环境,往往不为人们觉察和珍惜;环境污染对环境或人类健康出现威胁时,由于它的隐现性,开始往往不给予重视,待人们受到不同程度惩罚时,才开始意识到它的严重性。

例如:20世纪50年代有机氯农药DDT的使用,对于农业避免毁灭性虫灾起到很大作用,但在若干年后,出现昆虫变异和抗药性种属以及DDT在农作物和食物中富集,进而在人体脂肪中和人奶中含有不同程度的DDT时,才引起人们的关注。但我国迟至1983年才开始停止生产有机氯农药。瑞士化学家米勒因为DDT在杀虫方面确有奇效,使农业得到丰收因此获诺贝尔奖。但是谁也没想到,DDT进入自然环境后,会给动植物和人类带来如此多的麻烦,这不能不说是诺贝尔奖的一大悲哀。

我们都知道冰箱空调需要使用制冷剂工作,历史上曾经用过氨、二氧化碳等,但效果都不理想,最终在1930年,美国开发出氟利昂,其化学性质稳定,易挥发,制冷效果好,被广泛用于家用电器、泡沫塑料、日用化学品、汽车、消防器材等领域。20世纪80年代后期,氟利昂的生产达到了高峰,产量达到了144万吨。经过时间的推移,其对环境的破坏性慢慢显现出来。1975年美国学者提出含氯的氟利昂中的氯原子会破坏臭氧层,此时人们才明确知道氟利昂对环境的巨大破坏作用。有研究表明,臭氧层的臭氧每减少1%,有害辐射增加2%。其后果是皮肤癌和眼病增加、人体的免疫系统性能下降、海洋生物的食物链被破坏、农作物减产。现在,制冷剂R134、R600等已成为全球公认的新型氟利昂替代物,它们的使用保证了臭氧层的破坏大大减小,环境受到保护,人们的身体健康得到保护。

(2) 环境影响的未来性

环境的好坏不仅会直接影响到当代人口的体质和健康,而且会影响到人类子孙后代的体质和健康。

20世纪40年代,广岛、长崎上空原子弹爆炸后存活者后代出现胎儿畸形,以及50

年代甲基汞污染水体引起先天性水俣病就是典型的例子。所以说,它具有未来性。从广义角度来说,环境的好坏可以涉及一个民族的素质和国家的兴亡。因此,不论从国家民族的战略高度来看,还是从预防医学的高度来看,搞好环境保护都是一项重大的社会工作。

（3）环境影响的综合性

很长时间以来,近代科学对客观世界进行"分割"研究,不同研究方向的科学家们很少做多学科交叉研究,在单一领域中取得巨大成就的同时,也造成了人们对客观世界认识的局限性、片面性,以致在实践中出现很多问题。在人们对待环境的态度与改造环境的方法上,也犯了这种错误,经过时间的推移,不良结果终于显现出来,人们认识到人类自己的错误,也最终认识到环境的研究本身就应该是一个综合整体。最终,环境科学由分化状态向整体化形态发展,成为了一个综合体。

生态系统的破坏是在多种环境问题综合作用下产生的,这种综合作用不是各个单一环境问题作用的简单累加,而是综合效应,往往大于简单相加。另外,环境问题都是多种因素综合作用的结果。

以环境和人群健康为对象的环境卫生学不是单一学科,而是一个学科群。它不仅涉及地质学、工程学、海洋学、气象学、生态学、遗传学,而且还涉及社会学、管理学、法学、伦理学、教育学。

环境保护工作也是一项综合性、社会性很强的工作。除了技术性工作外,还要做许多社会工作如要协调各行业各种人际关系,发挥有关社会组织和管理系统的职能,动员各种社会力量,进行社会上的通力合作。

（4）环境影响的群体性与全球性

环境污染的影响不单针对个体,而且还涉及群体、社区或更大范围甚至全球。全球性环境问题有全球变暖、臭氧层空洞、酸雨等,近几年来,有机污染物及其对人体健康和生态系统的危害越来越被人们所认识,其中持久性有机污染物（persistent organic pollutants,简称POPs）由于大多具有"三致"效应和遗传毒性,能干扰人体内分泌系统引起"雌性化"现象,并且广泛存在于全球范围内的各种环境介质以及动植物组织器官和人体中,已成为人们广泛关注的一个新的全球性环境问题。

对全球环境问题,需要全球社会的合作,制定全球公民环境行为准则和全球合作的措施和策略。

1.1.4 环境污染的特征

环境污染（environmental pollution）的定义是由于人类的活动所引起的环境质量下降,而有害于人类及其他生物的生存和发展,造成大气、水、土壤的化学、物理、生物学性质变坏。

从影响人体健康的角度来看,环境污染一般具有以下一些特征:

(1) 影响范围大,人数多

环境污染物通过大气、水体、土壤和食物等多种途径对人体产生不良影响,受影响的对象很广泛,包括老、弱、病、幼、青壮、少年,即整个人群,甚至还包括孕母腹中的胎儿。另外,污染范围广,所涉及的人数也很多。

(2) 污染物浓度低,作用时间长

污染物进入环境后受到大气、水体等的稀释一般浓度往往很低,但由于环境中存在的污染物种类繁多,它们不但可通过生物的或理化的作用发生转化,产生降解或富集作用,从而改变其原有的性状或浓度,产生不同的危害作用,而且多种污染物同时存在,联合作用于人体,常可发生较复杂的拮抗作用或协同作用。接触者可长时间不断地暴露在被污染的环境中。由于环境污染物在环境中一般浓度很低,作用时间长,所以对人体的影响往往在短时间不易有较明显的表现,而容易被忽视。

(3) 污染容易,治理困难

环境很容易遭受污染,一旦被污染,要想恢复原状,不但费力大,代价高,而且难以奏效,甚至还有重新污染的可能。有些污染物,如重金属和难以降解的有机氯农药,污染土壤后,能在土壤中长期残留,短期内很难消除,处理起来十分困难。现代化农业大量施用农药和化肥,而只有少量被作物吸收,其余大部分都在根部积累或转入地下水,成为潜在环境污染物,治理方法有淋洗等,但资金消耗大且效果不明显。

相关医学知识

环境污染引起的疾病

一、公害病

公害病(public nuisance disease)是由严重的环境污染引起的社会影响较大的地区性疾病。公害对人群的危害比职业危害更加广泛,公害人群不分年龄、性别都受影响。因大气、水、土壤和食品污染引起的公害事件常有报道,如伦敦烟雾事件、水俣病事件、痛痛病事件和切尔诺贝利(Chernobyl)核电站核污染事件等。

公害病特征是:① 人类生产、生活活动中造成环境污染所致;② 一般十几年或数十年陆续发病,可累及胎儿危害后代,也可出现急性爆发流行;③ 疾病谱中是新病种,多数发病机制不十分清楚,缺乏特效治疗方法;④ 污染物种类繁多,作用复杂。

二、职业病

职业病是生产环境中存在的各种有害因素引起的一类疾病。生产环境和劳动过程中存在可直接危害劳动者健康的因素即职业性有害因素。职业性有害因素（occupational hazard）作用于人体的强度和时间超过一定的限度时，造成机体的损害已不能代偿，从而导致一系列的功能性和器质性的病理变化，出现相应的临床症状和体征，影响劳动能力，这类疾病统称为职业病。

各国法定职业病名单不尽相同。凡属法定职业病患者在治疗和休息期间及在确定为伤残或治疗无效死亡时，均应按劳动保险条例的有关规定给予劳保待遇。我国1987年《职业病范围和职业病患者处理办法》中规定职业病名单9大类100余种。包括：① 职业中毒；② 尘肺；③ 中暑等物理因素职业病；④ 森林脑炎等职业性传染病；⑤ 接触性皮炎等职业性皮肤病；⑥ 光电性眼炎等职业性眼病；⑦ 职业性耳鼻喉疾病；⑧ 职业性肿瘤；⑨ 职业性哮喘、化学灼伤等其他职业病。

三、传染病

传染病就是具有传染性的疾病，是多种疾病的总称。是由病原体引起，能在人与人、人与动物或动物与动物之间互相传染。特点是：① 有病原体。每一种疾病都有它特定的传染源。② 有传染性。病原体通过一定的途径从一个人传给另一个人。③ 有免疫性。大多数患者在疾病痊愈都可产生不同程度的免疫力。④ 可预防。通过控制传染源，切除传染途径，增强人体抵抗力等措施。

带有病原体的生活污水、医院污水、屠宰、制革和生物制品等工业企业排出的废水、人畜粪便、生活垃圾等可污染环境，特别是污染水源。经水传播的疾病主要有霍乱、伤寒、痢疾和肝炎等。病原体还可污染空气、食物引起某些传染病的流行。

四、食物中毒

环境污染物中的化学毒物、致病微生物及其毒素、霉菌及其毒素等污染食品，进入机体后可引起食物中毒。此外，食品本身含有某些有毒物质，食用后可引起食物中毒，如河豚鱼中的河豚毒素。

资料来源：何廷尉等，2005年

1.2 环境卫生学及其发展

1.2.1 环境卫生学的定义

环境卫生学（environmental hygiene）是研究自然环境（natural environment）和生活

环境(living environment)与人群健康的关系,揭示环境因素对人群健康影响的发生、发展规律,为充分利用环境有益因素和控制有害环境因素提出卫生要求和预防对策,增进人体健康,提高整体人群健康水平的科学。

环境卫生学既是预防医学的一个重要分支学科,又是环境科学的重要组成部分,因而可以说,环境卫生学是由预防医学与环境科学相互结合的产物。环境卫生学是以人类及其周围的环境为研究对象,阐明人类赖以生存的环境对人体健康的影响及人体对环境的作用产生的反应、即环境-机体相互作用,这是环境卫生学的基本任务。

1.2.2 研究对象和内容

环境卫生学是在公共卫生学的基础上逐步发展、分化出来的一门学科,以人类及其周围环境为研究对象,主要研究外环境,特别是生活环境中各种化学、物理、生物因素对人群健康的危害及其防治对策,同时也研究如何利用外环境中有利于人体健康的因素以增进人类身体健康,利用研究成果制定环境卫生标准、法规,进行卫生监督管理,从而达到改善人类生存环境,保护和促进人群健康的目的。为阐明环境中各种因素对人体健康的影响,采用现代基础医学、临床医学、生物遗传学、分子生物学、环境生态学、环境监测学、环境气象学等多学科的新理论及新技术以推进环境与健康关系研究向纵深发展,同时,这也是环境卫生学的研究任务。

20世纪70年代以来,环境科学的崛起和发展无疑为环境卫生学注入了新的活力。多学科、多专业的介入使环境卫生学的研究达到更高水平。

根据环境卫生学的定义、研究对象,环境卫生学的具体研究内容主要包括大气卫生、水体卫生、饮用水卫生、土壤卫生、住宅与公共场所卫生、城乡规划卫生、环境质量评价和家用化学品卫生等方面。

(1) 大气污染与健康

在了解大气环境因素和大气污染的基本概念后,重点研究大气污染物的种类、来源,阐明大气污染物排放的规律和排放量及其对大气环境质量的影响和程度。在弄清污染物对大气环境影响的基础上,进一步研究大气中各种污染物对人体各器官系统,特别是呼吸系统的危害,如肺细胞损害、炎性反应,呼吸系统防御功能受损,肺和呼吸道的急、慢性损害等,以及远期危害如致癌作用等问题;阐明其发生发展规律和作用机理,找出污染物引起健康危害的安全耐受限量及早期监测指标,为制订大气卫生标准和废气排放标准提供理论依据,并为配合有关部门采取必要的大气污染防护措施打下基础。

(2) 水污染与健康

自然界中生物与生物,生物与环境之间在物质和能量上维持着一种动态的平衡。首先,当污染物质排放到水体中后,一方面是有害物质对一些水生生物构成直接的毒害,而一些耐污的水生生物大量繁殖;另一方面是有机污染造成水体的富营养化,水中的生化需氧量剧增,溶解氧含量降低,大量生物因缺氧而死亡,使水生生态系统平衡遭到破坏。

其次,受污染的水体颜色发生变化,气味难闻,直接或间接地影响了人类健康。此外水污染还加剧了水资源短缺的状况,加大了城镇供水的难度等。

(3) 饮用水卫生与健康

重点研究水性疾病的致病因素对人体健康的影响,阐明饮用水所致生物地球化学性疾病的致病因素,揭示该病的发生发展规律、作用机制、发病条件及影响因素,并提出对生物地球化学性疾病的防治对策。研究饮用水生物性污染与水性传染病的关系,提出预防水性传染病发生的措施,杜绝化学性污染饮用水引起的中毒事故发生;研究饮用水中有害物质的毒性作用及降低饮用水中有毒物质的技术措施;研究饮用水氯化消毒过程中的生成物及其对人体健康的影响,探讨消除氯化消毒过程中生成的二次污染物的措施或采取新的饮用水消毒处理方法;研究制定饮用水水质卫生标准的理论依据、原则和方法,并保证在水源选择、水质净化设备和消毒剂的使用等方面均符合卫生学要求。为确保居民的饮水安全与健康,对生活饮用水开展预防性的卫生监督和经常性卫生监督仍是一项重要的环境卫生工作。

(4) 土壤污染与健康

城市化和工业化进程的加快,造成土地污染、侵蚀、酸化、硬化和闲置等一系列较为严重的城市环境问题,制约了社会经济的可持续发展。

对人类健康影响较大的是受重金属污染的土壤,因为在自然界中重金属一般不能分解破坏,而只能转移它们的存在位置和转变它们的物理和化学形态。若是耕地受到重金属的污染,种植的作物、果树等将会对重金属产生富集效应,将其储存在植物体内,虽然不同植物对重金属的富集系数不同,但人们食用了含有微量重金属的作物之后,经过长时间累积最终也会产生毒害效应,危害人体健康,例如日本富山县的痛痛病事件,就是由于人们食用了被含镉废水污染的稻米所致。

(5) 住宅、公共场所卫生与健康

住宅与公共场所污染包含两方面,首先是住宅与公共场所中的生命体,主要是人类制造的对住宅与公共场所中他人身体健康产生的污染,如吸烟、吐痰、呼吸道传染疾病等;其次,住宅和封闭的公共场所本身,由于建筑及设计的采光和通风的原因,装修材料、家具释放的有害气体,采暖和制冷所带来的污染物,这些都会造成室内空气中的有害气体聚集,产生对人体具有不良影响的污染。

(6) 城乡规划卫生

规划作为城市宏观调控的重要手段,越来越受到人们的重视,规划的"龙头"地位也越发凸显,城乡规划的实施为促进城市健康和谐发展提供了手段与方法。同时也有利于正确处理近期建设和长远发展、局部利益与整体利益、经济发展与环境保护、现代化建设与历史文化保护等关系,促进合理布局,节约资源,保护环境,体现特色。

例如,在进行城乡规划时,要注意各功能区的分布,根据当地多年平均风向、风速、地质条件等进行设计,将工业区设计在城乡下风向,而把居民文教区设置在环境条件好的上风向、噪音小的区域。

(7) 灾害卫生问题

自然灾害有洪水泛滥、泥石流、台风、地震等。灾害发生后,环境卫生工作者应及时提出对受灾现场的卫生要求及预防疾病发生的具体措施。

例如,在地震灾害发生后环境卫生工作者应考虑在安置受灾群众过程中的有关卫生问题,及时清除受灾现场的遇难者遗体,并进行消毒处理,进行饮用水的净化消毒,临时营救现场的粪便管理等。在受灾后家园重建中,配合有关部门做好重建规划。

(8) 家用化学品卫生与管理

随着科学技术的发展以及生活水平的提高以及人们日常需求的增长,人们在日常生活中极为广泛地习惯于使用高效的人工合成日用化学品,包括:室内空气清新剂、杀虫剂、防霉防蛀剂、擦光剂、洗涤剂、清洁剂、化妆品以及食品添加剂、食品包装材料与容器等,并成为生活中不可缺少的部分,虽然家用化学品的使用已带来许多社会效益,但与此同时也给人们带来了接触有害化学品的可能性,并且对健康和环境也造成不利的后果,而且使污染问题从室外转入室内。因此,加强对家用化学品行业的卫生监督管理日显迫切。

目前我国虽然也对部分家用化学品进行卫生审查,但主要是针对其功用,如洗涤效果、杀菌效果、灭蚊效果等方面的检测与审查,而对其有可能对人体产生的危害以及如何通过产品的质量控制来预防危害的产生则没有更多的考虑,监测指标单一。

(9) 环境质量评价与环境医学评价

环境质量评价的核心问题是通过采用科学的方法,正确而定量地反映环境质量的真实状况,为环境规划和环境污染的综合防治提供科学依据。

环境医学评价是大型建设项目环境影响评价的重要组成部分,环境保护、维持生态平衡,归根结底还是要为人们创造优质的生产、生活环境,以保障人类的健康和进步。开展环境医学评价,是为建设项目提供开工前周围人群健康水平及环境卫生背景资料,预测今后若干年工程队人群可能造成的不良影响,提出针对性防治对策。对于大型工程而言,亦可通过调查知道工程选址,避开自然资源性疾病和地方病高发区,选择卫生的饮用水水源,保障施工及生产人员、家庭健康。

(10) 卫生监督与卫生管理

为了维护广大人民的身体健康,自 20 世纪 80 年代,我国卫生监督经历了几次改革,到2006年相继组建了独立的卫生监督机构,在减少卫生突发事件、保护人民群众健康方面贡献颇大,但仍存在较大问题。如监督体制改革不彻底、不深入;以收费养监督,卫生监督行为的公正性受影响;基层卫生监督力量薄弱,执法力度不够;社会因素影响卫生监督的公正性等问题急需改进。

加强环境卫生管理工作,对于提高人居环境质量,满足城乡居民不断提高的物质文化生活需求,促进经济社会可持续发展具有重要意义。近年来,伴随着城乡环境综合治理的推进,总体说来,我国环境卫生工作取得明显成效,环卫队伍不断壮大,环卫设施不断完善,但是这与经济、社会事业发展以及与人民日益增长的物质文化生活的需要,还存在一定距离。切实提高环境卫生水平、提高人居环境质量仍然是我们面临的繁重任务。

1.2.3 环境卫生学的研究方法

环境与健康关系是环境卫生学研究的核心问题。探讨环境因素与人群健康的关系,既要运用物理学、化学、生物学领域的先进科学技术,也要了解外界环境因素的物理、生化、病理、毒理和临床学科的有关知识,以阐明机体受到外界环境影响时所引起的种种变化。环境因素的作用对象是人群,为了阐明环境因素对人群健康的影响,流行病学和统计学方法是必不可少的。在环境卫生研究工作中,根据现场情况和研究工作的目的,可将研究方法概括为流行病学调查和毒理试验研究两大类。

1. 流行病学调查

研究环境与健康的关系时,可利用流行病学的理论和方法探索环境中自然因素和污染因素危害人群健康的流行规律,尤其是它们之间的相关关系和因果关系,阐明接触-效应关系,确定暴露-反应曲线。1974年在巴黎举行的环境污染物对健康影响评价的国际会议上,将接触-效应关系列为主要议题,认为它是决定污染控制政策的主要基础之一,在会议上还特别强调了流行病学调查在确定接触-效应关系中的作用。

(1) 污染源和污染状况的调查。为了了解环境污染对健康的危害,首先必须了解污染的来源及污染状况。需要了解的内容包括污染源在居民区的位置,是上风向还是下风向,在当地水系的上游还是下游;污染物的排放种类、排放量与排放强度;污染物的排放方式和排放规律等。

(2) 人群健康效应调查。环境影响人群健康效应的一个主要特点是呈金字塔型分布,即表现为人群中正常生理、生化、免疫功能出现异常变化的人数增多,出现主观感觉不良的人数增多,儿童正常发育水平降低和遗传效应(三致作用)的人数增多,而出现典型公害病及死亡人数是少数的。这些都提示我们应注意调查人群疾病前期健康变化与临床变化的重要性。

(3) 环境病因的判断。由于受多种因素的影响,环境病因的确定是比较复杂的,在研究中要排除虚假性联系,鉴别相关关系,确定因果关系,以达到最终确立病因的目的。环境因素与危害因果关系的特点是比一般疾病的因果关系判断要复杂和困难得多,一种原因产生相对应结果的单线形式较少,往往是多种原因产生一种结果,或是一种原因产生多种结果的复杂形式。

2. 毒理试验研究

为了深入地阐明环境因素对机体的作用,必须在严格控制实验室条件下,进行环境因素对机体和其他生物系统影响的观察,即采用卫生毒理学的研究方法。通过卫生毒理试验可以判明毒物的毒性大小,确定阈剂量,建立剂量-效应关系(dose-effect relationship)和剂量-反应关系(dose-response relationship)。

(1) 环境遗传毒理研究方法。随着化学物质不断进入环境,致突变的危害增多,人们开始关心环境污染与遗传变异的关系。遗传毒理测试的目的是判断在多种试验系统中诱发突变的化学物质对人类可能产生的遗传损伤,鉴别其与细胞中遗传物质(DNA)的相互作用。具体试验方法包括染色体畸变试验、基因突变试验、致癌试验、致畸试验。

(2) 行为毒理研究方法。行为是生物对外界环境变化的一种反应。行为毒理学是研究环境中不良因素对生物行为影响的一门科学,它主要运用心理学、神经生理学和行为科学方法,研究环境污染物在低剂量时对精神活动及神经生理功能方面的影响。它在评价环境污染物的安全性、制定卫生标准、诊断和检验公害病疗效等方面具有重要参考意义。

(3) 生物系统毒理试验方法。目的在于通过环境污染物对自然界生物系统中动植物的毒性作用的研究,观察受试生物生理机能的改变或毒性反应,借以判断环境污染的实际危害状况。生物系统毒理试验的方法简便、经济、可靠,在一般实验条件下都能开展,是近十几年来发展的一种新的研究方法。具体包括有:鱼类毒理试验(如鱼类回避试验、鱼类致畸试验、鱼类染色体畸变检查等);植物微核试验(如紫草微核试验、蚕豆根尖微核试验);蚯蚓急性毒性试验等。

1.2.4 环境卫生学今后的任务

随着我国社会经济的高速发展和人民生活水平的日益提高,人们越来越重视周围的生活环境,现代资讯的发达和快速传播,人们也直观地感受到生存环境对生活质量的重要性。环境卫生学虽然在保护人民健康、保障我国现代化建设中发挥了十分重要的作用,但在我国进入全面建设小康社会的新时期,面对像"非典"等这样新的公共卫生问题,环境卫生学和环境卫生工作如何与时俱进,应对挑战?如何发挥环境卫生的学科优势控制和减少公共卫生突发事件?这是值得所有从事环境卫生研究和教学人员思考的问题。

多学科相互渗透及合作开展环境与健康关系研究,改善环境质量,保护和增进人体健康,提高人口素质已成为环境卫生工作总的发展趋势。当前我们的重点是开展生活环境污染与人群健康关系的研究,特别是生活、工作及休息环境质量对居民群体或个体健康状况及平均寿命等方面的影响。研究疾病发生前,即临床前期卫生学诊断指标,为此深入进行毒物特征、作用机理、代谢动力学、生物标志物等的研究,有助于提高诊断的特异性及敏感性。同时应用环境毒理学研究,对环境及个体暴露水平进行污染危险的定量评价,建立健康危害的数学模式,用于环境流行病学研究中,为控制污染、保护健康提供科学依据。随着人民生活水平的提高及工业的飞速发展,加强和完善对名目繁多的保健用品(如各类净化器、磁化杯、矿化壶、磁疗鞋、活性水、太空水等)及化学用品(如建材、装饰材料、洗涤用品、柔顺剂、空气清新剂等)的功能、安全性及其他使用中的卫生问题进行研究,制订相应的卫生标准,为政府执行卫生监督提供可靠依据是环境卫生工作今后相当一段时期内的主要任务。

随着科技的不断发展,新的方法理论层出不穷,尤其现代生物学包括分子生物学、生物化学和生物信息学的飞速发展,极大地促进了环境卫生学的发展。

环境卫生工作是环境卫生学理论知识体系指导下的环境卫生实践工作,其目的是防止环境污染,预防疾病,提高人群健康水平,其内容随着社会发展和卫生服务需求而有所变化,因此环境卫生工作的重点具有一定的阶段性和实效性,即某一时期的环境卫生工作内容可能仅侧重环境卫生领域的一个或几个方面。例如:新中国成立初期我国卫生工作以防止生物性污染危害为重点,除害灭病,保护人民健康,改变城乡卫生面貌;20世纪70年代以前环境卫生工作的重点为给水卫生、地面水卫生防护和大气卫生;现阶段的工作重点是饮水的经常性卫生监督、室内空气污染、公共场所卫生和日用化学品的卫生管理。

随着各级疾病预防控制中心和相应的卫生监督机构的成立和正常运转,环境卫生工作的重点还会发生一些变化。可以看出,环境卫生学和环境卫生工作是相互联系不可分割的,但又有所区别。环境卫生工作能丰富环境卫生学的内容,是环境卫生学理论的具体体现;而环境卫生学源于环境卫生实践,但又高于实践,对环境卫生的工作实践具有指导作用。目前全国正在进行卫生防病体制的改革,以便能够适应我国社会和经济建设发展的要求,提高我国人民的健康水平,全面建设小康社会。这也给环境卫生工作和环境卫生学提出了更高的要求及新的任务和希望。

1. 加强环境因素健康效应的研究

环境中存在的大量化学、物理、生物因素均可对人群健康产生影响。有些环境因素按照其存在的性质、浓度、作用频率,对机体可能呈现"有利"和"有害"的双重性影响,而大量的环境污染物对人体健康产生明显的危害。由于环境化学污染物种类繁多、成分复杂、数量巨大、污染面广,其对人类健康的危害也最大。因此,化学性污染对健康的危害仍是今后的研究重点。不同污染物由于其存在的形式、人体接触的途径、暴露量、个体敏感性的不同,并存在多种因素的联合作用等,对机体的模式和效应可能有所不同,这就更增加了环境因素健康效应研究的复杂性。随着经济的发展和人民生活水平的提高,室内装饰和家用电器的普及以及家用化学品的广泛作用,居室环境污染对人体健康危害的研究也将成为一个新的热点。在我国经济落后地区,特别是贫困农村,生物性污染危害仍是突出的环境卫生问题。在对环境污染与人群健康效应研究中,除积极寻找因果关系、剂量-效应关系、剂量-反应关系外,还应尽力找出特异、敏感、简便易行的生物标志,以便及时发现污染危害,采取相应的预防对策保护人群健康。

2. 新技术、新方法在环境卫生工作中的作用

由于环境卫生学是一门应用性很强的交叉学科,在环境卫生工作中提倡创新性思维,及时创建和引进新的研究技术和方法对于提高环境卫生工作质量和研究水平具有极为重要的意义。引进细胞生物学、生物化学、分子生物学等的研究技术和分子流行病学方法对于深刻揭示环境与健康关系的内在本质至关重要,例如利用基因芯片技术可同时快速、准确地分析数以千计基因组信息;应用新的微生物检测技术可快速检测环境介质中的致病性微生物;利用分子杂交技术可确认环境化学污染物的遗传毒性并可用于污染物暴露的危险度评价;引进分析化学、仪器分析技术有利于快速检测有害物质,可增强处理环境卫生突发事件的应急能力,提高对新化学污染物的识别能力。总之,及时引进和应用相关学科的新技术和新方法将会给环境卫生工作和环境卫生学研究带来崭新的局面。

3. 加强农村环境卫生工作

党的十六大报告提出了全面建设小康社会的宏伟目标,把农村工作放到突出的位置,这给农村环境卫生工作的发展带来新的机遇。1997 年我国政府就提出"以农村为重点,预防为主"的新时期卫生工作方针,也为今后的环境工作指明了方向。最近 20 多年来,我国的改革开放政策使农村环境卫生面貌发生了根本性变化,环境卫生质量有了明显的提高,但由于大量乡镇企业的兴起、城市污染企业的转移、滥施农药化肥等造成的污染以及在村镇建设缺乏合理的整体规划等,给农村环境卫生工作带来诸多新的问题。因此,加强农村环境卫生工作是我国环境卫生工作者的重要任务。

(1) 努力改善农村饮用水的卫生状况,我国地域广阔,各地农村的经济发展很不平衡,饮用水状况也有很大差别。根据卫生部 2001 年的统计,我国农村自来水厂(站) 694 138 个,饮用自来水的人口占农村人口的 55.1%,且多为完全达到饮用水卫生标准的要求,而在欠发达地区农村主要是分散式给水,广大农民的饮水面临着生物性、生物地

球化学性和环境化学性的"三重"污染威胁。就全国范围而言,农村饮用水的突出问题仍是生物性污染危害。因此,加强对农村饮用水水源的卫生防护和饮用水消毒工作,防止肠道传染病的爆发流行是当前农村环境卫生工作的首要任务。我国目前还有2597万人口饮水困难,约6000多万人口饮用高氟水、一些地区的农村居民饮用高砷水。应采取积极措施提供优质水源、改水降氟、降砷,减少氟、砷等地球化学因素对健康的危害。

(2) 加强改良厕所和粪便垃圾的无害化处理的技术指导工作。在不少农村地区厕所设施简陋,达不到粪便无害化的要求。有的根本没有粪便收集处理装置,造成苍蝇大量孳生,是农村肠道传染病发生的重要原因。

此外,由于各种化肥的大量使用,农民不重视有机肥的使用,导致粪便垃圾不能及时被清理,也是当前农村地区生物性污染较严重的重要原因。因此应加大宣传教育,提高农民卫生意识,普及卫生知识,积极推广新型的卫生厕所。

(3) 环境卫生工作与村镇规划建设相结合。各级环境卫生工作者应主动参与到村镇实施规划和实施之中,对村镇实施进行统筹安排、合理布局、实行功能分区,特别应充分考虑乡镇企业对环境的污染问题、生活饮用水源选择问题、农村生活垃圾堆放处理问题及生活污水的收集处理问题等,及时提出合理建议和具体措施。

(4) 健全农村环境卫生法规体系,加大环境卫生监督管理力度。国家应尽早制定和完善适合农村情况的环境卫生监督管理法规体系,各地政府部门要树立可持续发展观念,坚决取缔污染严重的企业,严格禁止城市企业污染向农村转移。乡镇企业也要推行清洁生产工艺,开展源头预防,尽量避免末端治理。

4. 开拓环境卫生工作的新领域

随着现代化进程的加快,非生产性用房(办公场所)内设备如计算机、复印机、空调、移动通信设备、微波炉、饮水净化器等及装饰装修和密闭环境造成的污染及其对健康的危害应引起环境卫生工作者的高度重视。

家用电器的普及和住宅居室装修造成的室内空气污染危害,以及突发公共卫生事件和严重自然灾害带来的环境卫生问题也是环境卫生领域的新任务。

此外,如何保持旅游者在旅游过程中的身心健康,给他们提供安全、舒适、清洁的旅游环境,旅游卫生问题也成为环境卫生工作的一项新任务。

思考与讨论

1. 如何理解原生环境和次生环境对人群健康带来的影响?
2. 环境影响的社会性表现在哪些方面?
3. 生活环境与生态环境有什么不同?
4. 环境污染的概念及特征是什么?

5. 结合环境卫生学的研究对象讨论其研究方法。

参 考 文 献

[1] 蔡宏道.现代环境卫生学[M].北京:人民卫生出版社,1995.
[2] 何廷尉,李宁秀.预防医学[M].北京:高等教育出版社,2005.
[3] 杨志峰,刘静玲.环境科学概论[M].北京:高等教育出版社,2004.
[4] 鞠美庭.环境学基础[M].北京:化学工业出版社,2005.
[5] 杨克敌,衡正唱.环境卫生学[M].北京.人民卫生出版社,2004.
[6] 祝艳,卞世闻.浅析室内环境污染[J].环境科学导刊,2008,27(增刊):12—14.
[7] 沈国春.室内环境危害及防治对策[J].福建地质,2008,(2):239—242.
[8] 黄玲.水污染与健康[J].广西预防医学,1997,3(3):179—181.
[9] 吴德清.基层卫生监督现状[J].现代预防医学,2008,35(1):183—184.
[10] 陈非.目前卫生监督现状中存在的问题与对策[J].医学动物防制,2008,24(1):56—57.
[11] 郑俊彦.汛期要注意饮用水及食品卫生.东莞日报,2008-06-07(A03).
[12] 胡坤元,刘忠华,张玉慧.建设项目环境医学评价工作现状及对策[J].中国卫生工程学,1995,4(1):27—28.
[13] 陆珩,王栩冬.家用化学品卫生安全现状及其控制对策[J].职业与健康,2005,21(2):264—265.
[14] 徐厚铨,韩发彬,杨志祥.环境卫生学科学研究与科学方法论[J].山东医科大学学报社会科学版,1995,(1):22—24

第 2 章 环境与健康

人类环境包括自然环境和社会环境两大部分。前者是由日光、大气、水、岩石、矿物、地形、土壤、生物等自然要素组成的物质体系,后者是人类为了自身生存和生产的需要,对自然环境进行改造而创建出来的,它包括人口、城镇、住宅、供水、排水、营养、交通、文化等方面的条件。

在人类赖以生存的环境中,诸多因素可综合作用于人体。环境因素按其来源分为自然的和人为的两类,前者在环境中的分布适量时,对人群健康是必需的;后者多数是环境污染物,对人类生存是不必要或者危险的。环境因素按其对人群健康作用的性质可分为物理性、化学性、生物性三类。

物理因素主要包括微小气候、噪声、振动、非电离辐射、电离辐射等。环境中的化学因素成分复杂、种类繁多。大气、水和土壤中有大量的化学物质,当其成分含量适宜时是人类生存和维持身体健康必不可少的。但是在人类的生产和生活活动中,将大量的化学物质排放到环境中,使其成分含量改变,造成环境污染的严重后果。当今世界已知有1300多万种合成的或已经鉴定的化学物质,每年约有1000多种新的化学物质投放市场。有的是致癌物,有的是内分泌干扰物,对人类健康会造成危害。生物因素主要包括环境中的细菌、真菌、病毒、寄生虫和植物花粉、真菌孢子、尘螨、动物皮屑等生物性变应原。正常情况下,空气、水、土壤中均存在大量微生物,对维持生态系统的平衡具有重要作用。但是当环境中的生物种群发生异常变化或环境中有生物性污染时,该环境可对人体健康带来有害影响。

目前,由于人类活动造成的自然资源破坏和环境污染,环境质量下降比以前更剧烈,加重了人类适应能力的负担。

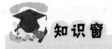 知识窗

健 康

20 世纪 70 年代,联合国世界卫生组织(WHO)在世界保健宪章中对健康做了如下定义:"健康不仅是身体没有病,还要有完整的生理、心理状态和社会的适应能力"。

健康包括以下四层含义:

(1) 身体无病：这是健康的最基本条件；
(2) 心理健康：心态决定了人生的一切，良好的心理是一切的保证；
(3) 生理健康：维持机体各组织的细胞，使功能协调作用完善；
(4) 适应社会的能力：当今社会的三大特征为"速度、多变、危机"，相应对策为"学习、改变、创业"。

健康的标准有以下十条：
(1) 精力充沛，能从容不迫地应付日常生活的压力而不感到过分紧张；
(2) 处事乐观，态度积极，乐于担责任，严于律己，宽以待人；
(3) 善于休息，睡眠良好；
(4) 应变能力强，能够较好的适应环境的各种变化；
(5) 对于一般感冒和传染病有抵抗能力；
(6) 体重适当，身体匀称，站立时身体各部位协调；
(7) 眼睛明亮，反应敏捷无炎症；
(8) 头发有光泽，无头屑；
(9) 牙齿清洁，无蛀齿，无疼痛，牙龈色正常，无出血现象；
(10) 肌肉、皮肤有弹性，走路感觉轻松。

资料来源：贾振邦等，2007年

2.1 环境与健康关系的基本规律

2.1.1 新陈代谢与生态平衡

自从地球上出现人类以来，人类的生存与自然环境之间就存在着十分密切的关系。人在整个生命活动过程中，通过呼吸、饮水、进食等各种新陈代谢作用与其周围环境进行着多种形式的物质和能量交换。

机体与环境不断进行着物质能量和信息的交换和转移，使机体与周围环境之间保持着动态平衡。机体从空气、水、食物等环境中摄取生命必需的物质后，通过一系列复杂的同化过程合成细胞和组织的各种成分，并释放出热量保证生命活动的需要。同时机体通过异化过程进行分解代谢，所产生的分解代谢物经各种途径排泄到外环境（如空气、水、土壤）中，被生态环境的其他生物作为营养成分吸收利用，并通过食物链作用逐级传递给更高营养级的生物，形成了生态系统中的物质循环、能量流动和信息传递。

人体通过新陈代谢作用，使其化学元素组成与所处的自然地理保持着平衡一致的关系。例如，人体血液中的 60 多种化学元素的含量和岩石中这些元素的含量的分布丰度明显相关，图 2-1 中给出了必需微量元素在人体正常含量及地壳中的含量比较。正像英国地球化学家海密尔顿（Hamilton）对人体中各种化学元素（从 H 到 U）含量的分析，他在对数坐标中比较了人体血液和岩石中各种元素的含量，除原生质主要成分和硅外，两组元素含量惊人相似，这一地壳元素含量控制生命元素必需性的现象被称为"含量效应"，这种含量效应作为一种规律，5 亿年以前一直影响着生物的进化和生存。由此可知，人类是自然环境长期发展与进化的产物，化学物质是人与自然环境之间联系的基本物质。

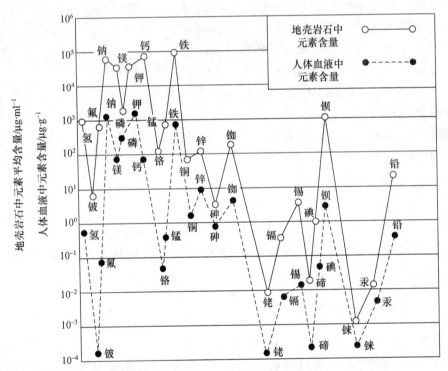

图 2-1　人体血液和地壳中元素含量的相关性（陈静生，1990）

一个正常、稳定的环境，理应是自然界中各个环境因素与人群、生物种群之间，基本上保持着一种相对的生态平衡关系。事实上，各种自然的和人为的环境因素间这种平衡状态并非是静止不变的，而总是处于不断的运动和变化之中，只有当某些环境因素的改变导致原有的生态系统出现了不可逆转的变化，仅仅依靠自然净化能力已无法使环境系统再恢复或达到新的生态平衡，而且在一定的人群或生物种群中产生了相应的生态效应，才被认作是出现了环境破坏和污染问题。

2.1.2 人体的化学组成

人类是物质世界的组成部分,物质的基本单元是化学元素。人体各种化学元素的含量与地壳中各种化学元素含量相适应。

迄今为止,在人体内已经发现了近60种元素。人体99.9%以上的重量是由碳、氢、氧、氮、磷、硫、氯、钠、钾、钙和镁等多种元素组成,这些元素称为常量元素,余下不到0.1%是由硅、铁、氟、锌、碘、铜、钒、锰、镍、钴、铬、硒、锡等13种元素组成。由于这些元素在人体内的含量很微小,故称其为人体的微量元素。微量元素仅占0.05%。必需元素在人体的正常含量见表2-1。

表2-1 必需元素在人体的正常含量(周宜开,2006)

元素	人体内含量/(%)	元素	人体内含量/(%)	元素	人体内含量/ppm	元素	人体内含量/ppm
钾	0.35	氧	65	铁	40	硒	0.2
硫	0.25	碳	18.0	氟	37	锰	0.2
钠	0.15	氢	10.0	锌	33	碘	0.2
氯	0.15	氮	3.0	铜	1.0	钼	0.1
镁	0.05	钙	2.0	钒	0.3	镍	0.1
磷	1.0			铬	0.2	钴	0.05
		总计	99.95%			总计	0.05%

虽然与人体必需大量元素相比,微量元素的含量是微乎其微的,但其对人体健康的保护是必不可少的,其功能主要体现在以下几方面:

(1) 在酶系统中起特异的活化中心作用。微量元素使酶蛋白的亚单位保持在一起或把酶作用的化学物质结合于酶的活性中心。铁、铜、锌、钴、锰、铝等能和巯基、异吡啶基、氨基、羟基等配位基或分子基团相络合,形成络合物,存在于蛋白质的侧链上。

(2) 在激素和维生素中起特异的生理作用。某些微量元素是激素或维生素的成分和重要的活性部分,如缺少这些微量元素,就不能合成相应的激素或维生素,机体的生理功能就必然会受到影响。如甲状腺激素中的碘和维生素 B_{12} 中的钴都是这类微量元素。

(3) 输送元素的作用。某些微量元素在体内有输送普通元素的作用。如铁是血红蛋白中氧的携带者,没有铁就不能合成血红蛋白,氧就无法输送,组织细胞就不能进行新陈代谢,机体就不能生存。

(4) 调节体液渗透压和酸碱平衡。微量元素在体液内,与钾、钠、钙、镁等离子协同,可起调节渗透压和体液酸碱度的作用,保持人体的生理功能正常进行。

(5) 影响核酸代谢。核酸是遗传信息的携带者,核酸中含有相当多的铬、铁、锌、锰、铜、镍等微量元素,这些微量元素,可以影响核酸的代谢。因此,微量元素在遗传中起着重要的作用。

(6) 防癌、抗癌作用。有些微量元素,有一定的防癌、抗癌作用。如铁、硒等对胃肠癌有抑制作用;镁对恶性淋巴癌和慢性白血病有抑制作用;锌对食管癌、肺癌有抑制作用;碘对甲状腺癌和乳腺癌有抑制作用。

环境、微量元素以及人体之间存在着十分密切的关系,为了维持人体的正常生理需要,人们必须从生活环境中摄取并排泄适量的微量元素。若人类的正常环境受到污染或破坏,环境中的微量元素就会出现过多或过少的异常情况,于是人体内微量元素的含量比例随之失调,结果机体的功能平衡也遭到破坏,从而导致各种危及人体健康的有害后果。

2.1.3 适应性和致病过程

随着现代科学技术的迅速发展和大规模的经济活动,地壳中潜在的物质和能量得到进一步的开发利用,与此同时向大自然排放的污染物质也随之激增,强烈地改变着地壳表面的原始组成,使环境物质存在的状态和数量都产生了显著的变化,大大超出了自然界本身的自净能力和人类生命活动所能调节适应的范围,使一些地区的环境质量明显下降,从而给人类健康带来了隐患和威胁。例如汞、镉这类非必需的化学元素污染环境所致的公害病是非传染性疾病,其病区的疆界是非常清楚的。疾病普查材料也揭示某些肿瘤的发生、发展也可能是一定地区内化学元素含量的增加或减少或比例失调所致的非传染性地方病。

 相关医学知识

疾病、病患和患病

疾病(disease):疾病是一种生物学上的失常或病理状态的医学判断,可通过体检化验、人体测量及其他检查加以确定,这是一种生物学尺度。疾病是一种容易找到客观事实依据的健康负向状态,也容易引起医学的注意,对于病人来讲常表现出求医行为。

病患(illness):病患是对身体健康状况的自我感觉和判断,即对身体、心理、社会三方面失调的判断,它是一种感觉尺度,是一种个人主观上的疾病感觉。个人对自己健康状况的评判包括对目前健康和未来健康变化趋势的预测。判断的依据主要是病人的健康状况对个人、家庭、工作、学习等方面的影响范围和程度大小,因此判断结果不完全与医学判断一致。从疾病的自然史来看,病患是最早出现的疾病状态,有些病人可能表现出求医行为,而多数人没有寻求医疗帮助,因此,为了保护人群的健康,应该注意人群的病患状态。

患病(sickness):患病时社会对个人健康状态的判断,是社会对疾病的承认,是一种角色判断,反映一个人在健康状况方面所处的社会地位,即他人认为此人处于不健康状态,它是一种行动尺度。社会对疾病的评判主要依据健康状况对个人社会交往能力、劳动能力等的影响,缺勤、休工、休学等正是这种判断的结果。

资料来源:何廷尉等,2005 年

人类在长期发展过程中,对环境的变化形成了极其复杂的适应机能,以保持机体与环境的相对平衡。只要环境条件的改变不引起人体生理机能的剧烈变化就不会造成人体与环境条件的平衡失调,否则将发生疾病或死亡。因为人体适应环境的能力是有限的,由于自然的或人为的原因破坏或污染了环境条件,被改变了的环境超越了人类正常的生理调节范围,就会引起人体某些生理功能与结构发生反应和变化,使人罹患某些疾病或影响寿命。

如人的肾脏就像过滤网,从身体各部回来的血液,混合着许多废物和杂质,经过肾脏的过滤,从尿道排出体外。如果长期饮用被污染的水,很多有害、有毒杂质会在体内积累,日积月累就会造成各种结石症。而部分污染物沉淀在血管壁上,就加速了心脑血管硬化。而高血压、心脏病、脑血栓等疾病与长期饮用不洁净的水有着直接关系。

变化了的环境能否引起环境与人体之间的平衡失调,首先取决于环境因素(化学的、物理的、生物的)性质、变化的强度与持续作用的时间。据测定,古代人和现代人体内化学元素的含量,必需元素变化不大,而非必需元素前者比后者低得多,见表 2-2。

表 2-2 人体内微量化学元素的变化/ppm(宋广舜等,1985)

元素名称	古代人	现代人
铁	60	60
铜	1.0	1.2
钴	0.03	0.03
铬	0.6	0.2
碘	0.1~0.5	0.2
铅	0.01	1.7
镉	0.001	0.7
汞	<0.001	0.19

其次,取决于人体的机能状况(如性别、年龄、营养、健康、体质、遗传性等)和接触方式。因此,在一般情况下,并不是只要有环境条件的异常改变,就会对所有人群带来相同程度的有害影响。由于人群敏感性的不同,对环境因素作用的反应性也有差别。虽然大多数人体内有污染物负荷,但不出现明显的生理变化,只有少部分人出现亚临床变化、发病或死亡。

对一般人来讲,环境因素的变化对机体影响的程度是与接触剂量以及个体的敏感性有关,在其环境条件不变时,受影响人群的反应强度呈金字塔式分布,如图 2-2 所示。

(1) 当污染物的剂量不超过阈值时,常呈现生理性超负荷状态,人体可以调节适应;

(2) 如果作用剂量超过阈值,先出现生理性反应异常,人体进入病理性代偿状态;

(3) 如果个体代偿能力较强,仍可保持"正常"稳定,处于疾病临床前期状态,这时阻断接触有害因素作用,人体便可恢复健康;

(4) 如果有害因素继续作用下去或剂量不断增加或机体代偿能力削弱,超越了机体的代偿能力范围,组织器官发生障碍,机体出现该环境因素所引起的特有临床症状或使一般疾病的发病率增加,严重时即可造成急性死亡。

环境因素对机体的影响存在剂量反应关系,敏感人群(高危险人群)的剂量反应曲线不同于正常人群(陈学敏,1981),如图 2-3 所示。

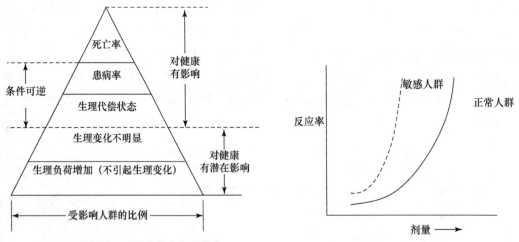

图 2-2 人群对环境异常变化的反应　　图 2-3 不同人群对环境因素变化的剂量-反应关系

从剂量-反应关系曲线看,高危险人群对污染因子反应比一般人群要敏感得多。高危险人群就是指某一人群在接触到有毒物质或致癌物质时,由于个体的生物学性质使其毒性反应的出现较一般人群快而且强。正常人与高危险人群在污染物浓度不断增加的情况下,对毒性作用的反应速度与程度不同。及早发现亚临床变化和保护高危人群是我们的重要任务。高危险人群的构成与下列因素有密切的关系。

1. 年龄或生理状态

在人的整个生命过程中,有一些特定时期对某些环境因素的有害作用特别敏感。例如胎儿和新生儿体内解毒酶系统尚未成熟,儿童血清免疫球蛋白水平比成人低,老年应激功能低和孕妇生理机能特殊等。

湖南省儿童医院专家表示,作为未成年的儿童比成年人更容易受到室内空气污染的危害。据统计,进入20世纪90年代,我国每年有33 000人患上白血病。而这些人大部分是青少年和儿童。世界卫生组织有关专家指出,目前环境中的不安全因素太多了。这些不安全因素对儿童健康的影响,主要是易导致呼吸系统疾病、神经损害、出生缺陷、儿童期肿瘤及内分泌干扰等。其中,烹饪时的燃料废气,居室装修、建筑材料散发的甲醛、苯等有机物,可引起儿童呼吸系统疾病;铅、汞等化学元素可对儿童神经造成损害,或造成婴幼儿出生缺陷;某些腌制食品、农药污染、孕期受酒精和香烟的影响,又是儿童发生肿瘤的潜在危险因素。

2. 遗传因素

某些遗传缺陷或遗传病可能与机体对毒物的敏感性增强有关。例如葡萄糖-6-磷酸脱氢酶缺乏的个体,在接触氧化剂时,会使体内还原型谷胱甘肽难于维持正常水平,从而使红细胞膜的脆性增加,有引起溶血的危险。

3. 营养状况

营养缺乏可以加剧某些污染物的毒性作用,如膳食中钙、铁不足,可显著地增加铅的毒性。蛋白质不足也可降低机体的排铅能力,增加铅在体内的贮留和机体对铅中毒的敏感性。

4. 健康状态

慢性心肺病患者,尤其是老年人对二氧化硫污染特别敏感,这已在历次的伦敦烟雾事件中得到证明。

5. 生活习惯

个人的生活习惯是影响污染物接触机会的一个重要因素。如吸烟可导致额外接触各种致癌物(如多环芳烃、铅、砷、亚硝胺等);渔民和靠近产鱼地区的居民,吃鱼较多,如水体有汞污染,接触有机汞的机会就较多。

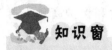 知识窗

世界卫生组织

世界卫生组织（简称"世卫组织"，World Health Organization——WHO）是联合国下属的一个专门机构，其前身可以追溯到1907年成立于巴黎的国际公共卫生局和1920年成立于日内瓦的国际联盟卫生组织。战后，经联合国理事会决定，64个国家的代表于1946年7月在纽约举行了一次国际卫生会议，签署了《世界卫生组织组织法》。1948年4月7日，该法得到26个联合国会员国批准后生效，世界卫生组织宣告成立。每年的4月7日也就成为全球性的"世界卫生日"。同年6月24日，世界卫生组织在日内瓦召开的第一届世界卫生大会上正式成立，总部设在瑞士日内瓦。

世卫组织的宗旨是使全世界人民获得尽可能高水平的健康。该组织给健康下的定义为"身体、精神及社会生活中的完美状态"。世卫组织的主要职能包括：促进流行病和地方病的防治，改善公共卫生，推动确定生物制品的国际标准等。截至2006年11月，世卫组织共有191个正式成员和2个准成员。

世界卫生大会是世卫组织的最高权力机构，每年召开一次。主要任务是审议总干事的工作报告、规划预算、接纳新会员和讨论其他重要议题。执行委员会是世界卫生大会的执行机构，负责执行大会的决议、政策和委托的任务，它由32位有资格的卫生领域的技术专家组成，每位成员均由其所在的成员国选派，由世界卫生大会批准，任期三年，每年改选三分之一。根据世界卫生组织的君子协定，联合国安理会5个常任理事国是必然的执委成员国，但席位第三年后轮空一年。常设机构秘书处下设非洲、美洲、欧洲、东地中海、东南亚、西太平洋6个地区办事处。

2006年11月9日在日内瓦举行的世界卫生大会特别会议上，陈冯富珍当选为世界卫生组织总干事，接替2006年5月22日因病去世的前总干事李钟郁博士。这是中国首次提名竞选并成功当选联合国专门机构的最高领导职位。

中国是世卫组织的创始国之一。中国和巴西代表在参加1945年4月25日至6月26日联合国于旧金山召开的关于国际组织问题的大会上，提交的"建立一个国际性卫生组织的宣言"，为创建世界卫生组织奠定了基础。1972年5月10日，第25届世界卫生大会通过决议，恢复了中国在世界卫生组织的合法席位。此后，中国出席该组织历届大会和地区委员会会议，被选为执委会委员，并与该组织签订了关于卫生技术合作的备忘录和基本协议。1978年10月，中国卫生部长和该组织总干事在北京签署了"卫生技术合作谅解备忘录"，这是双方友好合作史上的里程碑。1991年中国卫生部部

长陈敏章被世卫组织授予最高荣誉奖"人人享有卫生保健"金质奖章,他是世界上被授予此奖的第一位卫生部长。

来源:新华网 www.xinhuanet.com

2.1.4 生物性污染与疾病

生物性污染(biological pollution)是由于各种原因导致环境中生物性因素发生变化,并因此对人类健康产生了直接、间接或者潜在的不利影响。

环境的生物性污染的主要来源之一是自然疫源地,当人类开发自然资源、地质勘探、军队野营等进入疫源地,自然疫源性疾病通过类似于人群之间的传播方式,由动物传染给人。

来源之二是医院排出的传染性污水,生物制品厂、肉类加工厂等排放的废水。由于污水中含有大量的致病细菌、病毒、寄生虫卵等病原体,在一定范围和不同程度上,通过空气、水和土壤、食物等扩散、传播,危害人群健康。也可通过直接接触或者喷嚏飞沫方式在人群间传播,有时机体的排泄物污染了水和食物,这些被污染的食物又被另一食用者所吞食。

当某一环境被认定为传染病的流行区时,针对人群之间的传播途径和传染源来采取防治对策,疾病是能控制的。按照疾病传播方式,分别列出表2-4至表2-8。有些病原体可通过皮肤伤口、皮肤皲裂或与受损的粘膜直接接触而传播,例如破伤风、葡萄球菌感染及一些性病等。

大多数疾病是通过人与人之间密切接触而传播的,如上呼吸道感染——肺炎、肺结核、感冒等,随着咳嗽、喷嚏及呼气排出的飞沫把微生物从一个人传给另一个人。使用公用物品也可增加传播机会,如公用喝水杯子等。

表2-4 可传给人类的动物性疾病(方如康等,1993)

疾病名称	患病动物	传播方式
炭疽	牛、羊、马、猪等	毛发、皮、粪便、组织
布鲁氏菌病	牛、羊、马、猪、狗等	组织、血、尿、奶
钩端螺旋体病	鼠类、家畜、野生哺乳动物等	水、土壤、食物、动物
淋巴细胞性脉络丛脑炎	家鼠类	排泄物、食物、灰尘
鹦鹉热	鹦鹉、鸽子、火鸡等	粪
狂犬病	狗、猫、蝙蝠、野生哺乳动物等	唾液

续表

疾病名称	患病动物	传染方式
鼠咬热	老鼠等	口、鼻内分泌物
沙门氏菌病	家禽、老鼠、家畜等	被污染的食物、水
土拉菌病	兔、野生动物等	蜱叮咬、水

表2-5 人类的寄生虫病(方如康等,1993)

病名	致病因子	传播媒介
钩虫病	钩虫	土壤
蛔虫病	蛔虫	土壤
蛲虫病	蛲虫	人粪便
棘球蚴病(包虫病)	狗绦虫	狗粪便
类园线虫病	线虫	土壤
血吸虫病	血吸虫	水
麦地那龙线虫病	麦地那龙线虫	水
毛细线虫病	线虫	土壤
血管园线虫病	线虫	蜗虫、蛞蝓
支睾吸虫病	肝吸虫	鱼
姜片虫病	吸虫	水生植物
肺吸虫病	吸虫	溪蟹
绦虫病	绦虫	生牛、猪肉
猪囊尾蚴病	猪囊尾蚴	吞入猪肉绦虫卵
旋毛虫病	旋毛虫	生猪肉
丝虫病	线虫	蚊子
罗阿丝虫病	线虫	斑虻
盘尾丝虫病	线虫	蚋

表2-6 人类真菌感染(方如康等,1993)

病名	接触方式
曲霉病	肥料堆
芽子菌病	土壤
球孢子菌病	灰尘、土壤
皮真菌病	毛发、皮肤
组织胞浆菌病	灰尘、土壤
毛霉菌病	土壤
诺卡氏菌病	土壤

表 2-7　肠道传染疾病(方如康等,1993)

病名	致病因子
阿米巴病	溶组织阿米巴
霍乱	霍乱弧菌
腹泻	致病性大肠埃希氏菌、弯曲杆菌、轮状病毒等
痢疾	志贺氏菌
肝炎	肠道病毒
伤寒	伤寒沙门氏菌
副伤寒	沙门氏菌

表 2-8　食物中毒(方如康等,1993)

生物毒素	摄食后潜伏期(小时)
葡萄球菌	2—4
产气荚膜梭菌	8—22
肉毒杆菌	12—36
副溶血弧菌	1—5

一般情况下,以食物为媒介的细菌需有适宜的温度、湿度和 pH 才能生存繁殖。病原体可污染水源,通过饮水、沐浴及食物而传播。水中的病原体通过一定厚度的土壤时可被滤掉,但是水中病原体流经岩石层的裂缝、粗石砾层等可以扩散。人类排泄物处理不彻底是使水受污染的主要原因,污染物可通过地面的排污渠道进入河流或者通过岩石缝隙渗入而污染地下水。如果污水通过土壤的距离短,不能将细菌滤掉,浅水井即有可能受到污染。通过食物传播疾病的方式有食用受感染的家畜、家禽、鱼及水生贝类或致病微生物污染了食物,例如用污染的水清洗食物和餐具而引起传播。

有许多动物性疾病传给人类是通过直接接触而将病原体注入伤口,如狂犬病、鼠咬热等。食用患病动物的奶和肉也可感染一些动物性疾病,如布鲁氏菌病、牛结核、绦虫病和沙门氏菌病等。还有一些动物性疾病由直接接触而传播,如鹦鹉热,或由损伤皮肤而感染,如炭疽病和土拉菌病。有些疾病通过节肢动物传给人。虫媒传染病一直威胁着整个世界,随着高速空运事业的发展,可把节肢动物运输到任何地方,有些国家已采取了许多措施来控制这些疾病的传播。

受到污染的土壤也能传播疾病,如赤脚行走或躺在受钩虫卵污染的土地上有可能使钩虫蚴虫进入体内而患钩虫病;伤口、皮肤皲裂有可能感染破伤风菌,有些真菌病也可通过土壤传染。

环境中除了传染源与媒介生物外,还有其他一些生物危害,如蛇、蝎、蜘蛛和蜂等的毒液使人中毒;有些植物的浆汁、果实、根部对人类也是有毒的;有的人对某些食物和花粉等过敏;狗、猫的皮毛及毛内灰尘、节肢动物叮咬等可使有些人发生过敏反应。

从上述可知,人类环境中存在着大量的致病微生物,经由口腔、鼻孔和皮肤等途径不断地进入人体。如果人类没有抵御微生物侵犯保护自身的能力,那就无法繁衍到今天,人体内的这种保护机能称为免疫力。免疫功能的发展与完善都是生物在对特定环境长期适应过程中逐渐形成的。

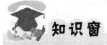

知识窗

见血封喉树

见血封喉树又叫箭毒木,为桑科常绿大乔木,高可达30 m,树干基部粗大,具有板根,树皮灰色,春季开花。多分布于赤道热带地区,国内则散见于广东、广西、海南、云南等省区。现为濒临灭绝的稀有树种,国家三级保护植物。箭毒木的乳白色汁液含有剧毒,一经接触人畜伤口,即可使中毒者心脏麻痹,血管封闭,血液凝固,以致窒息死亡,所以人们又称它为"见血封喉"。西双版纳少数民族将箭毒木的汁液涂抹在箭头上猎兽,唯有红背竹竿草才可以解此毒。

对于箭毒木强大毒性的描述,在西双版纳民间有一说法,叫做"七上八下九倒地",意思就是说,如果谁中了箭毒木的毒,那么往高处只能走七步,往低处只能走八步,但无论如何,走到第九步,都会倒地毙命。说起来真是令人心生恐惧!

据传说,在云南省西双版纳最早发现箭毒木汁液含有剧毒的是一位傣族猎人。有一次,这位猎人在狩猎时被一只硕大的狗熊紧逼而被迫爬上一棵大树,可狗熊仍不放过他,紧追不舍,在走投无路、生死存亡的紧要关头,这位猎人急中生智,折断一根树枝刺向正往树上爬的狗熊,结果奇迹突然发生了,狗熊立即落地而死。从那以后,西双版纳的猎人就学会了把箭毒木的汁液涂于箭头用于狩猎。

据史料记载,1859年,东印度群岛的土著民族在和英军交战时,把箭头涂有箭毒木汁液的箭射向来犯者,起初英国士兵不知道这箭的厉害,中箭者仍勇往前冲,但不久就倒地身亡,这种毒箭的杀伤力使英军惊骇万分。

尽管说起来是那样的可怕,实际上箭毒木也有很可爱的一面:树皮特别厚,富含细长柔韧的纤维,云南省西双版纳的少数民族常巧妙地利用它制作褥垫、衣服或筒裙。取长度适宜的一段树干,用小木棒翻来覆去地均匀敲打,当树皮与木质层分离时,就像蛇脱皮一样取下整段树皮,或用刀将其剖开,以整块剥取,然后放入水中浸泡一个月左右,再放到清水中边敲打边冲洗,经这样除去毒液,脱去胶质,再晒干就会得到一块洁白、厚实、柔软的纤维层。用它制作的床上褥垫,既舒适又耐用,睡上几十年也还具有很好的弹性;用它制作的衣服或筒裙,既轻柔又保暖,深受当地居民喜爱。

资料来源:http://baike.baidu.com/view/18032.htm

2.2 环境因素对健康作用的特点

环境污染与人群健康的关系极为复杂。环境的生物性污染随着医学科学的进步，如预防接种、杀虫剂和抗菌素的应用，对急、慢性传染病的防治均取得显著成效。但是近半个多世纪以来，由于工农业生产规模扩大而出现的环境污染和破坏，以及人类的生产、生活方式的改变，已使疾病谱发生了很大的变化，病因不明的心血管疾病和癌症等已成为主要的死亡原因。因此，近年来人们本能地把这些现象归结为环境污染问题。环境污染致病特点有下述几方面。

2.2.1 污染物质种类繁多，生物效应呈隐现性

人类环境中的污染物来源广、品种多。它们对人群影响既可以是个别物质的单一危害，又能以多种物质相互结合共同作用于人体。多种污染物的联合作用可以增强它们的毒害效果，有时也可能减弱危害作用。

环境污染物一般波及范围大，如工厂的污染可影响周围的居住区；一个或数个污染源可影响到一个城镇的全体居民；某些大污染源则可影响更大的范围，如一条河流或水系的污染，甚至可以超越国界波及邻国。

2008年10月初，广西河池市金城江区东江镇某村的数名村民被检查出砷超标。之后，被查出砷超标的人数一度达到450人，且4人确诊为轻度砷中毒，另外还有55人有待排除是否为"轻度"。经调查就是由于镇上一家冶金化工企业的含砷污水外溢到池塘中，造成下渗污染地下水，周围村民饮用被污染地下水所致。而且最近在云南、广西、贵州，包括湖北一些地区也面临着严重的砷污染问题。其中，广西等地受到砷污染的土壤至少有上千平方千米。这些地区除地质因素造成的砷污染外，矿藏开采中忽略了对环境的保护，使得这些矿区周围30～40 km都受到污染物的影响。

环境影响的后果显现要有一个过程，一旦发现损害之后，采取消除措施，产生效果也需要经过一段时间。在一般情况下，人们对不良环境刺激，往往不以为然。懂得了环境影响的隐现性，便可自觉地防患于未然。

2.2.2 影响高危险人群，接触方式具有持续性

环境污染物不仅直接影响工矿企业青壮年职业群体的健康，而且能使广大的不同性别、年龄、营养、健康和遗传性的人群受害。职业人员一般人数少而且有防护措施，一

天接触时间一般不超过8小时,从业年限也是一定的。而环境污染区的全体居民一天24小时,一年365天都要呼吸被毒化了的空气,饮用污染了的水,吃带有残留毒物的食物,未出生的胎儿、婴幼儿、老年人、病残者无一例外。鉴于我国居民又无迁居的习惯,祖孙三代可永久不离开一个地方,所受影响更是长期的。

2.2.3 污染物质浓度低,危害具有未来性

高浓度短时间出现的环境污染事故,易被社会各界重视,受害者一般能获得良好的救治;而低浓度长期的环境污染,大多数属微量或超微量水平,监测技术条件要求高,一般情况下难以定量描述清楚。人类对环境中低浓度污染物的反应又不是最敏感的,揭示健康效应的指标也不易明确。因此,对低浓度、慢性的污染危害易被忽视。

人们在污染的环境中生活和工作时间是很长的,微量污染物经过长年累月的积累,剂量不断增大,它的毒害作用也随之逐步显露,天长日久便酿成极为严重的后果。对某些环境污染物质更不能低估,人们已经发现煤烟和某些化工行业排放物中含有的大量芳烃类化合物与城镇肺癌死亡率升高有关;某些化学物质可致人类癌症,引起不孕或孕妇流产或畸胎等。装修材料中的有害物质的释放可造成经常处于室内的孕妇流产等不良后果。环境质量的好坏,不仅会直接影响到当代人的体质和健康,而且会影响到人类子孙后代的体质和健康。广义来说,还涉及民族的素质和国家的兴衰。因此,环境污染的危害具有未来性。

由于环境污染地区人群中患不明原因的慢性疾病有增加的趋势,对低浓度污染所致的健康损害不应疏忽。特别是对人类基因库的保护更应重视,要探索最敏感的指标和方法来监测可能的潜在损害。保护环境的确是一项"利在当代,功在后世"的重大社会工作。

2.2.4 多种途径侵入,环境诸因素的综合性

从大气、水、土壤、食物等多种复杂的环境因素中接受污染物质,通过呼吸道、胃肠道、皮肤等不同途径进入人体,存在于环境中的污染物又不是单纯一种,而是种类繁多,可同时作用于人体。常常难以分出哪一种污染物是主要的,而且它们之间往往还存在协同作用,能加强原有污染物的生物效应。

污染物质在环境中又可通过生物、化学和物理化学作用发生一系列的转化和降解,从而改变其原有的性状产生不同的危害作用。也可能在环境中形成二次污染物,以另一种形式作用于人体,也可能通过"食物链"使污染物在生物体内放大,使人体摄入更多的污染物。由于环境污染物的组成很复杂,产生的生物学作用也是多样的,可能既有局部刺激作用,也可能有全身性危害,既可呈现特异作用,也可能为非特异作用。即使是一

种物质,也可以从多种途径侵入人体,例如有机磷农药可以从呼吸道、消化道及皮肤同时进入,因而了解实际接触量,必须测定大气、水中的浓度和食物中的残留量,有时还须考虑职业性接触量。由此可见,环境卫生学调查研究的复杂性和所需技术的科学性以及实施的艰巨性。

2.2.5 公害病治疗难,愈后差

一般说来,环境污染对人群的危害程度与污染物的理化性质、浓度大小、污染方式、侵入人体途径以及受害者本人的生理状态等各种因素有关。环境污染造成的急性中毒事件屡有发生,死亡人数也很可观,但是较为普遍的还是慢性中毒,这是由于污染物的浓度较低所决定的。长期暴露于某种污染环境中的人群,需要一定的时间,体内污染物的蓄积达到致病水平,才能显示出不同的生物效应。

如广西河池市400余名村民被查出砷超标,事情的起因是几名妇女到市区的卫生防疫站检查时被发现砷超标,这才引起镇政府注意,大范围调查发现村内上百人体内砷严重超标,才将民众送往医院治疗。

由此可见,慢性中毒的潜伏期较长,病情进展不易察觉,一旦出现临床症状时,往往缺乏有效的救治方法。更为严重的是如干扰遗传基因,则显现危害现象的时间更长,要在子孙后代身上才能反映出来。

2.3 环境污染对人群健康的影响

由环境污染所致的病症是很复杂的。按照中毒的程度及病症显现的时间来划分,原则上可将损害形式分为急性中毒、慢性中毒、过量负荷和远期效应等几种情况。

2.3.1 急性中毒

由大量的毒物于短期内进入机体所致。世界上一些工业发达国家在发展过程中未及时注意环境保护,使环境遭到严重污染,发生了多起急性中毒和死亡事件。例如:英国伦敦烟雾事件,美国洛杉矶、纽约、日本东京、大阪等大城市多次发生的光化学烟雾事件,日本的四日市事件,米糠油多氯联苯污染事件等。

事故性废气、废水排放,导致工厂附近生活的居民发生急性中毒(如Cl_2、NH_3、H_2S、HCN中毒)等。如1984年印度博帕尔农药厂发生的异氰酸甲酯(CH_2NCO)泄漏事件。

环境污染的急性危害以大气污染的急性事件比较多见,大气污染事件一般具有以下特点:

(1) 影响范围根据污染源和气象条件等因素而变化。急性中毒的影响范围,根据污

染源或事故的排放情况以及气象条件等因素,有时可波及整个工业城市,有时可影响到一个或数个工业区,有时仅影响到工厂附近的居民点。

(2) 常存在事故排放。事故排放可造成大气污染的急性事故。如 2005 年 3 月 29 日晚 7 时许,在京沪高速公路淮安段,一辆满载 30 吨液氯的大型槽罐车左前轮突然爆胎失控后撞上一辆解放牌货车,两车均翻倒。槽罐车中的液氯泄漏后弥漫了现场周围的数个村庄,造成大约 300 多名村民氯气中毒,部分受害者中毒较重,有 27 人死亡。

(3) 不良的气象条件。如气温逆增、大雾、高压气团、微风速或无风等是促成大气污染急性事件的重要因素。1930 年比利时马斯河谷发生了世界上第一起严重的大气污染事故,事件发生时的气象条件是大雾笼罩、气压升高、无风或偶见微风。工厂排出的烟与浓雾混合在一起直落地面,3 天之内造成 6000 人发病,并有 63 人死亡。3 天后浓雾消散,就不再发生新病例。1948 年美国多诺拉烟雾事件,当地有一个高压气团,天气很冷,气温逆增,风速近于零。持续的浓雾烟雾像一个密闭的烟雾室,空气充满硫磺味。事件发生期间有 8 人死亡,有 5910 人(占该区人口的 42%)发生眼、鼻、喉刺激症状,并有胸痛、压迫感、咳嗽、呼吸困难、剧烈头痛和恶心、呕吐等症状。

(4) 特殊的地形条件。河谷山区污染物不易扩散,使污染物长期停留而促成大气污染急性事件,如比利时马斯河谷的烟雾事件与当地的河谷地形有关。我国四川盆地大气污染严重除了与当地采矿、气候有关,另一个主要原因就是地形低洼,污染气体不易散去,常年笼罩在城市上空。

(5) 高危险人群的发病率高。伦敦 1952 年烟雾事件时死亡人数约 4000 人,主要发生于有呼吸系统和循环系统疾患的高危险人群。其中以支气管炎患者死亡率最高,其次是肺炎、肺结核以及其他呼吸系统和循环系统疾病。

(6) 污染物的联合作用。急性大气污染所致的中毒或死亡常是多种污染物联合作用的结果。伦敦 1952 年烟雾事件中二氧化硫的最高浓度是 $3.8\,mg/m^3$,飘尘最高浓度是 $4.46\,mg/m^3$,根据二氧化硫和飘尘的毒理学资料,以上两种污染物的单独一种达到此浓度时尚不致引起大量中毒死亡。造成大量死亡人数的原因在于二氧化硫和飘尘的协同作用。飘尘中含有微量铁、锰等金属化合物,是二氧化硫氧化三氧化硫的良好触媒,三氧化硫遇水很容易形成硫酸雾,毒性比二氧化硫大 10 倍。二氧化硫和硫酸雾可以附着在飘尘上进入人的呼吸系统深部,粘附在呼吸道或肺泡上皮产生强烈刺激症状,引起支气管的反射性痉挛,从而加重或诱发呼吸系统和循环系统疾病患者的症状。

2.3.2 慢性中毒

环境中有毒、有害的污染物低浓度、长时间、反复对机体作用所产生的危害称为慢性中毒。这种危害是由于毒物本身在体内的蓄积(物质蓄积)或由于毒物对机体微小损害的逐渐累积(机能蓄积)所致。物质蓄积是环境有害因素特别是化学性污染物,长时间接触人体,可能在体内贮存和蓄积,逐渐达到可能对靶器官和靶组织产生病理性损害的剂量或浓度,而出现有害的生物学效应。有些环境有害因素,进入机体后,能较快地被分解并以多种形态迅速排出体外,不在机体内蓄积,但该物质在靶组织或靶器官上产生的功能改变可逐渐累积,从而导致机体对该物质的反应性增强,功能或生化代谢改变加重,最终造成器官或组织的损害,这称为功能蓄积。与环境有害因素在体内导致组织和器官功能蓄积改变相反的是机体对该有害因素的耐受性。随着机体摄入该物质次数的增加和时间增长,机体呈现出对该有害因素反应性降低或减弱。

  人类在低浓度污染环境中生活数月、数年,甚至几十年后逐渐引起机体慢性中毒,影响机体生长发育和生理功能变化,机体抵抗力降低,使人群中慢性疾病的发病率和死亡率增高。由于大气受到污染,人们在有害气体的长期作用下使呼吸道粘膜表面粘液分泌增加,粘液层变厚、变稠,纤毛运动受阻,甚至纤毛部分消失,从而导致呼吸道抵抗力降低而诱发各种呼吸道炎症。大量资料说明,城市大气污染是慢性支气管炎、肺气肿和支气管哮喘等呼吸器官疾病的直接原因或诱发原因。例如日本四日市哮喘病是由大气污染引起的慢性公害病;由水体污染所引起的慢性危害最典型的是日本水俣病和痛痛病。

  环境污染物的慢性危害特点是:

  (1) 环境污染物长期小剂量作用,可使机体防御功能受到破坏,抵抗力下降,对感染的敏感性增加以及一般健康状况低下。

  (2) 环境污染物长期小剂量作用可造成机体慢性疾患。如慢性阻塞性肺部疾患(COPD)就是和大气污染物慢性持续作用以及气象因素密切相关的一组疾病,包括支气管哮喘、慢性支气管炎、哮喘性支气管炎和肺气肿及其续发病,其发病与个体素质、敏感性、体内免疫水平等内因有关。

  2007年上海公共卫生国际研讨会上研究讨论得出:上海人慢性病死亡率逐年攀升,已超过过去传染病导致的死亡比率,环境条件的变化正成为影响市民健康的重要因素。

  (3) 环境污染物有生物浓缩和生物放大作用也是水俣病和镉中毒发生的重要因素。

  因食用残留农药的果菜而中毒的事件屡屡发生,并且有日益递增之势。据有关部门的统计,仅蔬菜残留农药食物中毒一项,平均每省每年超过6000宗。世界卫生组织公布的调查报告表明,残留农药在人体内长期蓄积滞留会引发慢性中毒,其主要是通过生物浓缩、农药残留两个方面的途径对人体健康带来潜在威胁,以至诱发许多慢性病症,如心脑血管病,糖尿病,癌症患者的大量增加,都与食用农药残留蔬菜有直接关系。农药残留甚至通过胚胎和人乳传给下一代,殃及子孙后代的健康。

相关概念

食物链 即在生态环境中不同营养级的生物逐级被吞食以满足生存需要而建立起来的锁链关系。而各种食物链在生态系统中又彼此交错构成食物网。食物链和食物网是生态系统中维系生物种群间物质和能量流动的纽带和渠道。食物链对环境中物质的转移和累积具有重要影响。

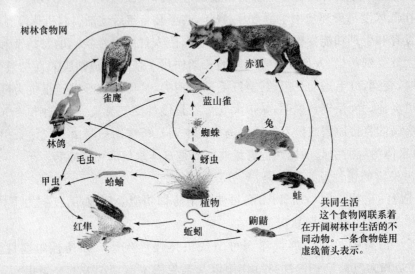

食物链示意图

生物放大作用 环境中的某些不易降解的化学性污染物,可通过食物链的转移逐级增大在生物体中的浓度。即在高位营养级生物体内的浓度比在低位营养级生物体内的浓度增加很多倍,这称为生物放大作用。如果与环境中的浓度相比,这种生物放大作用可达千倍、万倍,从而损害人类的健康。世界上已经确认的环境公害病:水俣病、痛痛病都与食物链的生物放大作用有关。

生物富集作用 生物从环境中摄入浓度极低的重金属元素或难降解的化合物,在体内逐渐累积起来,使生物体内该元素或化合物的浓度大大超过环境中的浓度,这种现象称为生物富集作用。例如,海水 DDT 浓度 0.00005 ppm→浮游生物 0.04 ppm(约 1000 倍)→鱼 2.07 ppm(约 4 万倍)→海鸟 75.5 ppm(约 100 万倍)。

资料来源:http://zhidao.baidu.com

(4) 持续性蓄积危害。某些重金属元素和有机氯农药进入人体后,生物半减期比较长而在体内蓄积。如汞的生物半减期为 72 天,镉为 13.7 年。城市居民的血铅含量比农民为高,也表明随着外环境铅浓度的增加人体出现铅蓄积。有机氯农药也在体内蓄积,20 世纪 40 年代早期尚未使用有机氯农药时,人体脂肪中没有农药残留。各国普遍使用有机氯杀虫剂后,有机氯通过大气、水、食物进入人体,人体脂肪中有机氯残留逐渐增高。DDT、六六六在人体内的蓄积,发展中国家大大高于工业发达国家,尤以我国为最高。

(5) 污染物可经各种途径进入人体,产生慢性危害。研究环境污染对机体的慢性危害的时候,要考虑污染物经各种途径的总摄入量和主要摄入途径。如某生产重铬酸钠的工厂所排放废水、废气、废渣中均含有以铬酸、重铬酸盐形式存在的六价铬。为了了解该厂三废中铬污染对居民健康的影响,该地卫生防疫站对污染区 195 名少年进行体检,项目有皮肤,粘膜、鼻粘膜、鼻中隔炎症溃疡情况,以及唾液溶菌酶的活性。另设清洁区小学生 205 人为对照。环境监测的结果表明,厂周围大气、地下水和土壤均受到铬的污染,不同环境中六价铬的超标率高达 40.4%～100%,其中大气铬污染最为严重。体检结果表明,该地污染经各种途径影响了学生健康。

2.3.3 人体过量负荷和亚临床变化

人群所受到的环境污染通常具有浓度低、时间长的特点。绝大多数的环境污染对人群健康影响,常常是污染物及其代谢产物在人体内过量负荷和出现亚临床变化。所谓亚临床变化是未出现症状、用一般的临床医学检查方法难以发现阳性体征的,随着污染浓度(剂量)的增加和接触时间的延长,才逐渐显露出人体健康损害或引起疾病。近年来,人们为了预防疾病,已把注意力从发病期扩展到发病前期(或亚临床期),把发病前期机体的变化作为评价环境质量的依据。

例如,把血液中碳氧血红蛋白含量增高超过 3% 作为一氧化碳污染对人体健康影响的早期指征;把尿中低分子微球蛋白含量增高看成可能是低水平镉污染对人体健康影响的早期指征。对一些亚临床表现和人体血、尿、头发和唾液等生物材料中污染物及其代谢产物含量的检查,虽然不能直接作为诊断疾病的主要依据,而且有些指标的生物学意义尚待阐明,但检查结果至少可表明,这些指标的变化可以指示机体接触污染物的程度和可能存在的潜在危险。

2.3.4 环境污染对人群健康的远期危害

对人群健康来说,所谓远期危害是指此种危害作用并不是在短期内表现出来的,例如某些环境因素可以致癌。此外,有些危害并不是当代就表现出来,而是作用于遗传物质,在后代表现出来,或是作用于正在发育的胚胎,使出生的婴儿发育有缺陷。因此,对环境污染问题除应注意急、慢性中毒外,更应注意它的远期危害作用。

1. 致癌作用

城市化、老龄化和国际化三种生活方式结合,使世界上各类国家人的慢性非传染性疾病——包括抑郁症、糖尿病、心血管疾病和肿瘤成为越来越主要的疾病和死亡原因。各年龄段的疾病谱和死因都有显著的变化,从传染向非传染性疾病转变。癌症是全世界首要的死因之一,据世卫组织估计,如不进行干预,2005—2015年期间将有8400万人死于癌症。

学者估计人类癌症80%~90%与环境因素有关,病毒因素引起的肿瘤占5%,如热带性恶性淋巴瘤,已经证明是由吸血昆虫传播的一种病毒引起的;放射性因素引起的肿瘤占5%,如放射线体外照射或吸入放射性物质引起的白血病、肺癌等;化学性因素引起的肿瘤占90%,根据动物实验证明,有致癌性的化学物质达1100余种。表2-9为常见的环境致癌物。

表 2-9 常见环境致癌物(何廷尉等,2005)

名称	引起的癌	名称	引起的癌
石棉	肺癌、间皮瘤	放射性物质	白血病、肺癌、皮肤癌等
苯并(a)芘	皮肤癌、肺癌		
氯乙烯	常引起肝血管肉瘤	X射线及紫外线	皮肤癌
亚硝胺	体内各器官均可受影响发生恶性肿瘤	黄曲霉毒素	肝癌及其他内脏癌
砷	皮肤癌	某些病毒	血液、肝及鼻咽部肿瘤
α-萘胺、β-萘胺	膀胱癌		

人类所接触到的化学物质和放射性物质主要来自环境污染,根据是否对人类致癌,可将已知的化学致癌物分为三类。

第一类是对人类有可疑致癌作用的化学物质。这些是经流行病学调查和动物实验都证实与人类肿瘤有因果关系的化学致癌物质,虽个别物质尚未被动物实验证实,但流行病调查结果也已十分确凿,它们这类化学物质根据国际癌肿机构报道,这一类化学物质包括有黄曲霉素、4-氨基联苯、砷、石棉、金胺、苯、联苯胺、双氯甲醚、氧化镉、氯霉素、环磷酰胺、铬(工业铬产物)、赤铁矿、苯丙氨酸氮芥、芥子气、2-萘胺、镍(纯)、N,N-2,2(2-氯乙基)-2-萘胺、乙烯雌酚、氯乙烯、煤烟与焦油等21种致癌浓度在现实环境中存在。凡属确认的致癌物,应严格控制污染环境,在工业生产和药物中禁止使用,设法采用安全代用品。

第二类是对人类有可疑致癌作用的化学物质。这一类致癌物虽经动物实验证明,但同人类肿瘤的因果关系尚不明确,仅有些不够完整的流行病学证据。属于这一类的致癌物质主要有铍、亚硝胺类化合物、一些芳香胺类染料等。对于这一类致癌物质,要继续加强对进行接触者的仔细观察,以明确其对人体的作用,同时必须提高警惕,控制这些物质对环境的污染,并尽量减少接触。

第三类是对人类有潜在致癌性的物质。这一类物质包括了大量的动物致癌实验显阳性,但目前同人类肿瘤关系尚无线索的物质。属于这一类的化学物质有DDT、六六六、四氯化碳、氯仿、二甲基肼等。例如,在家庭装修材料:大芯板、多层胶合板、密度纤维板等人造板材、胶粘剂、墙纸、化纤地毯、泡沫材料中都含有不同剂量的甲醛。而甲醛是世界公认的潜在致癌物,刺激眼睛和呼吸道粘膜,造成免疫功能异常、多脏器及神经中枢系统受损,还能致胎儿畸形。

 相关医学知识

恶性肿瘤

我们身体内所有器官都是由细胞组成。正常情况下,细胞有序地增长和分裂来满足身体需要。如果细胞异常快速分裂增生,体内的免疫细胞不能及时将其清除,这些额外大量增生的细胞就形成肿瘤。

肿瘤分为良性肿瘤和恶性肿瘤,一般所说的癌即指恶性肿瘤。恶性肿瘤从组织学上分为上皮性的癌和非上皮性的肉瘤及血液癌。良性恶性的区别常根据临床的预后加以判定。有学者主张良性肿瘤和恶性肿瘤之间存在着连续阶段,但有的良性肿瘤,如前列腺腺瘤、乳腺纤维腺瘤、子宫肌瘤、血管球瘤等是和内分泌、神经等机体调节机制有密切关系的组织增生,因而有学者主张良性肿瘤和恶性肿瘤有本质上的区别。

恶性肿瘤细胞能侵犯、破坏邻近的组织和器官,癌细胞可进入血液或淋巴系统,从原发的部位到其他器官形成新的肿瘤,这个过程就叫恶性肿瘤转移。

多数恶性肿瘤是根据他们起始的器官或细胞类型来命名的。当恶性肿瘤发生转移,新出现的肿瘤其细胞和原发肿瘤是一致的,例如,肺癌出现肝内病灶,肝内的肿瘤细胞仍是肺癌细胞,这叫肺癌肝转移(不是肝癌)。当恶性肿瘤发生转移时,癌细胞常先转移到附近淋巴结。癌细胞也可这些淋巴结转移到身体其他器官,譬如肝脏、骨骼、肺或脑部。

恶性肿瘤对人类健康和生命的威胁很大,它和心血管疾患已成为医学上的两大难关,是疾病死亡原因的头两位。我国常见危害人类生命健康的恶性肿瘤有:肺癌、胃癌、食管癌、肠癌、肝癌、宫颈癌、乳腺癌、白血病、恶性淋巴瘤、鼻咽癌等十大肿瘤。其中以肺癌、胃癌、食管癌、肝癌、乳腺癌、宫颈癌最为多见,约占全部恶性肿瘤的70%～80%。

资料来源:http://tieba.baidu.com/f?kz=267105799

2. 对遗传的影响

一切生物都具有遗传和变异的特征,环境因素可以影响生物的遗传物质,使遗传物质产生突变。所谓突变就是生物体中遗传物质发生突然的变异,例如某些环境因素,尤其是化学性因素引起的致畸胎和致突变作用,使生物的遗传性受到影响。

20世纪60年代以后,随着某些工业发达国家环境污染的日趋严重,各种有害化学物质大量进入人类环境,使人类畸胎逐渐增多,这已引起了人们的密切注意。例如1952年我国某大城市先天性畸形死亡率为5.6人/万人,占婴儿死亡病因的第十位;到1978年则为"15人/万人",上升到死因的第二位。先天性畸形的绝大多数是与基因或染色体异常有关,有人推测大约10%的先天性畸形可归因于环境因素,其中环境污染是最可疑的。在历史上也证明了某些环境污染能造成遗传影响的事件,例如日本的水俣病流行区,有些母亲并无水俣病的症状,其婴儿却出现了先天性麻痹痴呆或其他的畸形怪胎,这是由于甲基汞能通过胎盘影响到胎儿的结果。又如美国在越南战争中曾使用了2,4,5-涕落叶剂,在受撒布区内的流产、死胎、死产和畸形儿的发生率增高,有些畸形儿可明显地表现为染色体异常。也有报告氯乙烯污染地区畸形儿增加。

2.3.5 化学性地方病与自然疫源性疾病

一般所说的地方病是指发生在某一特定地区,与一定的自然景观条件有密切关系的疾病,它在该地区流行年代已久,具有一定数量的患者,临床表现有共同的特征。按照环境因素的致病特点,可将环境性疾病分为三类:① 由媒介传染的或寄生虫性的自然疫源性疾病;② 因自然环境中化学元素过量或缺少引起的疾病;③ 由环境物理因素过量或缺乏所致的疾病。

1. 化学性地方病

地球化学性疾病是由于一定地区的水土中某种微量元素过多或缺乏所引起的地方病。微量元素在人体内的含量虽然很少,但它们有的是人体激素、酶和维生素的组成成分,有的对这些物质的作用有重大影响,有的是人体重要器官和组织不可缺少的成分,因而微量元素的过多或缺乏可给人体健康带来重大影响,甚至引起某些地方病。现已明确能引起动物以及人地球化学性疾病的元素有钴、铜、镍、硼、钼、铝、氟、碘、砷、锌等十余种,其中分布最广的是地方性氟中毒和地方性甲状腺肿。

进行地方病的研究和防治工作,应注意以下几个方面:

(1) 地方病分布的明显地区性。地方病与该地区的地质化学特性密切相关。如氟是自然界中固有的化学物质,水、土壤、岩石中和动植物体内都含有氟。不同土壤的含氟量不同,水源水含氟量也波动很大。我国高氟区有明显的地区分布,主要集中在黄河以北,少数地区分布在南方。世界高氟地区遍及欧、亚、美、非等洲,前苏联、印度、日本、南美、意大利和阿尔及利亚等国也都有地方性氟中毒流行。

(2) 地方病与微量元素的关系。各种地方病均具有与某些微量元素增高或降低的特征性改变以及该元素在环境中的浓度和人体摄入时间的长短有密切关系。如地方性砷中毒的潜伏期较长，饮水型地方性砷中毒一般约10年。引起皮肤癌变在30年左右，其发病为慢性过程。

2007年11月，湖北省慢性病防治所公布，2006—2007年度，湖北省在以仙桃市为中心的19个县市开展高砷水筛查中发现，12个县市的179个村中，有863口水井砷含量超标，地方性砷中毒成为湖北省第四种地方病。

地方性氟中毒是一种全身性疾病，疾病特点是氟斑牙，严重者为氟骨病，它不仅会影响骨骼和牙齿，还会影响包括心血管、中枢神经、消化、内分泌、视觉器官、皮肤等多个器官系统，在湖北省主要分布在恩施。

地方性甲状腺肿的发生与环境(土壤、水、空气和食物)中碘的含量有密切关系。海拔越高，交通越不便的地区，患病率越高。因上述地区自然界中缺碘，而由于交通不便，又不易获得含碘较高的食盐。大量的流行病学调查表明，当碘的摄入量低于$40\mu g$/日时，甲状腺肿广泛流行，摄入量为$100\mu g$/日时，地方性甲状腺肿可降到非流行区水平(肿大率10%以下)，而当摄入量达$100\sim500\mu g$/日时，甲状腺肿发病率不再继续下降。但应注意碘的摄入量过高时亦能引起甲状腺肿发病率增高。

(3) 总摄入量。地球化学性疾病的发生要考虑总摄入量的问题。如氟中毒的发生与水、空气和食品中的氟含量均有关，必须考虑经过以上途径摄入的总氟量。

(4) 影响地方病发生的其他因素。

① 环境污染：如地方性氟中毒地区，还应考虑有无大气中氟化氢的污染。

② 营养因素：营养因素对疾病的发生有很大关系，如食物中的动物蛋白、植物性脂肪，以及水中的钙盐含量等对地方甲状腺肿的发生有一定的影响。动物蛋白不足，可导致对合成甲状腺素所必需的氨基酸的缺乏；植物性脂肪过多，碘可与不饱和脂肪酸结合而导致碘的不足；水中钙盐过多可影响肠道中碘的吸收。这些因素均进一步促使地方性甲状腺肿的发展。氟骨症过去在农村经产妇中病情更严重，这与营养不良、妇女多次生育但不能及时补充营养以及繁重的劳动等因素有关。

③ 几种因素的联合作用：地方病的发生与许多因素有关，这些因素之间相互作用，产生的结果不是各因素的简单相加，其机理还在进一步研究之中。

(5) 环境适宜浓度。饮水中的氟过高可引起氟斑牙，但饮水中适量的氟能防止龋齿，水中含氟量低于$0.5\,mg/L$，居民龋齿发病率高。地方性甲状腺肿主要是由缺碘引起，但摄碘过多也可引起甲状腺肿、甲状腺机能亢进和甲状腺机能低下。

（6）地方病的防治原则

① 减少摄入量。防治地方性氟中毒和砷中毒的根本措施是改用低氟和低砷的饮用水源。如打深井，从低氟或低砷地层取水或收集天然降水备用。如在该地区无法找到适当的水源，则进行水质处理，除去水中过量的氟或砷。

② 因缺乏某种元素而致的地方病可采用适当方式补充。如用碘化食盐预防地方性甲状腺肿。氟也是人体不可缺少的化学元素之一，氟缺乏可导致龋齿的发生，可通过使用含氟牙膏等途径补充氟含量。

2. 自然疫源性疾病

自然疫源性疾病是由野生动物传染给人类的疾病，也称生物性地方病。其病原体在自然条件下即使人类不参与，也可通过媒介感染宿主引发流行，并且长期在自然界循环延续。人的感染和传播对病原体的保存来说，不是必要的。凡是具有自然疫源性疾病的地区称为自然疫源地。构成自然疫源地必须具备三个条件：病原体、传播媒介和宿主，缺一不可。

不同的自然环境条件下，存在着不同的生态系统，呈现不同的自然疫源地性质。病原体在宿主体内生存、繁殖；媒介昆虫靠寄生生活并传播病原体，使疾病在野生动物中循环。一定的自然疫源性疾病要求一定的自然景观条件，如钩端螺旋体病的疫源地是平原、丘陵、峡谷的水田和积洪区；血吸虫病常发生在沼泽水网、湖区、苇滩、山丘、溪沟边等地。

自然疫源地在空间上具有暴发点或策源地的性质。洪水泛滥的年份，带有病原体的动物（如野鼠等），为了躲避洪水威胁，从河滩或低洼地带的栖息场所逃出或借水力外迁到新的定居点建立新的疫源地，如黑线姬鼠能迁徙数千米，待洪水消退后，一部分带菌的动物又可返回原地，把新老疫源地连接起来，扩大了疫区范围，增加了危害人类的机会。

自然疫源性疾病的发生有间歇性、周期性和季节性的特点。夏秋季节在南方地区偶有发现的恙虫病是一种受啮齿类和恙螨孳生繁殖影响的自然疫源性疾病，主要传染源和贮存宿主为鼠类。临床上以突然起病、发热、叮咬处有焦痂或溃疡、淋巴结肿大及皮疹为特征。恙虫病是以恙螨作为病原体的传播媒介，一般每年的6—9月为病情高发季节。

地方性疾病多发生在经济不发达、同外地物质交流少、卫生医疗条件差的地区。人类为了开发自然资源和处女地，常常会进入自然疫源地或地方病流行区，增加疾病流行的危险性。因此，在制定经济发展规划时，应重视环境医学和生态学问题，阐明各种地方性疾病的原因和发病条件，弄清自然环境因素与发病的关系，提出防治对策和方案，把对人类健康的不利因素减少到最低限度，这是广大群众的要求，也是环境保护工作者的职责。

2.3.6 影响健康效应的因素

1. 地理环境

人类是自然发展的产物,从地理环境中获得生命所需要的一切。人类社会也是在自然地理环境中发展的。

在人类社会的早期,人类主要靠采集和猎取天然动植物繁衍生息,影响地理环境的程度有限。

后来发展了畜牧业和农业,不仅更广泛地利用了自然资源,而且对环境因素进行了重大的改造。把原来的森林、草原、河滩以及沼泽开垦为耕地。把多种野生动物驯化为家畜、家禽,建立了人工灌溉网和人工水体,开采出大量矿产资源。

产业革命以来,随着科学技术的迅猛发展,人类在利用、改造地理环境方面取得了辉煌的成绩,但是没有正确地估计地理环境的反馈作用。

20世纪50年代以来,由于工业化和城市化的飞速发展,人类对地理环境影响的性质、规模和深刻程度都是空前的。特别是进行规模巨大的生产活动,排放出数量惊人的各种废物,引起环境污染,造成生态危机,危及人类健康。全世界每年排入大气中的二氧化碳达240亿吨,烟尘20亿吨。还有大量的废水、废渣、废热、放射性物质、生活垃圾、农药、化肥进入环境中。所有这些都能使地理环境的结构和功能发生不利于人类健康的变化。

2. 社会经济

地球上人口的增长率,大约在200年或250年以前开始打破了长期人口稳定状态,在20世纪初开始加快,第二次世界大战后更快了。

人口剧增需要食物、衣服、住房和交通等,加剧了向土地、水、大气、矿产资源的索取,随之出现生活环境质量下降。要解决无限的人口和消费的增长与有限资源的短缺不相一致的问题,必须进行人类总体规划,充分认识它对社会经济的影响和危害。虽然一时还不知社会经济对人类健康影响的性质和程度,但是有足够的资料说明,这在一个地区是非常重要的。喧闹噪声、居住拥挤、缺少社交场所、缺少社会来往的机会、缺少开阔的空间、紧张的工作和拥挤的交通等均使人类离开了大自然,这些都可能是导致社会心理不良后果的环境因素。根据社会心理学的研究成果来设计环境条件是必要的。观察试验表明,社会心理学因素在改善健康和预防疾病中与生物学、物理学、化学因素一样重要。

3. 生活方式

20世纪中期,一些工业发达国家,居民所患疾病种类的构成发生了明显的变化。心脏病、脑血管病、恶性肿瘤已成为主要死因,这些疾病的致病原因往往不明,潜伏期很长,用传统方法医治无效,预后很差。目前大多数人认为这是与环境因素、生活方式有关,如食用高脂肪、高糖分食物,吸烟,嗜酒,体力劳动少,借助交通工具多、走路少,超常体重,住高层建筑物,精神紧张,恐惧,大气污染,饮水不洁,环境喧闹,吃霉变或腌制食品,少食鲜奶、蔬菜等。这些生活方式、行为习惯及环境条件都是不良的健康因素,必须动员全社会力量提高环境医学意识与观念,改变不良生活方式,保证合理营养,保护和改善环境,供给合乎要求的饮用水,无害化的生活环境,创造良好的居住条件,推广体育锻炼制度,培养良好的生活习惯,进行社会心理卫生教育,控制人口的过度增长等。同时要开展环境医学监测,保护高危险人群。

思考与讨论

1. 什么是高危人群？高危人群的构成与哪些因素有关？
2. 环境因素对健康作用的特点是什么？
3. 什么是慢性中毒？特点是什么？
4. 举例说明什么是化学性地方病,什么是生物性地方病。
5. 自然疫源性疾病有什么特点？

参 考 文 献

[1] 贾振邦.环境与健康[M].北京：北京大学出版社,2008.
[2] 周宜开.环境医学概论[M].北京：科学出版社,2006.
[3] 蔡宏道.现代环境卫生学[M].北京：人民卫生出版社,1995.
[4] 姚志麒,陈秉衡.环境卫生学[M].北京：人民卫生出版社,1987.
[5] 陈静生等.环境地球化学[M].北京：海洋出版社,1990.
[6] 陈学敏,杨克敌,衡正昌.环境卫生学[M].北京：人民卫生出版社,2004.
[7] 何廷尉,李宁秀.预防医学[M].北京：高等教育出版社,2005.
[8] 宋广舜,王绍汉.环境医学[M].天津：天津科学技术出版社,1987.
[9] 方如康,等.中国医学地理学[M].上海：华东师范大学出版社,1993.
[10] 胡亦群,宁慧青.人体必需微量元素过量对健康的影响[J].太原科技,2008.
[11] 2008年世界卫生报告 http：//www.who.int/whr/2008/zh/index.html.
[12] 人民网：美研究发现四成死亡事件与污染有关 http：//scitech.people.com.cn/GB/6191732.html.
[13] 中国农产品加工网：蔬菜水果农药残留与降解办法 http：//www.csh.gov.cn/xxlr1_61232.html.
[14] 武汉生活指南："地砷病"湖北省新增一种地方病 http：//www.cnhan.com/gb/content/2007-11/22/content_842450.htm.
[15] 箭毒木：http：//baike.baidu.com/view/18032.htm.
[16] http：//zhidao.baidu.com
[17] http：//tieba.baidu.com/f? kz=267105799

第3章 大气卫生与健康

包围地球的空气即为大气。大气为地球生命的繁衍、人类的发展提供了理想的环境。大气中存在着十分复杂的物质循环过程,所以,它一直在缓慢地发生变化,人类的活动与生存也因而不断地受到影响。

大气污染是指由于向大气中排放非固有的气体、蒸气及微粒,超过了大气成分的正常组成,当大气自净能力不能消除这些污染物时造成大气质量的下降。大气污染危害生态系统,影响人体健康,给国民经济带来损失。自然变化如火山爆发、森林大火可造成局部地区大气污染,而现代城市的大气污染,主要是人类生产和生活造成的。

3.1 大气污染来源及影响因素

3.1.1 大气污染的来源

(1) 生产性污染。这是大气污染的主要来源,包括:① 燃料的燃烧,主要是煤和石油燃烧过程中排放的大量有害物质,如煤的燃烧可排出烟尘和二氧化硫;石油的燃烧可排出二氧化硫和一氧化碳等;② 生产过程排出的烟尘和废气,以火力发电厂、钢铁厂、石油化工厂、水泥厂等对大气污染最为严重;③ 农业生产过程中喷洒农药而产生的粉尘和雾滴。

(2) 由生活炉灶和采暖锅炉耗用煤炭产生的烟尘、二氧化硫等有害气体。

(3) 交通运输性污染。汽车、火车、轮船和飞机等排出的尾气,其中汽车排出有害尾气距呼吸带最近,能被人直接吸入,其污染物主要是氮氧化物、碳氢化合物、一氧化碳和铅尘等。

由表3-1可知,石油和煤等燃料的燃烧,首当其冲成了各种污染的元凶。工业发达国家石油、化石燃料使用量迅速上升,由大气污染造成的灾害事件也频繁发生,如马斯河谷烟雾事件、多诺拉烟雾事件、伦敦烟雾事件、洛杉矶光化学烟雾事件、四日市哮喘事件等,这些污染事故均造成大量人口的中毒与死亡。

表 3-1　大气中主要的污染物与污染源

污染物	主要来源
SO_2	煤、石油等燃料的燃烧,石油、金属冶炼等
颗粒物	燃料燃烧、建筑施工、工业生产、垃圾焚烧、汽车尾气等
NO_x	汽车尾气排放、化肥生产及使用等
Pb	含铅汽油的燃烧、铅的冶炼、电焊等
Hg	造纸、化工、油漆、农药等工业生产

3.1.2　大气污染的影响因素

进入大气的污染物,当其超过允许限度,即超过自然环境的自净化能力,就有可能造成大气的污染。大气污染是一个极其复杂的气象、物理和化学的变化过程,最终能否形成大气污染,主要取决于污染物在大气中的浓度和滞留时间。大气中含有的污染物的浓度愈高,停留时间愈长,污染就愈严重,对人体的危害也就越大。污染物质在大气中浓度,取决于排放源的排放总量,这与源强(单位时间污染物的排放量)与排放时间的综合效应有关。此外,排放物的污染程度,还与地理位置、地形特征、气象条件以及排放源高度等因素有关。

1. 地理位置

(1) 海滨与陆地:陆地与大面积水体(海洋、江、湖、河、水库等)相连接处,白天由于太阳的照射下沿岸陆地的升温速度比水面快,形成了由水面吹向陆地的风,称为海风。相反,夜间的陆地温度比水面低,气流由陆地吹向水面,形成陆风。如果污染源位于岸边,则白天能污染岸上的居住区,见图3-1。

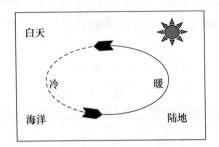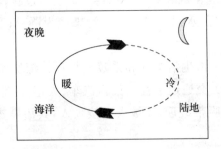

图 3-1　海陆风示意图

(2) 城市与农村:人口密集的现代化城市,热量散发远远大于四周郊区,所以城市的气温高于周围郊区农村的气温,城市犹如处于四郊包围的"热岛"。

城市热岛效应是指城市中气温明显高于外围郊区的现象。在近地面温度上,郊区气温变压很小,而城区则是一个高温区,就象突出海面的岛屿,由于这种岛屿代表高温的城市区域,所以就被形象地将为城市热岛。城市热岛效应使城市年平均气温比郊区高出1℃,甚至更多。此外,城市密集高大的建筑物阻碍气流通行,使城市风速减小。由于城市热岛效应城市与郊区形成了一个昼夜相反的热力环流,见图3-2。

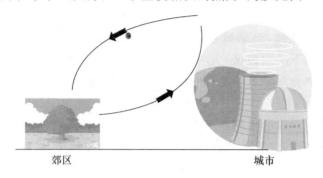

郊区　　　　　　　　　　城市

图3-2　城市热力环流

2. 地形与地物特征

(1) 地形

白天,山坡表面因受日照而增温。气温比谷底高,因此,山坡空气上升形成谷风。可将山坡上污染源排出的废气向上扩散,减轻谷底的大气污染。但可能引起下风侧地区的大气污染。夜晚,山坡表面散热量大,冷却快,气温低于谷底,冷空气向谷底下沉。形成山风,同时产生逆温,将污染物压在谷底不易扩散,造成谷底大气严重污染。历史上曾出现过很多河谷底区的烟雾事件。

大城市的摩天大楼之间如同峡谷一样,也可阻碍近地面污染物的扩散。

(2) 地物

这在城市中尤为严重,因城市中有许多高大而密集的建筑物,地面粗糙度大,阻碍了气流运动,使风速减小,而不利于烟气的扩散。烟囱里排出的烟气在超过这些高大建筑物时,会产生旋涡。结果,建筑物背风面的污染物浓度明显高于迎风面一侧。如果烟囱低于建筑物,排出来的污染物很容易卷入涡流之中,造成局部地区污染。

地貌特征影响大气的稀释扩散能力。因为复杂的地形条件和地面状况,在不同的气候条件下,会在局部区域形成各种大气环流——风,如有随昼夜和年度变化的风,以四季为周期变化的季风,沿海地区的海陆风,山区的山谷风,狭窄通道形成的峡谷风,以及城乡之间的热岛效应等。风的存在加速了污染源附近大气污染物的扩散稀释,但同时,气流产生环流、旋涡以及不同性质风的锋面交汇处,不利于大气中污染物质的扩散稀释,从而影响了局部地区的大气污染的形成及危害程度。

3. 气象条件

气象条件是影响大气运动的另一个环境因素,不同的气象条件具有不同的稀释扩散能力。影响大气扩散能力的主要气象因素有风、湍流、温度结层和大气稳定度等。污染物排入大气后,主要在风和湍流作用下进行输送和扩散。通常称风和湍流为气象的动力因子,而温度结层和大气稳定度被称作气象的热动力因子。各气象因子之间关系密切,相互作用,实际情况较复杂,这里只进行一些简单的分析。

(1) 风

污染物排入大气之后,会顺风而下,污染物靠风的输送作用沿下风向地带进行稀释。污染物排放源的下风向地区,大气污染就比较严重,而其上风向,污染程度就轻得多。湍流作用会使烟流产生上下左右的移动,体积越来越大,最后消失在大气中。

(2) 大气湍流

湍流的扩散作用与风的稀释作用不同。在风的作用下,烟气进入大气之后,可顺风拉长。而湍流则使烟气在三维空间的方向迅速扩散,湍流越强,扩散的效果越显著。

(3) 大气温度随高度的变化

大气的温度常随距地面的高度增加而下降,但此种气温的梯度变化并非固定不变。实际上,有时可能出现温度随高度上升而增高现象,这种情况称为气温逆温,简称逆温。出现逆温的大气有一定的厚度,这层大气称为逆温层。

大气温度随高度的变化是影响污染物在大气中扩散的极重要因素。当近地面大气层的下部气温比上部气温高时,下部大气密度小,空气会产生强烈的上下对流,烟流会迅速扩散。当近地面大气层的下部温度比上部气温低时(即出现了逆温层),逆温层像一个盖子,阻碍着空气的上下对流。烟囱里排出的各种污染物质,因为不易扩散而大量地聚集起来。随着时间的延长,局部地区大气污染物的浓度逐渐增大,空气质量恶化,严重时就会形成大气污染事件,危害人体健康。

4. 排放源高度的影响

在工程中,采用高烟囱排放有害物质可以有效减轻局部地区污染。高烟囱把污染物排向远离污染源的高空,使它们在更广阔的区域中扩散、稀释、混合,从而降低了污染物在近地面空气中的浓度。但是污染物的总量并没有因此而减少,有害物质仍然存在于大气中,长年累月的排放可能会引起广域性或全球性的大气污染。

影响大气中污染物浓度和扩散程度的因素很多。它们有时是单独起作用,有时则是两种或两种以上因素综合地起作用。因此,在实际工作中,必须结合当地的具体情况进行具体分析。

3.2　大气污染物的类型

大气污染物是指由于人类活动或自然过程排入大气的并对人或环境产生有害影响

的物质。大气污染物的种类很多,按其存在状态可概括为两大类:气溶胶状态污染物、气体状态污染物。

1. 气溶胶状态污染物

大气污染物中,气溶胶系指固体、液体粒子或它们在气体介质中的悬浮体,其粒径约为 $0.002\sim100\,\mu m$ 大小的液滴或固态粒子。

(1) 按照气溶胶中各种粒子粒径大小分类

总悬浮颗粒物(TSP):目前大气质量评价中的一个通用的重要污染指标,是分散在大气中的各种粒子的总称,是标准大容量颗粒采样器滤膜上所收集到的颗粒物的总质量。其粒径大小绝大多数在 $100\,\mu m$ 以下,其中多数在 $10\,\mu m$ 以下。

飘尘:能在大气中长期漂浮的颗粒物质称为飘尘。其粒径主要是小于 $10\,\mu m$ 的微粒。由于飘尘粒径小,能被人直接吸入呼吸道内造成危害。又由于它们能在大气中长期飘浮,易将污染物带到很远的地方,导致污染范围扩大,同时在大气中还可以为化学反应提供载体。因此,飘尘是从事环境科学工作者所注重的研究对象之一。

降尘:用降尘罐采集到的大气颗粒物称为降尘。在总悬浮颗粒物中一般直径大于 $10\,\mu m$ 的粒子,由于其自身的重力作用很快会沉降下来,所以将这部分的微粒称为降尘。单位面积的降尘量可作为评价大气污染程度的指标之一。

(2) 按照气溶胶来源和物理性质分类

粉尘:是指悬浮于气体介质中小固体粒子,能因重力作用发生沉降。在气体除尘技术中,粉尘的粒子大小范围一般为 $1\sim200\,\mu m$ 左右。

烟尘:一般指由熔化物质蒸发后凝聚而成的气溶胶,烟尘的粒子很小,一般为 $0.01\sim1\,\mu m$ 左右。

飞灰:指燃料燃烧产生的烟气灰分中的细微固体颗粒物,也成为粉烟灰或烟灰。

烟:一般指由燃料产生的能见气溶胶。

雾:是气体中液滴悬浮体的总称。在工程中,雾一般泛指小液体粒子悬浮体。

2. 气体状态污染物

气体状态污染物简称气体污染物,是以分子状态存在的污染物,大部分为无机气体。气态污染物又分为一次污染物和二次污染物。

(1) 一次污染物:是指直接从污染源排放的污染物质,如二氧化硫、一氧化氮、一氧化碳、颗粒物等。它们又可分为反应物和非反应物。前者不稳定,在大气环境中常与其他物质发生化学反应,或者作为催化剂促进其他污染物之间的反应。后者则不发生反应或反应速度缓慢。

(2) 二次污染物:是指由一次污染物在大气中互相作用经化学反应或光化学反应形成的与一次污染物的物理、化学性质完全不同的新的大气污染物,其毒性往往比一次污染物还强。最常见的二次污染物有硫酸及硫酸盐气溶胶、硝酸及硝酸盐气溶胶、臭氧、光化学氧化剂以及许多不同寿命的活性中间体（又称自由基）等。

3.3 大气污染对健康的危害

3.3.1 大气污染进入机体的途径

大气污染物主要通过呼吸道（直接呼吸）进入人体，也有一小部分附着在食物或溶解于水，随饮水、饮食而侵入人体（消化道），或通过接触或刺激皮肤而进入到人体，尤其是脂溶性物质更易通过皮肤进入体内。其中通过呼吸而侵入人体是主要途径，危害也最大。

呼吸道每天都接触许多烟尘、有害气体和微生物等。正常人体的呼吸系统具有完善的抵抗和消除外界不良因素的防御功能。

(1) 上呼吸道（鼻腔至咽喉）对吸入空气具有加温、湿润和过滤的功能。鼻毛能阻挡较大的灰尘颗粒被吸入，可以滤除高达 95% 的大于 10 μm 的颗粒物。

(2) 呼吸道从鼻腔到气管、支气管的粘膜都有粘液细胞和纤毛上皮细胞。纤毛定向运动（每分钟摆动多达 1400 次），使粘膜表面的粘液向上输送，每分钟能移动 15 mm 左右，被吸入到细支气管的细微尘粒以及微生物等有害物质与粘液一起可于一小时内经纤毛运动输送至咽喉部，或随痰咯出，或被咽下。纤毛粘液系统清除有害物质的自净作用，对保护呼吸起着非常重要的作用。

大部分支气管丛均有环状肌肉层，当有害物质刺激迷走神经时，平滑肌收缩，使支气管腔变窄，从而减少颗粒物进入支气管的下部。

(3) 细支气管（没有纤毛上皮细胞）以下部位的防御功能，主要靠吞噬细胞的吞噬作用来清除有害物质。如肺泡内有巨噬细胞经常吞噬尘粒和细菌；其他如组织细胞、多核白细胞、单核细胞等也有吞噬作用。散布在呼吸道粘膜上皮下疏松结缔组织中的淋巴小结，吞噬功能也很强。肺泡 Ⅱ 型上皮细胞，特别是以游离状态存在于肺泡腔内的肺泡巨噬细胞，能参与许多基本的氧化和合成过程，具有防止有机和无机入侵物对肺组织的危害作用。肺泡内脂蛋白表面活性物质有维持肺泡内的表面张力、防止发生肺气肿的作用。

(4) 呼吸道粘膜能合成分泌一种局部抗体，称为分泌型免疫球蛋白 A(SIgA)，能与相应抗原产生局部特异性免疫反应。

SIgA 具有干扰和限制微生物在粘膜上皮细胞表面粘着，并在局部中和某些细菌、病毒毒素作用的功能。它在机体局部防御功能上起着重要作用。如果局部抗体分泌功能减退，则易招致感染。

大气中有害物质首先影响和破坏呼吸系统的防御功能，使机体抵抗力下降，引起生理反应，继而在长期影响下可以发生慢性呼吸器官疾病。

由于呼吸道各部分的结构不同，对毒物的阻留和吸收也不相同。一般来说，进入愈深，面积愈大，停留时间愈长，吸收量也愈大。毒物能很快被肺泡吸收，并经血流送到全身，不经肝脏的转化就起作用，因此毒物由呼吸道进入机体引起的危害较大。

3.3.2 大气污染对健康的直接危害

1. 引起急性中毒

大气污染物浓度在短期内急剧增加，使大量居民受害，引起某些疾病发病率和死亡率增加，发生有毒气体急性中毒事件。主要由于生产事故排放、废气处理设备发生故障等情况，排放大量有毒物质，可引起急性中毒事件。此类事件一般影响范围较小，受害者局限在出事地点的附近地区。

1984 年 12 月 3 日发生了震惊世界的印度泄毒事件。印度博帕尔市联合农药厂渗漏出 45 吨毒气(甲基异氰酸盐)，该市的 70 万人口中有 20 万人中毒，造成 2500 多人死亡。该地区的大批食物和水源已被污染，大批牲畜和其他动物死亡，生态环境受到严重破坏。这是历史上非常严重的一次工业事故性环境污染灾难。

2. 引起慢性中毒和诱发疾患

一般认为一些慢性呼吸道疾患如慢性支气管炎、支气管哮喘、肺气肿(此三种疾病现统称为慢性阻塞性肺部疾患)，它们的发病或加重都与大气污染有密切关系。因为城市大气经常受飘尘、SO_2、NO_x、硫酸雾、O_3 等刺激性有害物质的污染，人们不断呼吸受污染的空气，在这种低浓度有害物质长期反复作用下，削弱甚至破坏呼吸道防御功能，降低呼吸道抵抗力，诱发呼吸道各种炎症，并导致慢性阻塞性肺部疾患等的发生。流行病学调查研究资料表明：大气污染严重地区的居民和中小学生肺功能显著低于清洁对照区，重污染区的慢性鼻炎、咽炎、慢性支气管炎等患病率与轻污染区相比有显著性差异。不同污染地区居民呼吸系统的患病率和死亡率有明显差异。

3. 致癌作用

空气污染是最受重视的一个导致肺癌的因素。其根据是：(1) 空气污染物中能检出致癌物质，有多环芳烃及其衍生物。(2) 肺癌的发病率和死亡率与大气污染程度成正比。大城市居民肺癌发病率比中小城市高，城市比农村高，城市是农村的 2~5 倍。

4. 刺激作用

大气污染物中的 SO_2、NO_x、硫化氢、氯气、氯化氢、硫酸雾、烟尘等都能刺激呼吸道粘膜，引发上呼吸道炎症。在长期刺激下，还能诱发萎缩性炎症，刺激眼结膜，使眼部疾病增多。

相关医学知识

慢性阻塞性肺病

慢性阻塞性肺病(chronic obstructive pulmonary disease，简称COPD)是一种以持续阻塞来自肺部的气流为特征的肺部疾病。该疾病是一种阻碍正常呼吸且诊断不足、威胁生命的肺病，是无法完全可逆的。我们熟悉的术语慢性支气管炎和肺气肿将不再使用，它们现在包含在慢性阻塞性肺病的诊断之中。

▲ 重要事实

慢性阻塞性肺病是一种阻碍正常呼吸的致命肺病，它不仅仅是"吸烟者所患的一种咳嗽病。"

全世界估计有2.1亿人患有慢性阻塞性肺病。

2005年，有超过300万人死于慢性阻塞性肺病，相当于当年全世界所有死亡的5%。

将近90%的慢性阻塞性肺病死亡发生在低收入和中等收入国家。

慢性阻塞性肺病的原发性原因是烟草烟雾(通过烟草使用或二手烟雾)。

部分由于在高收入国家中妇女烟草使用的增加，该疾病现在对男性和女性的影响几乎相同。

▲ 症状

慢性阻塞性肺病的最普遍症状是呼吸困难(或"透不过气来")，痰(气管中唾液和粘液的混合体)出现异常，以及慢性的咳嗽。随着病情的逐渐恶化，像爬一段较短的楼梯或提一个手提箱这样的日常活动，都会变得非常困难。

▲ 诊断和治疗

慢性阻塞性肺病是通过一种叫做"肺活量测定法"的简单诊断措施来确诊的。该措施通过测量人吸入和呼出的空气量，以及空气流入和流出肺部的最快速度来诊断疾病。由于慢性阻塞性肺病发展缓慢，通常获得诊断的人都要在40或40岁以上。

慢性阻塞性肺病是无法治愈的。对该疾病不同的治疗方式能帮助控制该疾病的症状，并提高患者的生活质量。例如，帮助扩张肺部主要气道的药品能够改善呼吸困难。

▲ 谁处于危险之中

曾经一度，慢性阻塞性肺病在男性中更为普遍。但是因为高收入国家妇女使用烟草人数的增加，以及低收入国家的人们接触室内空气污染(例如做饭和加热使用的固体燃料)具有的更高危险,现在该疾病对男性和女性的影响几乎是同样的。暴露于室内烟雾的妇女可能患慢性支气管炎等慢性阻塞性肺病比用电、煤气和其他较清洁燃料做饭和取暖的妇女高3倍。在男子中,暴露于这一被忽视的危险因素使患慢性呼吸道疾病的危险几乎增加1倍。因此,在全球由慢性阻塞性肺病引起的270万例死亡中,室内空气污染是造成约70万例死亡的原因。将近90%的慢性阻塞性肺病的死亡发生在低收入和中等收入国家。

▲ 危险因素

慢性阻塞性肺病是可预防的。慢性阻塞性肺病的原发性原因是烟草烟雾(包括二手烟或被动接触)。其他危险因素包括:

室内空气污染(如做饭和加热使用的固体燃料);

室外空气污染;

职业灰尘和化学品(蒸汽、刺激物和烟雾);

儿童期频繁的下呼吸道感染;

除非采取紧急行动来减少潜在的危险因素,特别是烟草使用,否则在未来10年中慢性阻塞性肺病的死亡人数预计将增加30%以上;

▲ 世卫组织的应对

世卫组织在慢性阻塞性肺病方面的工作,是作为该组织预防和控制慢性疾病总体工作中的部分内容。世卫组织的目标是:提高对慢性病全球流行的认识;创造更多的健康环境,特别是在贫困和弱势群体中;减少诸如烟草使用、不健康饮食和缺乏身体活动等常见慢性病的危险因素;预防过早死亡和可避免的重大慢性疾病所造成的残疾。

世卫组织烟草控制框架公约是为应对烟草流行全球化而制订的,其目标是防止数十亿人有害地接触烟草。这是世卫组织协商产生的第一个全球卫生条约,目前已经得到140多个国家的批准。

世卫组织还领导全球抗击慢性呼吸疾病联盟。该联盟是由以减少慢性呼吸疾病全球负担为共同目标的国家和国际组织、机构和部门组成的自愿联盟。该联盟的构想是建设一个人人享有自由呼吸的世界。具体来说,全球抗击慢性呼吸疾病联盟的工作重点是满足低收入和中等收入国家以及脆弱群体的需求。

资料来源:http://www.who.int/mediacentre/factsheets/fs315/zh/index.html

3.3.3 大气污染对健康的间接危害

1. 影响微小气候和太阳辐射

大气污染的烟尘和水蒸汽能促使云雾的形成而吸收太阳的直射光和散射光,影响日光射到地面的强度,特别能减弱富有生物学作用的紫外线的强度和波长范围。许多调查资料表明:工业城市的雾天数比农村多1~2倍;太阳辐射强度较农村减弱10%~30%;紫外线减弱10%~25%。波长290~315 nm的紫外线具有抗佝偻病作用和杀菌作用,因此在大气严重污染的地区,儿童佝偻病发病率较高,某些借空气传播的疾病容易流行。大气污染能降低大气能见度,影响飞机、车辆安全行驶,使车祸增加。

2. 影响居民生活卫生条件

灰尘和煤尘使环境污秽不易保持清洁,落满灰尘的窗玻璃能降低室内的日照强度,有些恶臭和有刺激性的气体使居民不能经常开窗换气,不能在庭院内晒衣以及外出易迷眼等。

3. 影响绿化和腐蚀建筑材料

绿化植物有吸收有害气体、滤除粉尘、减弱噪声等作用,对防止大气污染保护居民健康有重要作用。但大气污染物对各种植物的生长都有一定影响,如烟尘落在树叶上,能堵塞植物呼吸孔,影响光合作用,使植物营养发生障碍,影响植物正常生长。特别是一些有害气体如SO_2、氟化物、氯气等能毒害植物细胞原生质,使树叶变色、生斑、发褐、早期脱落,甚至枯死。

大气中SO_2、硫酸雾以及各种氧化物等能严重腐蚀钢铁,破坏建筑物,损害橡胶与皮革制品等。

4. 形成酸雨

大气中硫的氧化物、氮氧化物及碳的氧化物可通过化学转化而生成各类酸,遇雨水即可形成酸雨,SO_2污染而产生的硫酸为酸雨的主要成分。我国南方燃烧高硫煤地区,如重庆等城市都曾有过pH为3~4.5的酸雨。在上海、南京以及我国北方某些污染严重的工业城市也有过酸雨。

5. 对气候反常的影响

如CO_2的"温室效应"和粉尘的"冷化效应"对世界气候的影响。

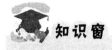 知识窗

世界卫生日

每年 4 月 7 日是世界卫生日。1948 年 4 月 7 日,联合国世界卫生组织宪章生效。自 1950 年起,联合国决定将每年的 4 月 7 日定为世界卫生日,并为每年卫生日确定一个与公共卫生领域相关的主题,旨在提高全世界对卫生领域工作的认识,促进该领域工作的开展。

历年世界卫生日的主题:

1950 年　了解你周围的卫生机构
1951 年　为了你和孩子们的健康
1952 年　在清洁的环境里健康地生活
1953 年　健康就是金子
1954 年　护士,卫生的先锋
1955 年　水,健康的镜子
1956 年　疾病的同谋犯
1957 年　食物和健康
1958 年　卫生进步的十年
1959 年　近日世界精神疾患和精神卫生
1960 年　消灭疟疾——向世界的宣战
1961 年　可以不发生的事故
1962 年　防盲
1963 年　饥饿,大众的疾病
1964 年　对结核病仍要提高警惕
1965 年　天花、经常的警报
1966 年　人和他的城市
1967 年　健康的卫士
1968 年　未来世界的卫生
1969 年　健康、工作和生产力
1970 年　为抢救生命,及时发现癌症
1971 年　患有糖尿病也能健康地生活
1972 年　心脏,健康的中心

1973年	健康从家中开始
1974年	清洁的食物,更好的身体
1975年	天花,只能前进,不能后退
1976年	预见和预防盲症
1977年	预防注射,就是保护你的孩子
1978年	当心你的血压
1979年	健康的儿童,世界的未来
1980年	要吸烟还是要健康,明天的财富
1981年	2000年人人享有健康
1982年	活得更长一些
1983年	2000年人人享有健康,倒计时已经开始
1984年	儿童的健康,明天的财富
1985年	健康的青年,我们最好的资源
1986年	健康地生活,人均可为胜者
1987年	免疫——每个儿童应有的机会
1988年	第一个世界无烟日
1989年	大家谈健康
1990年	环境与健康
1991年	居安思危,有备无患,防备意外
1992年	心搏——健康地节律
1993年	善待生命——预防意外伤亡和暴力
1994年	健康地生活需要口腔卫生
1995年	2000年目标——无脊髓灰质炎世界
1996年	创建卫生城市,为了美好生活
1997年	全球警惕,采取行动——防范新出现的传染病
1998年	母亲安全
1999年	积极健康的老年生活
2000年	安全血液从我开始
2001年	精神卫生:消除偏见,勇于关爱
2002年	运动有益健康
2003年	让儿童拥有一个健康的环境
2004年	道路安全,口号是"道路安全　防患未然"

2005年　珍爱每一位母亲和儿童
2006年　通力合作,增进健康
2007年　保护健康不受气候变化的危害
2008年　应对气候变化,保护人类健康
2009年　拯救生命,增强医院应对紧急情况的能力
资料来源：http://news.xinhuanet.com/ziliao/2003—04/07/content_819106_1.htm

3.4 大气中几种主要污染物对健康的危害

3.4.1 悬浮颗粒物污染与人体健康

空气中可自然沉降的颗粒物称降尘,而悬浮在空气中的粒径小于 $100~\mu m$ 的颗粒物通称总悬浮颗粒物(TSP),其中粒径小于 $10~\mu m$ 的称可吸入颗粒物(PM_{10})。可吸入颗粒物因粒小体轻,能在大气中长期飘浮,飘浮范围从几千米到几十千米,可在大气中造成不断蓄积,使污染程度逐渐加重。可吸入颗粒物成分很复杂,并具有较强的吸附能力。例如可吸附各种金属粉尘和强致癌物苯并(a)芘、吸附病原微生物等。

可吸入颗粒物随人们的呼吸而进入肺部,以碰撞、扩散、沉积等方式滞留在呼吸道不同的部位,粒径小于 $5~\mu m$ 的多滞留在上呼吸道。滞留在鼻咽部和气管的颗粒物,与进入人体的二氧化硫等有害气体产生刺激和腐蚀粘膜的联合作用,损伤粘膜、纤毛,引起炎症和增加气道阻力。持续不断的作用会导致慢性鼻咽炎、慢性气管炎。滞留在细支气管与肺泡的颗粒物也会与二氧化氮等产生联合作用,损伤肺泡和粘膜,引起支气管和肺部产生炎症。长期持续作用,还会诱发慢性阻塞性肺部疾患并出现继发感染,最终导致肺心病死亡率增高。

当大气处于逆温状态时,污染物便不易扩散,悬浮颗粒物浓度会迅速上升。1952年12月英国伦敦发生烟雾事件,大气中悬浮颗粒物的含量比平时高5倍,引起居民死亡率激增,4天内较同期死亡人数增加4000余人。由此可见大气中可吸入颗粒物浓度突然增高,对人类健康能造成急性危害,对患有心肺疾病的老人和儿童威胁更大。

家庭装修中常见的吊顶所用石膏板中含有石棉,石棉是一种极易破碎成为细微的纤维和尘状颗粒物的物质,悬浮空气中造成污染,长期吸入这些颗粒物会引起石棉肺等疾病。

悬浮颗粒物还能直接接触皮肤和眼睛,阻塞皮肤的毛囊和汗腺,引起皮肤炎和眼结

膜炎或造成角膜损伤。此外,悬浮颗粒物还能降低大气透明度,减少地面紫外线的照射强度;紫外线照射不足,会间接影响儿童骨骼的发育。悬浮颗粒物污染对健康的危害是多方面的、复杂的,应引起人们的足够重视。

3.4.2 氮氧化物污染与人体健康

一氧化氮、二氧化氮等氮氧化物是常见的大气污染物质,能刺激呼吸器官,引起急性或慢性中毒,影响和危害人体健康。

氮氧化物中的二氧化氮毒性最大,它比一氧化氮毒性高 4～5 倍。大气中氮氧化物主要来自汽车废气以及煤和石油燃烧的废气。

氮氧化物主要是对呼吸器官有刺激作用。由于氮氧化物较难溶于水,因而能侵入呼吸道深部细支气管及肺泡,并缓慢地溶于肺泡表面的水分中,形成亚硝酸、硝酸,对肺组织产生强烈的刺激及腐蚀作用,引起肺水肿。亚硝酸盐进入血液后,与血红蛋白结合生成高铁血红蛋白,引起组织缺氧。在一般情况,当污染物以二氧化氮为主时,对肺的损害比较明显,二氧化氮与支气管哮喘的发病也有一定的关系;当污染物以一氧化氮为主时,高铁血红蛋白症和中枢神经系统损害比较明显。

汽车排出的氮氧化物有 95% 以上是一氧化氮,一氧化氮进入大气后逐渐氧化成二氧化氮。二氧化氮是一种毒性很强的棕色气体,有刺激性。当二氧化氮的量达到一定程度时,在静风、逆温和强烈阳光等条件下,便参与形成光化学烟雾。

空气中二氧化氮浓度与人体健康密切相关,曾发生过因短时期暴露在高浓度二氧化氮中引起疾病和死亡的情况。如 1929 年 5 月 15 日,在克里夫兰的克里尔医院发生的一次火灾中,有 124 人死亡,死亡的直接原因就是由于含有硝化纤维的感光胶片着火而产生大量的二氧化氮所致。

3.4.3 二氧化硫污染与人体健康

二氧化硫是一种常见的和重要的大气污染物,是一种无色有刺激性的气体。二氧化硫主要来源于含硫燃料(如煤和石油)的燃烧;含硫矿石(特别是含硫较多的有色金属矿石)的冶炼;化工、炼油和硫酸厂等的生产过程。

二氧化硫对人体的危害是:

(1) 刺激呼吸道。二氧化硫易溶于水,当其通过鼻腔、气管、支气管时,多被管腔内膜水分吸收阻留,变成亚硫酸、硫酸和硫酸盐,使刺激作用增强。

(2) 二氧化硫和悬浮颗粒物的联合毒性作用。二氧化硫和悬浮颗粒物一起进入人体,气溶胶微粒能把二氧化硫带到肺深部,使毒性增加 3～4 倍。此外,当悬浮颗粒物中含有三氧化二铁等金属成分时,可以催化二氧化硫氧化成酸雾,吸附在微粒的表面,被代入呼吸道深部。硫酸雾的刺激作用比二氧化硫约强10倍。

(3) 二氧化硫的促癌作用。动物实验证明 $10\,mg/m^3$ 的二氧化硫可加强致癌物苯并(a)芘的致癌作用。在二氧化硫和苯并(a)芘的联合作用下,动物肺癌的发病率高于单个致癌因子的发病率。

此外,在正常情况下,维生素 B_1 和维生素 C 能形成结合性维生素 C,使之不易被氧化,以满足身体需要。二氧化硫进入人体时,血中的维生素 B_1 便会与之结合,使体内维生素 C 的平衡失调,从而影响新陈代谢。二氧化硫还能抑制和破坏或激活某些酶的活性,使糖和蛋白质的代谢发生紊乱,从而影响机体生长发育。

北京市大气中的二氧化硫 90% 来自于燃煤。燃煤多是造成北京市大气污染的主要原因。因此在治理大气污染紧急措施中,北京市采取了推广使用低硫低灰分优质煤、大力推广和强制使用清洁燃料等措施。

3.4.4 一氧化碳污染与人体健康

一氧化碳是一种无色、无味、无臭、无刺激性的有毒气体,几乎不溶于水,在空气中不容易与其他物质产生化学反应,故可在大气中停留很长时间。如局部污染严重,可对健康产生一定危害。一氧化碳属于内窒息性毒物。空气中一氧化碳达到一定浓度,就会引起种种中毒症状,甚至出现死亡。

一氧化碳是煤、石油等含碳物质不完全燃烧的产物。一些自然灾害如火山爆发、森林火灾、矿坑爆炸和地震等灾害事件,也能造成局部地区一氧化碳的浓度增高。吸烟也被认为是一氧化碳污染来源之一。

随空气进入人体的一氧化碳,在经肺泡进入血液循环后,能与血液中的血红蛋白(Hb)等结合。一氧化碳与血红蛋白的亲和力比氧与血红蛋白的亲和力大 200~300 倍,因此,当一氧化碳侵入机体后,便会很快与血红蛋白合成碳氧血红蛋白(HbCO),阻碍氧与血红蛋白结合成氧合血红蛋白(HbO_2),造成缺氧,形成一氧化碳中毒。吸入浓度为 0.5% 的一氧化碳,只要 20~30 min,中毒者就会出现脉弱,呼吸变慢,最后衰竭致死。这种急性一氧化碳中毒,常发生在车间事故和家庭取暖不慎时。

长时间接触低浓度的一氧化碳对人体心血管系统、神经系统乃至对后代均有一定影响。

当发现有人一氧化碳中毒后,救助者必须迅速按下列程序进行救助:

(1) 因一氧化碳的比重比空气略轻,故浮于上层,救助者进入和撤离现场时,如能匍匐行动会更安全。进入室内时严禁携带明火,尤其是开放煤气自杀的情况,室内煤气浓度过高,按响门铃、打开室内电灯产生的电火花均可引起爆炸。

(2) 进入室内后,应迅速打开所有通风的门窗,如能发现煤气来源并能迅速排出的则应同时控制,如关闭煤气开关等,但绝不可为此耽误时间,因为救人更重要。

(3) 迅速将中毒者背出充满一氧化碳的房间,转移到通风保暖处平卧,解开衣领及腰带以利其呼吸顺畅。同时呼叫救护车,随时准备送往具备高压氧仓的医院抢救。

(4) 在等待运送车辆的过程中,对于昏迷不醒的可将其头部偏向一侧,以防呕吐物误吸入肺内导致窒息。为促其清醒可用针刺或指甲掐其人中穴。若仍无呼吸则需立即开始进行口对口人工呼吸。必须注意,对一氧化碳中毒的患者进行人工呼吸的效果远不如医院高压氧仓的治疗。因而对昏迷较深的患者不应立足于就地抢救,而应尽快送往医院,但在送往医院的途中人工呼吸绝不可停止,以保证大脑的供氧,防止因缺氧造成的脑神经不可逆性坏死。

3.4.5 光化学烟雾污染与人体健康

光化学烟雾是排入大气的氮氧化物和碳氢化物受太阳紫外线作用产生的一种具有刺激性的浅蓝色的烟雾。它包含有臭氧、醛类、硝酸酯类(PAN)等多种复杂化合物。这些化合物都是光化学反应生成的二次污染物,主要是光化学氧化剂。当遇逆温或不利于扩散的气象条件时,烟雾会积聚不散,造成大气污染事件,使人眼和呼吸道受刺激或诱发各种呼吸道炎症,危机人体健康。这种污染事件最早出现在美国洛杉矶,所以又称洛杉矶光化学烟雾。近年来,光化学烟雾不仅在美国出现,而且在日本的东京、大阪、川崎市,澳大利亚的悉尼,意大利的热那亚和印度的孟买等许多汽车众多的城市都先后出现过。

大气中的氮氧化物和碳氢化物主要来自汽车尾气、石油和煤燃烧的废气,以及大量挥发性有机溶剂等。在太阳紫外线的作用下,产生化学反应,生成臭氧和醛类等二次污染物。在光化学反应中,臭氧约占 85% 以上。日光辐射强度是形成光化学烟雾的重要条件,因此在一年中,夏季是发生光化学烟雾的季节。而在一日中,下午 2 时前后是光化学烟雾达到峰值的时刻。光化学氧化剂可由城市污染区扩散到 100 千米甚至 700 千米以外。在汽车排气污染严重的城市,大气中臭氧浓度的增高,可视为光化学烟雾形成的信号。

光化学烟雾对人体最突出的危害是刺激眼睛和上呼吸道粘膜,引起眼睛红肿和喉炎,这可能与产生的醛类等二次污染物的刺激有关。光化学烟雾对人体的另一些危害则与臭氧浓度有关。当大气中臭氧的浓度达到 $200\sim1000\ \mu g/m^3$ 时,会引起哮喘发作,导致上呼吸道疾患恶化,同时也刺激眼睛,使视觉敏感度和视力降低。浓度在 $400\sim1600\ \mu g/m^3$ 时,只要接触两小时就会出现气管刺激症状,引起胸骨下疼痛和肺通透性降低,使机体缺氧。浓度再高,就会出现头痛,并使肺部气道变窄,出现肺气肿。接触时间过长,还会损害中枢神经,导致思维紊乱或引起肺水肿等。臭氧还可引起潜在性的全身影响,如诱发淋巴细胞染色体畸变、损害酶的活性和溶血反应,影响甲状腺功能、使骨骼早期钙化等。长期吸入氧化剂会影响体内细胞的新陈代谢,加速衰老。

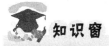 知识窗

洛杉矶光化学烟雾事件

洛杉矶位于美国西南海岸,西面临海,三面环山,是个阳光明媚,气候温暖,风景宜人的地方。早期金矿、石油和运河的开发,加之得天独厚的地理位置,使它很快成为了一个商业、旅游业都很发达的港口城市。

然而好景不长,从20世纪40年代初开始,人们就发现这座城市一改以往的温柔,变得"疯狂"起来。每年从夏季至早秋,只要是晴朗的日子,城市上空就会出现一种弥漫天空的浅蓝色烟雾,使整座城市上空变得浑浊不清。这种烟雾使人眼睛发红,咽喉疼痛,呼吸憋闷、头昏、头痛。1943年以后,烟雾更加肆虐,以致远离城市100 km以外的海拔2000 m高山上的大片松林也因此枯死,柑橘减产。仅1950—1951年,美国因大气污染造成的损失就达15亿美元。1955年,因呼吸系统衰竭死亡的65岁以上的老人达400多人;1970年,约有75%以上的市民患上了红眼病。这就是最早出现的新型大气污染事件——光化学烟雾污染事件。

光化学烟雾是由于汽车尾气和工业废气排放造成的,一般发生在湿度低、气温在24~32℃度的夏季晴天的中午或午后。汽车尾气中的烯烃类碳氢化合物和二氧化氮被排放到大气中后,在强烈的阳光紫外线照射下,会吸收太阳光所具有的能量。这些物质的分子在吸收了太阳光的能量后,会变得不稳定起来,原有的化学链遭到破坏,形成新的物质。这种化学反应被称为光化学反应,其产物为含剧毒物质的光化学烟雾。

洛杉矶在20世纪40年代就拥有250万辆汽车,每天大约消耗1100吨汽油,排出1000多吨碳氢化合物,300多吨氮氧化合物,700多吨一氧化碳。另外,还有炼油厂、供油站等其他石油燃烧排放,这些化合物被排放到阳光明媚的洛杉矶上空,不啻制造了一个毒烟雾工厂。

洛杉矶光化学烟雾事件是20世纪40年代初期发生在美国洛杉矶市的一次烟雾事件。当时洛杉矶市是美国的第三大城市,拥有飞机制造、军工等工业。各种汽车多达400多万辆,市内高速公路纵横交错,占全市面积的30%,每条公路每天通过的汽车达16.8万辆次。

由于汽车漏油、排气,汽油挥发、不完全燃烧,每天向城市上空排放大量石油烃废气、一氧化碳、氮氧化物和铅烟。这些排放物,经太阳光能的作用发生光化学反应,生

成过氧乙酰基硝酸酯等组成的一种浅蓝色的光化学烟雾,加之洛杉矶三面环山的地形,光化学烟雾扩散不开,停滞在城市上空,形成污染。

资料来源:http://baike.baidu.com/view/107103.htm

3.4.6 多环芳烃与人体健康

多环芳烃(PAH)可通过多种途径进入人体,对人体的主要危害是致癌作用,包括皮肤癌、肺癌与胃癌。关于皮肤癌与 PAH 关系的研究时间较长,至今已确信无疑。至于胃癌与 PAH 的关系尚不能充分确定。PAH 与肺癌的关系,由于几乎所有的国家近几十年来肺癌死亡率不断上升,因此是当前研究肺癌病因中令人十分关注的问题。

多环芳烃致癌作用的机理尚不很清楚,据研究认为:多环芳烃类物质是没有生物学活性的"前致癌物",必须经细胞微粒体混合功能氧化酶激活后才具有致癌性。例如苯并(a)芘(B(a)p)进入人体后,除少部分以原形从粪、尿排出体外,一部分经肝、肺细胞微粒体中混合功能的氧化酶激活而转化为数十种代谢产物。一方面 B(a)P 经代谢得到解毒,转化成羟基化合物或是醌类;另一方面经代谢产生不少中间产物,其中有一些可能就是终致癌物。这些中间产物具有某种亲电子性,以共价键的方式与细胞内生物大分子中富含电子的亲核基团相结合,构成诱发癌变的物质基础,当遇见体内外的助癌或促癌因素的作用,就会使受损害的 DNA 不能修复的细胞发生癌变。环氧化物很可能就是终致癌物;还有二氢二醇环氧化物、氧化游离基等也可能具有此作用。经致突变试验和动物实验已证明,B(a)P 经代谢活化生成的终致癌物为 7,8-二醇-9,10-环氧-7,8,9,10 四氢苯并(a)芘。

多环芳烃可诱发肺癌的研究较多,自 1933 年从煤焦油中分离 B(a)P 以来,各国相继用 9 种动物进行各种试验。单独用 B(a)P 或与 SO_2 等其他物质联合,采用注射、吸入等多种途径给动物染毒,均取得诱发肺癌的阳性结果。但从流行病学调查资料来看,至今尚只能说明有统计学的相关性。例如,英国、日本等均提出城市肺癌死亡率与大气中 B(a)P 浓度有明显的正相关,有随大气中 B(a)P 浓度增高而增高的趋势。1973 年美国有大气中 B(a)P 浓度每增加 0.1mg/100m³,肺癌死亡率相应升高 5% 的报道。为控制多环芳烃致癌物的危害,苏联学者建议居民区大气中 B(a)P 的最高容许浓度为 0.1 微克/100 立方米。

3.5 全球大气环境问题

自从人类出现以来的 300 万年中,世界气候经常而广泛地发生着波动。这些变化大部分与人类的活动影响无关。在不同时期内,有许多不同的自然因素使气候发生了变化,而且现在仍然变化着。但是,20世纪以来,随着人口增长和科学技术水平的提高,人类在改变世界气候过程中所起的作用越来越明显。

气候变化是公共卫生方面新出现的一项重大威胁。大量证据显示,人类活动正在影响全球气候,对公共卫生造成严重影响。灾难性的天气事件、影响食物和水供应的多变气候、传染病暴发的新模式以及与生态系统变化相关的新型疾病,都与全球变暖相关联并造成健康风险。

气候变化已经在产生健康影响,如死于超常热浪的人数增多,水灾等自然灾害不断增多,疟疾等威胁生命的病媒传播疾病的规律正在改变。

气候对人类健康的影响将不会均衡地分布于全世界。发展中国家的人群,尤其是小岛国家、干旱和高山地区以及人口密集的沿海地区的人群尤其易受到其对他们健康的威胁。

多数健康风险可以通过现有的卫生规划和干预措施得以避免。协调一致采取行动,不仅能够加强公共卫生安全,而且能够减少人群对未来气候变化适应的脆弱性。

1. 温室效应

温室效应是指透射阳光的密闭空间由于与外界缺乏热交换而形成的保温效应,就是太阳短波辐射可以透过大气射入地面,而地面增暖后放出的长波辐射却被大气中的二氧化碳等物质所吸收,从而产生大气变暖的效应。没有"温室效应",地球的平均表面温度将不适宜人类居住。

过去50多年来,人类活动,尤其是燃烧矿物燃料,释放了大量二氧化碳和其他温室气体,影响全球气候。自工业革命以来,人类向大气中排放的二氧化碳等吸热性强的温室气体逐年增加,大气的温室效应也随之增强,已引起全球气候变暖等一系列严重问题,这些问题引起了全世界各国的关注。除二氧化碳以外,对产生温室效应有重要作用的气体还有甲烷、臭氧、氯氟烃以及水汽等。随着人口的急剧增加,工业的迅速发展,排入大气中的二氧化碳相应增多。又由于森林被大量砍伐,大气中应被森林吸收的二氧化碳没有被吸收,由于二氧化碳逐渐增加,温室效应也不断增强。

据政府间气候变化专门委员会2007年第四份评估报告,相关效应包括:

(1) 过去50年来,全球平均地表温度提高了大约0.65℃。

(2) 过去12年(1995—2006年),有11年处于20世纪50年代开始有记录以来的12个最暖的年份之列。

(3) 最近几十年来,变暖的速率和海平面的上升都在加速。

(4) 许多地区,尤其是中纬度到高纬度国家,降水量增加,极端性降雨的频率普遍增加。

(5) 在一些地区,例如亚洲和非洲部分地区,干旱的频率和强度在近几十年有所加剧。

(6) 20世纪70年代以来,在一些地区,例如北大西洋,最强烈的热带龙卷风的频率增加。

全球二氧化碳的排放仍在增加。对未来人口增长率和能源使用的估计被用作全球气候模式的要素,以预测未来的气候变化。政府间气候变化专门委员会审查了一系列此类模式的结果,对21世纪作出以下预测:

(1) 全球平均地表温度将上升1.1~6.4℃,这部分取决于未来的能源使用趋势。陆地和高纬度地区的变暖将最为剧烈。

(2) 热浪、强降雨和其他极端气候事件将更为频繁和剧烈。

(3) 海平面上升将以更快的速度继续。

许多国家都在努力按照《联合国气候变化框架公约》减少温室气体排放。遗憾的是,即使经过这些努力,在发展和能源使用方面,过去和未来可能的趋势都意味着,今后几十年世界仍将面临气候的明显变化和海平面上升。

2. 臭氧层空洞

臭氧层空洞是指大气平流层中臭氧浓度大量减少的空域。

臭氧层是大气平流层中臭氧浓度最大处,是地球的一个保护层,太阳紫外线辐射大部被其吸收。臭氧在大气中从地面到70 km的高空都有分布,向极地缓慢降低。

20世纪50年代以来,大气臭氧浓度有减少的趋势。许多科学家认为,是使用氟利昂作制冷剂及在其他方面使用的结果。氟利昂由碳、氯、氟组成,其中的氯离子释放出来进入大气后,能反复破坏臭氧分子,自己仍保持原状,因此尽管其量甚微,也能使臭氧分子减少到形成"空洞"。我国科学家新近提出,仅仅是氟利昂的作用还不够,太阳风射来的粒子流在地磁场的作用下向地磁两极集中,并破坏了那里的臭氧分子,这才是主要原因(杨学祥,1999)。而无论如何,人为地将氯离子送进大气,终是一种有害行为。

臭氧层空洞的危害:

(1) 对人类健康影响:① 增加皮肤癌:臭氧减少1%,皮肤癌患者增加4%~6%,主要是黑色素癌。② 损害眼睛,增加白内障患者。③ 削弱免疫力,增加传染病患者。

(2) 对生态影响:① 农产品减产及其品质下降。试验200种作物对紫外线辐射增加的敏感性,结果2/3有影响,尤其是大米、小麦、棉花、大豆、水果和洋白菜等人类经常食用的作物。估计臭氧减少1%,大豆减产1%。② 减少渔业产量。紫外线辐射可杀死10 m水深内的单细胞海洋浮游生物。实验表明,臭氧减少10%,紫外线辐射增加20%,将会在15天内杀死所有生活在10 m水深内的鳗鱼幼鱼。

(3) 破坏森林：据研究，臭氧减少影响人类健康及生态系统的主要机制是紫外线辐射的增加会破坏核糖核酸(DNA)，以改变遗传信息及破坏蛋白质。除了影响人类健康和生态外，因臭氧减少而造成的紫外辐射增多还会造成对工业生产的影响，如使塑料及其他高分子聚合物加速老化。

3. 酸雨

被大气中存在的酸性气体污染，pH 小于 5.65 的降水叫酸雨。近代工业革命，从蒸汽机开始，锅炉烧煤，产生蒸汽，推动机器。而后火力电厂星罗齐布，燃煤数量日益猛增。遗憾的是，煤约含 1‰ 杂质硫，在燃烧中会排放酸性气体 SO_2。燃烧产生的高温尚能促使助燃的空气发生部分化学变化，氧气与氮气化合，也排放酸性气体 NO_x。它们在高空中为雨雪冲刷，溶解，成为了酸雨。这些酸性气体成为雨水中杂质硫酸根、硝酸根和铵离子。1872 年英国科学家史密斯分析了伦顿市雨水成分，发现它呈酸性，且农村雨水中含碳酸铵，酸性不大；郊区雨水含硫酸铵，略呈酸性；市区雨水含硫酸或酸性的硫酸盐，呈酸性。于是史密斯首先在他的著作《空气和降雨：化学气候学的开端》中提出"酸雨"这一专有名词。

弱酸性降水可溶解地面中矿物质，供植物吸收。如酸度过高，pH 降到 5.6 以下时，就会产生严重危害。它可以直接使大片森林死亡，农作物枯萎；也会抑制土壤中有机物的分解和氮的固定，淋洗与土壤离子结合的钙、镁、钾等营养元素，使土壤贫瘠化；还可使湖泊、河流酸化，并溶解土壤和水体底泥中的重金属进入水中，毒害鱼类；加速建筑物和文物古迹的腐蚀和风化过程；可能危及人体健康。

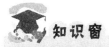 知识窗

世卫组织关于气候变化和卫生规划活动

▲ **领导和宣传**

世卫组织关于保护健康不受气候变化影响的战略

世卫组织目前正在制定一项全球战略即为保护健康不受气候变化影响而进行国际应对的策略。这项工作由世卫组织及卫生部门中的伙伴们领导进行，并将与联合国和其他伙伴机构的努力协调一致。

世卫组织在联合国应对气候变化工作中的作用

卫生界在保护人类健康和幸福不受气候变化影响方面具有明确的作用。世卫组织在国际上代表卫生界，并通过向《联合国气候变化框架公约》缔约方会议提供卫生专门知识，参与《联合国气候变化框架公约》关于影响、脆弱性和适应工作的内罗毕工作方案，

以及与世界气象组织、联合国环境规划署和联合国开发计划署等其他专门机构一起就能力建设和实施方面的项目共同开展工作来促进整个联合国系统的全面应对行动。

▲ **指导有益健康的发展**

积极防止气候变化和促进公共卫生

影响气候变化的许多决定也直接牵涉人类健康。世卫组织正在努力强调"双赢"的情况,使可持续发展方案通过,比如减少室外和室内空气污染等途径,既能减少我们人类对全球气候的影响,同时又能改善公共卫生。

▲ **加强卫生系统**

卫生和气候变化问题区域讲习班

自2000年以来,世卫组织召集各部门政府伙伴参加了9次讲习班,促使了解气候变化的影响,并就评估和处理气候对健康的风险交流经验。这组讲习班尤其侧重于世卫组织区域内对气候敏感的脆弱国家。每个讲习班都是一个重要论坛,不只能提高认识,而且能从会员国那里获得对付气候变化造成的其他健康风险的办法。各国由此得以了解和评估其国家和地区的健康脆弱性并确定其能力建设、信息和资源方面的强项与需要。这为未来的保护行动奠定了坚实的基础。

试行关于健康和气候适应的全球环境基金项目

世卫组织正在与联合国开发计划署合作,致力于一个由全球环境基金资助的新项目,目的是要在不断变化和更加无常的气候下试行保护健康的措施。这一项目目前正在全世界七个国家展开,显示出各种健康气候条件下的各种脆弱性。

▲ **建立伙伴关系以促进实施工作**

保护健康不受气候变化影响需要建立一个广泛的伙伴关系,以卫生界为核心,但同时要联系其他行动者。世卫组织各区域和国家办事处保证了与会员国的卫生部门的密切联系,它们是抵御气候变化和气候反复无常所导致的健康影响的第一道防线。该规划还与卫生研究组织以及参与减缓和适应气候变化工作的联合国机构和其他国际和国家机构保持长期合作。

▲ **关于行动的证据和信息**

世卫组织于1990年开始公布报告,陈述和评价关于气候变化和气候反复无常所导致的健康风险的证据。该工作现越来越注重向最脆弱的国家提供这方面信息,进行健康脆弱性评估,并结合其各自的国情确定和支持公共卫生保护措施。

▲ **监测和评价**

随着各国开始采取行动保护健康不受气候变化的影响,监测和评价各项规划变得日益重要,以便确保这些规划既有效又及时。世卫组织承诺要制定监测和评价框架,其中既包含进程的衡量标准,如是否成功地提高了对气候敏感型疾病的干预措施的认识或覆盖率,也包含成功改善人群健康方面的结果。这些应被纳入基本的卫生监测系统,并应与用于衡量其他部门在对付气候变化和实现可持续发展目标方面成功情况的系统协调一致。

资料来源:http://www.who.int/globalchange/climate/activities/zh/print.html

3.6 大气卫生的防护措施

大气污染源、污染物以及大气污染的危害等都具有多样性,因此,必须多种手段并行,才能从根本上解决大气污染的问题。在符合自然规律的前提下,运用社会、经济、技术多种手段对大气污染进行从源头到末端的综合防治,并结合大气的自净能力,这样才能达到人与大气环境的和谐。

3.6.1 我国的大气卫生标准

大气卫生标准是大气中有害物质的法定最高限值。它是防止大气污染、保护居民健康,评价大气污染程度,制订大气防护措施的法定依据。由于大气污染影响范围广泛,接触的人群几乎包括了所有生活在该地区的人群,尤其包括老、弱、病、幼、孕、敏感体质等体弱人群,而且都是长期、昼夜的持续接触,因此,大气的卫生标准要比生产车间空气的卫生标准制订得更为严格,空气质量要求更高。

大气中有害物质的浓度受生产周期、气象条件等因素的影响。各种有害物质对机体产生的有害作用类型也各不相同。因此,我国的大气卫生标准规定了两种浓度的最高容许值,即日平均最高容许浓度和一次最高容许浓度。一次最高容许浓度是指任何一次短时间采样测定结果的最高容许值。有些物质能使人或动植物在短期内(瞬间或20分钟内)出现刺激、过敏或中毒等急性危害,则该物质必须制订一次最高容许浓度,这是确保接触者在短期内吸入该物不至于产生上述任何一种急性危害的上限值。日平均最高容许浓度是指任何一天内多次测定的平均浓度的最高容许值。对一些有慢性作用的物质都应制订此值,亦即经过长时间(数月、数年)的持续作用也不致引起最敏感对象发生慢性中毒或蓄积现象以及远期效应的日平均上限值,在任何24小时内均不应超过,以达到防止污染物慢性和潜在性危害的目的。有些物质既能产生急性危害,又能产生慢性危害,则两种最高容许值都应制定。

我国1982年发布的《大气环境质量标准》对总悬浮颗粒物、飘尘、SO_2、NO_x、CO、光化学氧化剂（O_3）制订了浓度限值。1987年和1989年分别修订了《工业企业设计卫生标准》中大气铅的和飘尘的卫生标准。1996年修订了《大气环境质量标准》，修订后名称改为《环境空气质量标准》（GB 3095—1996），见表3-2。在原有的6种污染物限值的基础上，增加了NO_2、铅、B(a)P、氟化物的浓度限值，并将飘尘改为可吸入颗粒物，光化学氧化剂改为O_3。

表3-2　环境空气质量标准（ambient air quality standard）（GB 3095—1996）

污染物名称	取值时间	浓度限值 一级标准	浓度限值 二级标准	浓度限值 三级标准	浓度单位
二氧化硫（SO_2）	年平均 日平均 1小时平均	0.02 0.05 0.15	0.06 0.15 0.50	0.10 0.25 0.70	mg/m^3 （标准状态）
总悬浮颗粒物（TSP）	年平均 日平均	0.08 0.12	0.20 0.30	0.30 0.50	
可吸入颗粒物（PM_{10}）	年平均 日平均	0.04 0.05	0.10 0.15	0.15 0.25	
二氧化氮（NO_2）	年平均 日平均 1小时平均	0.04 0.08 0.12	0.08 0.12 0.24	0.08 0.12 0.24	
一氧化碳（CO）	日平均 1小时平均	4.00 10.00	4.00 10.00	6.00 20.00	
臭氧（O_3）	1小时平均	0.16	0.20	0.20	
铅（Pb）	季平均 年平均		1.50 1.00		$\mu g/m^3$ （标准状态）
苯并(a)芘（B(a)P）	日平均		0.01		
氟化物（F）	日平均 1小时平均 月平均 植物生长季平均	 1.8[2] 1.2[2]	7[1] 20[1] 3.0[3] 2.0[3]		

注：[1] 适用于城市地区；[2] 适用于牧业区和以牧业为主的半农半牧区、蚕桑区；[3] 适用于农业和林业区

3.6.2　防护措施

1. 使用清洁能源，大力节约能耗

能源作为人类社会和经济发展的基本条件之一，历来为世界所瞩目。当前，煤炭、石

油和天然气是世界能源的三大支柱,构成了全球能源家族结构的基本框架。它们各自所占的比例为:石油40%,煤炭27%,天然气23%。

中国是世界上能源消耗最多的国家之一,也是世界上最大的燃煤消费国和二氧化碳排放大国之一。能源生产和消费是我国大气污染的主要来源。随着人们对环境与资源保护意识的提高,能源结构将会发生较大的改变。像天然气、水能、风能、太阳能等这样优质、高效、洁净的能源在21世纪将有长足的发展。

2. *发展清洁汽车,控制机动车尾气污染*

汽车排气主要来自发动机汽油燃烧,大力发展以电能、燃气等为燃料的清洁能源汽车,促进先进、高效的发动机及尾气净化装置的推广和使用,将会大大减少大气污染物。

清洁汽车是指低排放的燃气汽车、混合动力汽车、电动汽车以及通过采用多种技术手段大大降低排放污染的燃油汽车及其他代用燃料汽车。发展电动汽车、清洁燃料汽车及汽车环保技术对于合理利用我国资源,改善大气质量,培植汽车工业新的经济增长点,促进相关高新技术的发展等方面具有重大意义。

3. *改进生产工艺,加强末端治理,减少废气排放*

推行清洁能源与绿色交通从源头上减少了大气污染的产生。对于已经产生的污染,则需进行末端治理。对烟尘、硫氧化物和氮氧化物等主要大气污染物需要采用末端治理技术。如应用机械除尘器、静电除尘器、湿式洗涤除尘器和过滤式除尘器等除尘装置去除烟尘;大型工业企业要求燃料脱硫和安装烟气脱硫设施去除二氧化硫;氮氧化物是形成光化学烟雾的主要一次污染物,氮氧化物可以通过吸收法、非选择催化还原法和选择性催化还原法等去除。

4. *利用环境自净,完善城市绿化系统*

大气环境的自净有物理、化学作用和生物作用。合理利用大气自净能力,可以有效降低大气中污染物浓度,减少大气污染危害。

例如,以不同地区、不同高度的大气层的空气动力学和热力学的变化规律为依据,可以合理地确定不同地区的烟囱高度,使经烟囱排放的大气污染物能在大气中迅速扩散稀释。

植物在大气环境自净中具有重要作用,它具有美化环境、调节气候、抑制扬尘、截留粉尘,吸收大气中有害气体等功能,可以在大面积的范围内,长时间地连续净化大气。

尤其是大气中污染物影响范围广、浓度比较低的情况下,植物净化是行之有效的方法。在城市和工业区有计划地扩大绿地面积是具有长效能和多功能的大气污染综合防治措施。

案例

广西柳州 13 年酸雨之痛：每年损失几十亿元

建国后,柳州就成为中国在西南的一个重要工业基地,汽车、机械、冶金是该市的三大支柱产业。2007 年柳州市人均 GDP 为 20 360 元,是广西第一个人均 GDP 超过 2 万元的城市,创造了全广西 1/5 的财政收入,1/4 的工业产值。20 世纪 70 年代末,当地环保人员最先发现酸雨。几年后,酸雨已成了柳州的"常客"——当地一份监测数据显示,从 1985 年到 1995 年,柳州市酸雨频率最高曾达 98.5%,被列为全国四大酸雨城市之一。

由于历史原因,柳州形成了"企业在城中,城在企业中"的布局,这些企业又在城市的主导风向轴线上,加上柳州本身是一个盆地,常年静风频率高,位于城市北部上风处的几家大型重化企业大量排放的二氧化硫等废气难以散去,成了城市雨"酸"的主要原因。

酸雨最大的危害是造成大量民用设施腐蚀。建国前建成的柳江铁路大桥在 20 世纪 80 年代以前,每 4~5 年才进行一次防锈处理,而到了 80 年代中期,每年都要进行彻底的防锈处理。而企业每年都要花费巨资投放到露天设备的保养上。农业同样也深受其害——柳州市郊农民种的葡萄、水果,遇雨就掉果,只有种植,不见收成。绿油油的蔬菜雨后马上弯枯,菜农不得不在雨后挑水冲洗。据柳州官方估算,20 世纪 80~90 年代,酸雨给柳州造成的损失每年高达几十亿元。

1991 年,国家环保局把柳州列为治理酸雨的重点城市。1996 年,柳州出台 40 项酸雨污染控制措施。1997 年,柳州率先实施二氧化硫总量控制和排污许可制度。现在,柳州利用先进的污染源在线监控仪,对重点污染源排放实施全天候监控。

柳州企业纷纷投入大量资金提升环保水平。过去 5 年,柳钢投入 13 亿元环保技改,废渣用做特种水泥,废气和余热用来发电,工业废水基本实现"零排放",每年由此创造的效益达到 10 亿元。

柳钢集团基本上淘汰了 2000 年以前的设备。柳工、五菱汽车、东风柳汽、两面针、欧维姆等重点企业逐渐实现了产品和生产设备的更新换代,掌握了一批核心技术,拥有了具有完全自主知识产权的自主品牌。

已在柳州市绝迹多年的鹭鸶、白鹭等候鸟如今又飞回来了。2007 年,柳州实现了经济发展与环境保护的"双赢"——空气质量 20 年来最好、柳江成为广西水质最好的内陆河。今年一季度,国家 113 个环保重点城市优良天数比例提高较快的城市中,柳州市列第9位。如今到柳州出差、旅游的外地客,会对柳州整座城市的环境大加赞赏,碧绿的柳江宛如一条玉带蜿蜒穿城而过,山水秀美的工业城市得以重见碧水蓝天。

2008年7月,柳州市委、市政府发出"二次创业"号召,用3年时间实现由传统生产型城市向现代宜居城市转型。汽车、冶金、机械、化工、有色金属5大支柱产业正在逐步形成,为城市转型注入了强劲的动力。

资料来源:《新民报》,2008-12-6

思考与讨论

1. 结合所学内容和资料,回答什么是不利气象条件。
2. 什么是大气污染?论述大气污染对健康有何危害?
3. 二氧化硫、氮氧化物、一氧化碳和光化学烟雾对人体健康有什么危害?
4. 臭氧层破坏有哪些影响?
5. 什么是温室效应?引起全球"温室效应"的主要气体有哪些?"温室效应"对人类的影响是什么?

参考文献

[1] 周宜开.环境医学概论[M].北京:科学出版社,2006.
[2] 贾振邦.环境与健康[M].北京:北京大学出版社,2008.
[3] 杨克敌.环境卫生学[M].北京:人民卫生出版社,2004.
[4] 左玉辉.环境学[M].北京:高等教育出版社,2002.
[5] 中华人民共和国环境保护部:http://www.zhb.gov.cn/tech/hjjc/xcd/200604/t20060421_76042.htm.
[6] 常州花园中学生命教育网:http://www.czhyzx.com/shengming/huanjing/ShowArticle.asp?ArticleID=37.
[7] 胡一鹏,罗辉霞,雍慧.影响区域大气环境污染因子及预测方法初探[J].湖北生态工程职业技术学院学报,2006,4(3):16—17.
[8] "大气污染对人体健康的危害".广州科普网.http://kepu.gzst.net.cn/d16734.aspx.
[9] http://baike.baidu.com/view/3198.html?wtp=tt.
[10] http://baike.baidu.com/view/131595.htm.
[11] http://baike.baidu.com/view/2741.htm.
[12] http://www.who.int/mediacentre/factsheets/fs315/zh/index.html
[13] http://news.xinhuanet.com/ziliao/2003-04/07/content_819106_1.htm
[14] http://www.who.int/globalchange/climate/activities/zh/print.html
[15] http://baike.baidu.com/view/107103.htm

第4章 室内空气污染与健康

全世界有半数以上人口依靠家畜粪、木柴、庄稼秸秆或煤来满足其最基本的能源需求。用此类固体燃料在明火或没有烟囱的开放炉灶上做饭和取暖导致室内空气污染,每年室内空气污染造成160万人死亡,即每20秒就有1人死亡。因此,使用产生污染的燃料对发展中国家贫穷家庭的健康造成严重负担。根据国际能源机构2004年评估,依靠木柴、家畜粪和农作物残留物等生物质燃料做饭和取暖的人数将继续增加。

随着现代工农业的发展,目前,空气污染日益严重。现代人有90%的时间生活和工作在室内,因此室内空气污染是人们接触空气污染物总量的重要来源,室内空气污染是关系人们身体健康的重要问题。

我们所指的"室内"主要是指居室内。广义上讲也包括办公室、会议室、教室、医院等室内环境和旅馆、影剧院、图书馆、商店、体育馆、健身房、舞厅、候车室(飞机、火车、汽车、电车、地下铁道)等各种室内公共场所以及飞机、火车、汽车等交通工具内。另外还包括室内的工作场所和生产场所。因此室内空气污染是指人们接触的所有室内场所的空气污染,不仅仅指人们居住场所的空气污染。

专家们已较早地认识到了大气污染会影响人体健康。20世纪中期,逐渐认识到室内空气污染有时比室外更严重。因为室内空气污染物的种类更多,污染源更广泛,影响因素也很复杂,对人体健康造成的危害也是多方面的。近些年来,人们更加意识到研究室内空气质量的重要性和迫切性,其主要原因有以下三点:

(1) 室内环境是人们接触最频繁、最密切的外环境之一。人们约有80%以上的时间是在室内度过的,与室内空气污染物的接触时间多于室外。因此,室内空气质量的优劣能够直接关系到每个人的健康。尤其是老、弱、病、残、幼、孕等体弱人群,在室内活动的时间更长,室内空气的质量则对他们更为重要。

(2) 室内污染物的来源和种类日趋增多。由于人们生活水平的提高,家用燃料的消耗量、食用油的使用量、烹调菜肴的种类和数量等都在不断增加;随着化工产品的增多,大量的会发出有害物质的各种建筑材料、装饰材料、人造板家具等民用化工产品进入室内。因此,人们在室内接触有害物质的种类和数量比以往明显增多。据统计,至今已发现室内空气污染物约有300多种。

(3) 建筑物密闭程度的增加,使得室内污染物不易扩散,增加了室内人群与污染物的接触机会。随着世界能源的日趋紧张,包括发达国家在内的许多国家都十分重视节约能源。许多建筑物都被设计和建造的非常密闭，以防室外的过冷或过热空气影响了室内的适宜温度。使用空调的房间也尽量减少新风量的进入以节省耗电量。因此，严重影响了室内的通风换气。室内的污染物不能及时排出室外，在室内造成大量聚积，而室外的氧气也不能正常进入室内，造成室内氧气含量偏低，这些都会严重影响室内人群的健康。

至今，室内空气污染问题已经成为许多国家极为关注的环境问题之一，室内空气质量的研究已经成为环境科学领域内一个新的重要的组成部分。国际性的专业学术会议已经举行过多次，联合国世界卫生组织对此也极为关注和支持。

4.1 室内空气污染的来源及主要污染物

4.1.1 室内空气污染的主要来源

室内环境污染的来源很多。对于环境卫生工作者来说，掌握其各种来源是十分必要的。只有准确了解各种污染物的来源、形成原因以及进入室内的各种渠道，才能更有针对性地、更有效地采取相应措施，切断接触途径，真正达到预防的目的。

根据各种污染物形成的原因和进入室内的不同渠道，目前认为主要来源为以下几个方面。

1. 室外来源

这类污染物原本存在于室外环境中或其他室内环境中，一旦遇到机会，则可通过门窗、孔隙或其他管道缝隙等途径，进入室内。其具体来源如下：

(1) 大气

大气中很多污染物均可通过上述途径进入室内。主要污染物有二氧化硫、氮氧化物、氯气、烟雾、油雾、氨、硫化氢、花粉等。这类污染物主要来自工业企业、交通运输工具、花草树木以及住宅周围的各种小锅炉、小煤炉、垃圾堆、臭水坑等多种污染源。

(2) 房基地

有的房基地的地层中含有某些可逸出或挥发性有害物质，这些有害物可通过地基的缝隙进入室内。这些有害物质的来源主要有三类，一是地层中固有的，例如氡及其子体；二是地基在建房前已遭受工农业生产废弃物的污染而没有得到彻底清理即盖建房屋，例如某些农药、化工染料、汞等；三是该房屋原已受污染，原使用者迁出后未予以彻底清理，使后迁入者遭受危害。

(3) 质量不合格的生活用水

这类用水往往用于室内淋浴、冷却空调、加湿空气等方面，以喷雾形式进入室内。水中可能存在的致病菌或化学污染物可随着水雾喷入室内空气中,例如军团菌、苯、机油等。

(4) 人为带进室内

例如人为地将工作服带入家中,使工作环境中的污染物转入居室内。例如苯、铅、石棉等。

(5) 从邻居家传来

例如在院内拍打含有铍尘的工作服,能引起"邻居铍肺"。又如某仓库使用磷化氢熏蒸杀虫,造成隔壁数人中毒,其中两人死亡。再如由于楼房内的厨房排烟道受堵,下层厨房排出的烟气进入上层住户厨房内,造成上层住户急性一氧化碳中毒。

2. 室内来源

(1) 燃料

居民做饭、取暖所用燃料的燃烧产物是室内空气污染的重要来源。全世界95%以上的能源来自矿物燃料,如煤、石油、天然气。在城市民用燃料中,煤、天然气占很大比例,是最主要的能源。煤主要是以碳、氢两种元素组成,其中尚含有不同量的无机元素。当煤完全燃烧时(高温氧化)生成二氧化碳、水蒸气并释放出大量的热,而受温度、煤质等因素的影响,以至很多情况下煤不完全燃烧产生大量的煤烟、二氧化硫、氮氧化物、一氧化碳等污染物。而天然气比煤容易燃烧完全,污染比煤相对要小得多。由于城市居民厨房面积小、排风设备不好,因此室内空气污染也常常超出国家相应标准。特别是在冬季由于门窗紧闭,空气流通不好,室内空气污染物浓度相对会升高,从而对人的身体健康产生危害,如果长期处在室内高浓度污染空气的状态下,会诱发呼吸系统疾病。

(2) 人的活动

吸烟是社会的一大公害,也是室内空气污染的重要来源。吸烟者直接吸入烟雾的10%,90%的烟雾弥散在空气中被周围人被动吸入。烟草的烟雾成分复杂,其中有不少物质具有致癌性,如尼古丁、丙烯醛和其他多环芳烃等,严重危害人体健康。长期处于烟雾污染状态中的妇女和儿童更容易患呼吸道疾病,而且患肺癌的可能性也会比其他人群增加30%~50%。

人在室内活动,通过呼吸道、汗腺也可排出大量的污染物,从事接触有害物质工作的人可从其呼吸道、皮肤向室内排放各种有害工业物质。一般不接触有害物质的人呼出气体中还有大量二氧化碳、有机化合物等气体,因此,当室内房间人数过多时,人们会感到头晕、恶心、疲倦,甚至休克。

浴室、厕所、地毯、空调等地方是细菌微生物大量繁殖的场所,众多细菌、病毒可造成室内微生物污染,引起过敏、呕吐甚至传染病。

（3）建筑材料

一些建筑材料中含有放射性物质，其中最常见的来自自然界的氡辐射污染。氡气是一种无色、无味放射性惰性气体，由放射性铀蜕变而成。氡主要来自土壤和岩石，室内氡污染主要有两个来源，一是建筑物地基和建筑材料，二是居室内使用的装饰石材。

室内氡的污染受房屋位置、建筑材料、通风情况的影响。一般地下室和建筑物一层的氡浓度较高。长期受氡产生的射线照射易使人患气管癌和肺癌，接触皮肤可使皮肤癌发病率升高。室内氨污染主要来自建筑施工中使用的混凝土外加剂，这些含有大量氨类物质的外加剂会随着温度、湿度等环境因素的变化而从墙体中缓慢释放出氨气。氨会刺激呼吸道系统和感官系统，可引起咽痛、头晕、恶心等症状。

（4）装饰材料

装修这个词在人们工作和生活中常常被提及，无论是办公室、新房，还是许多公共场所都要装修，室内装饰材料的大量应用使室内各种有害物质种类（见表4-1）不断增加，浓度逐渐升高，其中不少物质具有较强的毒性和致癌性。

表4-1 装潢材料中的有机物

材 料	产品释放出的主要有机化合物
腻子胶	丁酮、丙酸丁酯、2-丁氧基乙醇、丁醇、苯、甲苯
地板胶	壬烷、癸烷、十一碳烷、二甲基辛烷、2-甲基壬烷、二甲基苯
刨花胶合板	甲醛、丙酮、乙醛、丙醇、丁酮、苯甲醛、苯
乳胶涂料	2-丙酮、丁酮、乙基苯、丙苯、1,1-羟基双丁烷、丙酸丁酯、甲苯
亮漆	三甲基戊烷、二甲基已烷、三甲基已烷、三甲基庚烷、乙基苯、1,8-萜二烯
聚氨酯地板抛光剂	癸烷、十一碳烷、丁酮、乙基苯、二甲基苯

人造板材和木质家具等胶粘制品中可释放出甲醛，甲醛是一种无色强烈刺激性气味的气体，甲醛易溶于水，可引起皮肤、口腔粘膜的刺激和过敏反应。长期接触低浓度甲醛气体，可出现头痛、头晕、乏力等症状，浓度较高时，对粘膜、上呼吸道、眼睛具有强烈刺激性，对神经系统、肝脏等产生危害。

一些油漆、涂料常含有甲苯、二甲苯等苯系污染物，苯具有芳香气味，易被人们忽视，但苯对人体的危害也极大，一般苯的毒性是通过新陈代谢产生的，对人的神经系统和血液系统具有毒害作用，在高浓度状态下，人可能在短时间内出现头痛、恶心、呕吐等症状，重者中毒而死，长期吸入会导致血液系统疾病，严重影响人的身体健康。

（5）花卉污染

养殖花卉会美化环境，但不是所有的花卉都适合室内养殖，有些花卉对人身体有害，如含羞草内的含草碱会引起人的毛发脱落。室内养殖花卉太多也会导致氧气减少而二氧化碳增多。

(6) 室内生物性污染

由于建筑物的密闭,使室内小气候更加稳定,温度更适宜,湿度更湿润,通风极差,这种密闭环境很容易孳生尘螨、真菌等生物性变态反应源,还能促使生物性有机物(例如农副产品、秸秆柴草、生活污水、有机垃圾等)在微生物作用下产生很多有害气体,常见的有二氧化碳、氨气、硫化氢等。

(7) 家用电器的电磁辐射

近年来,电视机、组合音响、微波炉、电热毯等多种家用电热器进入室内,导致人们接触电磁辐射的机会增多。由此产生的健康影响已开始在国内外进行研究,报道结果尚不一致。最令人关注的是认为微波能引起畸胎和肿瘤,而电热毯能引起孕妇早期流产和男性精子畸形。这些均在深入开展研究。

(8) 光电反应产物

例如紫外灯照射产生臭氧等。

室内有害因素的来源是十分广泛的,以上所述的仅是几个主要的来源,而且一种污染物也可以有多种污染来源、同一个污染源也可产生多种污染物。因此,不仅对室内空气质量的重要性应予以高度重视,而且对开展这方面研究的复杂性和艰巨性也应有足够的估计。

室内污染物浓度的高低,除了与产生的数量有关以外,还与污染物进入室内空气后受到的环境影响,以及污染物自身的理化特性有关。例如建筑物密闭程度、室内小气候状况、空调系统的性能、污染物氧化还原性能等因素,均能影响其室内浓度。因此,室内污染物的聚积量可概括表示为:

室内污染物聚积量=室外进入量+室内生产量-排出室外量-室内消降量

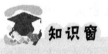
知识窗

室内空气质量标准(GB/T 18883-2002)

序号	参数类别	参数	单位	标准值	备注
1	物理性	温度	℃	22~28	夏季空调
				16~24	冬季采暖
2		相对湿度	%	40~80	夏季空调
				30~60	冬季采暖
3		空气流速	m/s	0.3	夏季空调
				0.2	冬季采暖
4		新风量	m³/(h·人)	30[①]	

续表

序号	参数类别	参数	单位	标准值	备注
5	化学性	二氧化硫(SO_2)	mg/m^3	0.50	1h均值
6	化学性	二氧化氮(NO_2)	mg/m^3	0.24	1h均值
7	化学性	一氧化碳(CO)	mg/m^3	10	1h均值
8	化学性	二氧化碳(CO_2)	%	0.10	日平均值
9	化学性	氨(NH_3)	mg/m^3	0.20	1h均值
10	化学性	臭氧(O_3)	mg/m^3	0.16	1h均值
11	化学性	甲醛(HCHO)	mg/m^3	0.10	1h均值
12	化学性	苯(C_6H_6)	mg/m^3	0.11	1h均值
13	化学性	甲苯(C_7H_8)	mg/m^3	0.20	1h均值
14	化学性	二甲苯(C_8H_{10})	mg/m^3	0.20	1h均值
15	化学性	苯并(a)芘(B(a)P)	ng/m^3	1.0	日平均值
16	化学性	可吸入颗粒(PM_{10})	mg/m^3	0.15	日平均值
17	化学性	总挥发性有机物(TVOC)	mg/m^3	0.60	8h均值
18	生物性	菌落总数	cfu/m^3	2500	依据仪器定[2]
19	放射性	氡(^{222}Rn)	Bq/m^3	400	年平均值(行动水平[3])

① 新风量要求小于标准值,除温度、相对湿度外的其他参数要求不大于标准值。
② 见室内空气中菌落总数检验方法。
③ 行动水平即达到此水平建议采取干预行动以降低室内氡浓度。

4.1.2 室内空气污染的主要污染物的种类、性状及主要危害

室内空气污染物的来源较多见表 4-2,根据室内空气污染物的种类和性质可分为以下三类:

1. 可吸入颗粒物。如烟雾、粉尘、花粉。

室内可吸入颗粒物大部分被阻挡在上呼吸道,部分颗粒物能穿过咽喉部进入下呼吸道,沉积在肺泡内,影响人体免疫力。

2. 有害气体。如燃料产生的一氧化碳、二氧化硫、氮氧化物,还有一些有机有害气体,如甲醛和苯系物。

(1) 氡。氡是一种放射性惰性气体,无色无味,主要来源于室内地基土壤中和建筑装修材料,装修材料中析出的氡是对人体造成辐射危害的主要来源。若氡衰变过程中释放的α粒子通过呼吸进入人体,则会破坏细胞组织的DNA,从而诱发癌症。

室内的氡主要来自两大方面:一是由于房屋的地基土壤内含有镭,一旦衰变成氡,

即可通过地基或建筑物的缝隙、建筑材料结合处、管道入室部位的松动处逸入室内;也可以从下水道的破损处进入管内再逸入室内。另一个来源是从含镭的建筑材料中衰变而来。如果石块、花岗岩、粘土、石煤渣、砖瓦、墙壁、地面、水泥以及再生砖瓦、再生水泥等材料中含有镭,一旦这些材料用于地基、墙壁、地面、屋顶等的建造,衰变出来的氡即可逸入室内。

表4-2　室内环境污染物

类型	主要物质
化学性污染物	主要包括氨、臭氧、氮氧化物、硫氧化物、碳氧化物等无机污染物及甲醛、苯系物、挥发性有机物、苯并(a)芘(B(a)P)等有机物
放射性污染物	主要是来自混凝土和天然石材等释放的氡气和 α、β、γ 射线
物理性污染物	包括噪声、室内光线不足或过亮、温湿度过高或过低以及粉尘、颗粒物等污染
生物性污染物	包括细菌、真菌、病毒和尘螨等,主要来源于空气中微生物气溶胶,动、植物的生产,人群活动

相关医学知识

氡与癌症

氡是一种自然产生的放射性惰性气体,它无色、无味、无臭。它产生于铀衰变链中的镭,而铀是世界各地所有岩石和土壤中都能找到的一种元素,含量各不相同。氡气很容易从地下释放到空气中并通过称为氡子核的短命衰变产物分解。短命的子核在衰变时发射出称为 α 粒子的强致电离辐射,这些粒子可带电并附着于我们所呼吸空气中的浮质、灰尘及其他粒子。结果,氡子核可堆积在呼吸道壁层的细胞上,而 α 粒子可破坏 DNA 并有可能引起肺癌。

鉴于在空气中的稀释,室外的氡水平通常很低。饮用水中也可找到氡,浓度取决于水源,有时可造成危害。室内的氡水平较高,而且在矿山、岩洞和水处理设施等地方可找到更高浓度的氡。在诸如矿工等人身上发现有健康影响。但是,在诸如正常的楼房等地发现并有大量人口接触的较低浓度也造成健康危害。对多数人而言,接触最多的氡来自家中。

家中氡的浓度取决于地基的岩石和泥土中产生氡的铀含量、它进入家中的现有通道以及室内外空气交换的速度。氡气通过水泥地面和墙壁连接处的裂缝、地面的缝隙、空心砖墙上的小洞以及污水坑和下水道等进入室内。因此，氡水平在地下室、地窖或与泥土接触的其他结构区通常较高。

室内外空气的交换取决于房屋的构造、居住者的通风习惯以及窗户的密封程度。相互直接邻近房屋中的氡浓度可有很大差异。家中氡的浓度随一年中的不同时间，每天及每小时都可有所不同。鉴于这种起伏，估算室内空气中氡的年平均浓度需要对氡的平均浓度至少进行三个月（最好更长些）的可靠测定。短期测定氡仅提供有限的信息。

氡的健康影响

大量接触氡的主要健康危害是肺癌风险加大。对铀矿工人进行的许多研究证实了这一点。根据这些研究，国际癌症研究机构（世卫组织专门从事癌症工作的机构）以及美国国家毒理学规划把氡分类为一种人类致癌物质。科学家还在调查家中及其他地方的氡水平对健康是否造成显著危害。这些研究现已完成，对欧洲、北美和中国重点研究项目的汇总分析已确认家中的氡在世界范围内显著促成肺癌的发生。据最近估计，有6%~15%的肺癌是氡造成的。汇总的研究对风险估计值的意见都一致。

据最近对欧洲重点研究的汇总分析估计，氡浓度每升高100 Bq/m^3，肺癌风险就增加16%。剂量反应关系似乎是直线的，没有证据表明有极限。这意味着肺癌风险与氡接触量的增加成正比上升。

同一项研究的结果显示，当非吸烟者接触浓度为0、100和400 Bq/m^3的氡时，到75岁时的相应癌症风险约为0.04%、0.05%和0.07%。但是对吸烟者，肺病风险高约25倍，即相应地达到1%、1.2%和1.6%。氡引起的大多数肺癌病例发生在吸烟者中。

处理家中的氡

可通过若干方法降低室内空气中的氡水平，包括密封地面和墙壁上的裂纹以及增加建筑物的通风量。有五种主要方法可减少房屋内氡的积累量：① 改善房屋的通风并避免氡从地下室进入生活用房；② 加强地板下的通风；③ 在地下室安装氡蓄贮系统；④ 密封地面和墙壁；⑤ 安装正压或正供通风系统。

在建造新房屋时，尤其是在氡含量较高的地区，应考虑到氡安全问题。在欧洲和美国，新建筑物中包括防护措施已成为有些建筑商的常规，而且在有些国家已成为一种强制性程序。无源的缓解系统已显示有能力使室内氡的水平降低多达50%。当增加氡换气扇时（有源系统），可进一步降低氡的水平。

世卫组织对氡正在采取的行动

最近对接触氡的人们进行的研究已证实，家中的氡是一种严重的健康危害，但很容易缓解。因此,世卫组织建立了国际氡项目,由20多个国家形成一个伙伴网络以确认和促进可减轻氡对健康影响的规划。项目的首次会议于2005年1月在日内瓦举行,以便制定战略解决这一重要卫生问题。项目的主要目标是:

确认减轻氡对健康影响的有效战略;

向国家宣传可靠的政策方案、防范和缓解规划;

提高关于接触氡后果的大众认识;

提高提供住房抵押贷款的金融机构关于高水平的氡对财产价值可能影响的认识;

监测和定期审查缓解措施以确保其有效性;

估计接触住宅中氡的全球健康影响并从而使资源能够有效地调拨用于减轻氡的健康影响;

创建住宅中氡接触情况的全球数据库(包括地图)。

国际氡项目将发布关于减少氡风险的具体建议,专门针对:

在建造时安装缓解装置,而不是在以后再安装;

在国家建筑守则中纳入氡防范和控制措施;在出售现有住宅时对氡进行测试并检查现有的无源/有源系统;

针对中度和低度氡接触水平设计的控制措施,因为这种水平造成氡的肺癌;

吸烟在减少氡风险规划中的作用,目的是实现健康室内空气的整体目标;

使用自愿准则和可强制执行的规定;

在需要获得支持以便实施对氡健康危害有效防护的情况下,协助减少氡行动的财政支持。

国际项目将提供关于氡控制措施。以科学为基础的可靠信息并研究其他可选措施的成本效益。该项目还将提供世界范围内因接触氡引起肺癌的估计数字,可用于强调该问题在全球的规模。

资料来源:世界卫生组织 http://www.who.int/mediacentre/factsheets/fs291/zh/index.html

(2) 室内甲醛主要来自装修材料及家具、吸烟、燃料燃烧和烹饪。在室内装修和家具粘合过程中大量使用以甲醛为主要材料的脲醛树脂(UF),甲醛在室内大量挥发,甲醛含量高于不用脲醛树脂进行装修的几倍到几十倍。长期低剂量接触甲醛,可降低机体免疫水平,引起神经衰弱,出现嗜睡、记忆力减退等症状,严重者可出现精神抑郁症。呼吸道长期受到刺激后,可引起肺功能下降。

(3) 苯是一种无色、具有特殊芳香气味的液体。长期吸入苯能导致再生障碍性贫血。

(4) 挥发性有机化合物(VOCs)是一大类重要的室内空气污染物,这类污染物主要来源于室内装修过程使用的产品,包括装饰材料、胶黏剂、涂料、空气清新剂等。近年研究表明,在已确认的900多种室内化学物质和生物性物质中,VOCs至少有350种以上($1\mu L/m$),其中20多种为致癌物或致突变物,如苯、甲苯能损伤造血系统,引起白血病。

(5) 氨气极易溶于水,对眼、喉、上呼吸道刺激性强,可引起喉炎、声音嘶哑、肺水肿血管疾病,长时间接触低浓度氨导致中枢神经紊乱。当浓度为2.5%时,可加重胸痛病人的症状。

(6) 当室内CO_2浓度达0.07%时,少数敏感的人就会感觉到不良气味,并产生不适感。CO_2浓度的高低可以用来表示室内空气清洁程度,以及通风换气是否良好,居室内CO_2浓度应保持在0.07%以下,最高不超过0.1%。

(7) 室内CO主要来源于吸烟、含碳燃料的不完全燃烧等。CO经呼吸道吸入,通过肺泡迅速弥散入血,约95%与红细胞内血红蛋白原卟啉Ⅳ的亚铁复合物紧密而可逆的结合,形成HbCO。少量的CO与血管外的血红素蛋白如肌红蛋白、细胞色素a、细胞色素P_{450}以及过氧化氢酶、过氧化物酶结合。CO与Hb的亲和力比O_2与Hb亲和力高240倍,其解离比氧合血红蛋白(HbO_2)慢3600倍,且HbCO的存在还影响HbO_2的正常解离,致使血液携氧能力下降,导致低氧症,引起组织缺氧。CO与肌红蛋白和细胞色素a等结合有可能损害线粒体功能,阻断电子传递链,延缓还原型烟酰胺嘌呤二核苷酸(NADH)的氧化,抑制组织呼吸。

中枢神经对缺氧最敏感,脑内三磷酸腺苷在完全无氧的情况下,10 min内即可耗尽。故缺氧可造成细胞毒性脑水肿、细胞间隙脑水肿、脑内微循环障碍,进一步加重组织缺氧。缺氧也可激活黄嘌呤氧化酶,生成大量氧自由基及花生四烯酸产物,造成组织损伤及血脑屏障功能障碍。因此,急性一氧化碳中毒如不及时纠正脑缺氧,可致恶性循环,造成严重脑水肿。临床上不仅出现严重的脑功能障碍,而且可以出现颅内压增高的现象,甚至形成脑疝,危及生命。

3. 生物性污染

生物污染物包括细菌、霉菌、病毒、动物皮屑及唾液、灰尘微粒及花粉等。其来源各异,生物污染物可以触发过敏反应(如过敏性肺炎、过敏性鼻炎及哮喘)及某些传染病。尤其是儿童、老人有呼吸问题、过敏及肺部疾病时,要特别确定是否是由室内空气中的生物污染引起。

(1) 军团菌属

军团菌属是革兰氏阴性对杆菌,需氧,其最适宜培养温度为35℃,pH为6.9~7.0。

该菌在自然界的抵抗力较强,广泛存在于土壤、水体中,也可存在于贮水槽、输水管道等供水系统中以及冷却塔、各种存水容器中。空气加湿器的水槽和吸氧装置的洗气瓶,如果不经常更换新鲜的清洁水,也可能生长这类细菌。该菌可通过淋浴喷头、各种喷雾设备、曝气装置等随水雾喷入室内空气中。人一旦吸入,轻则在体内产生血清学反应,重则引起军团菌病,简称军团病。

军团病潜伏期一般为2~10日,最短36小时,前驱症状为发热、不适、肌痛、头痛等,一天后出现寒战、高烧、咳嗽、胸痛,一周内出现实质性肺炎症状。年老者死亡率高,除肺部受损外,有时也可出现肺以外其他病患,如使肝脏、肾脏、心脏、神经系统等受损,出现多种临床症状,死亡率高。

(2) 尘螨

尘螨属于节肢动物,普遍存在于人类居住和工作的环境中,具有强烈的变态反应原性,可引起哮喘、过敏性鼻炎,荨麻疹等。不论是活螨虫还是其尸体,甚至是蜕皮,都具有极强的变态反应原性,是室内主要的生物型变态反应原。

尘螨的种类很多,室内最常见的是屋尘螨,而且尘螨易在空气不流通处生存,气流大时易死亡。

在我国寒冷地区,尤其在农村,为了保暖,门窗很少打开,也不经常清洗被褥,因此,极易孳生尘螨。

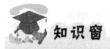 知识窗

不良建筑物综合征

不良建筑综合征(sick building syndrome,简称SBS),亦称为病态建筑物综合征,是近年来国外有关专家提出的某些建筑物内由于空气污染、空气交换率很低,以致在该建筑物内活动的人群产生了一系列自觉症状,而离开了该建筑物后,症状即可消退。这种建筑物被称为"不良(或病态)建筑物",产生的系列症状被称为"不良建筑综合征"。SBS的主要症状表现为:眼、鼻、咽、喉部位有刺激感,头疼,易疲劳,呼吸困难,皮肤刺激,嗜睡,哮喘等非特异症状。目前认为,SBS是多因素综合作用而成。除了污染和通风以为,还可能由于温度、湿度、采光、声响等舒适因素的失调,包括情绪等心理反应参与。

在国际上,和不良建筑综合征类似的术语还有:建筑物相关病(building-related illness,BRI)、密闭建筑物综合征(tight-related syndrome,TRS)、办公室病(office illness)等

等。他们常常在不同的文献中表达同一概念。

WHO 于 1982 年首次解释:"SBS 为在非工业区主诉具有急性非特异症候群(眼、鼻和咽刺激症、头疼、疲劳、全身不适)的建筑物室内活动者的频数增加的情况。这些症状在离开该建筑物之后能得到改善"

1989 年 WHO 又提出新的定义:"SBS 为一种对室内环境的反应,大多数室内活动者的反应不能归因于某一明确的因素,例如对已知污染物或不良通风系统的过渡暴露。这种症候群被假定为由若干暴露因素的多因素互相作用所引起,并涉及不同的反应机理"。

1991 年欧洲室内空气质量及其健康影响联合行动组织又重新划分了定义。

SBS:专指由受到影响的工作人员所主诉报告的,在工作期间所发生的非特异症状,包括粘膜和眼刺激症、咳嗽、胸闷、疲劳、头痛和不适。

BRI:专指特异性因素已经得到鉴定,具有一致的临床表现。这些特异的因素包括过敏原、感染原、特异的空气污染物和特定的环境条件(例如气温和相对湿度)

TRS:专指在新的、密闭的办公楼中发生的原因不明的症候群。

但上述欧洲室内空气质量及其健康影响联合行动组织的划分并没有被广泛接受。一方面众多的研究者仍然采用 WHO 于 1982 年发表的定义,另一方面有关专家呼吁出台"更好的 SBS 的定义"。

不良建筑综合征的症状:(1)眼睛、尤其是角膜、鼻粘膜及喉粘膜有刺激症状;(2)嘴唇等粘膜干燥;(3)皮肤经常生红斑、荨麻疹、湿疹等;(4)容易疲劳;(5)容易引起头疼和呼吸道感染症状;(6)经常有胸闷、窒息样的感觉;(7)经常产生原因不明的过敏症;(8)经常有眩晕、恶心、呕吐等感觉。

不良建筑综合征的防治:大部分病人在离开相应的室内环境后其症状常会迅速得到改善,只有少数病人在相应环境质量获得改善或到别的环境后症状仍然存在,一般无需治疗,也没有已知的后遗症,因此应尽量减轻病人的心理负担。

对建筑物的治理以室内质量评价情况为依据。主要有污染源的控制和提高通风系统的功能,尤应尽量使用低毒、低挥发性的建筑材料为主。通风系统的功能几乎总是影响因素,因此对其随需要而有所改进的效果显著而持久。其他因素如工作满意度或工作压力也不容忽视,否则不利于 SBS 的解决。

通风系统的改进或其他干预措施,不仅对病人及其同事有利,而且不会损失工作时间或造成其他损失。最常见的错误是采取提高空气质量的措施前花费大量的时间、精力和金钱去寻找病因。因为大部分情况下,环境测定通常显示污染物浓度处于可接受水平,所以尽管有明显的症状,却很难明确指出致病因素。

资料来源 http://baike.baidu.com/view/1443558.html?goodTagLemma

4.2　居室暴露水平与健康效应的评价

室内空气污染的研究主要包括两方面：暴露与健康。另外，需要研究两者之间的关系。

在讨论室内空气污染对健康的影响时，根据已知条件的不同，可以将其分为两种情况：一是已知暴露因素，研究其对健康的影响，研究者所做的工作大部分都是这种情况；二是出现健康异常状况，追究引起异常的暴露因素，此种状况属于探讨病因的研究。

1. 暴露

流行病学研究中，暴露这个术语是指研究对象的任何特征，或其接触的任何可能与其健康有关的因素。从广义上讲，它包括：可能引起生理效应的因素，如影响机体生长的食物；可以治病的因素或保护机体避免疾病的因素；与疾病或生理效应有联系的一些混杂因素，这些因素可导致暴露于可疑因素的开始或终止；可疑修饰其他因素引起的效应的因素；可以决定疾病结局的因素。

简言之，暴露通常指人群已暴露于某种被假定与某种疾病或与健康有关的因素，或具有某种对健康有决定意义的特征。

暴露可分为外暴露、内暴露与局部暴露。

(1) 外暴露

外暴露可以分为广义的外暴露和狭义的外暴露。广义的外暴露指实际存在于环境中有害因子的量，通常的环境监测即是测量这种暴露的。狭义的外暴露是指外环境中的暴露因子进入体内的量，即摄入。

(2) 内暴露

内暴露是指人体内的物质实际上被机体组织吸收的量，即吸收。通常摄入的污染物只是一部分被吸收，吸收量＝摄入量×吸收率。各种物质间有很大变异。在测量内暴露时，有时还要考虑器官的暴露。但流行病学研究通常不可能测定靶器官中有毒污染物的浓度，这时可通过生物材料的检测估计靶器官的暴露量。

(3) 局部暴露

空气污染物对集体的局部作用可分为刺激作用和穿透作用。

(1) 刺激作用：空气污染物对皮肤和粘膜的作用，如甲醛对眼粘膜的刺激，其作用大小取决于溶解性和渗透性。

(2) 穿透作用：有些理化因子能穿透皮肤，直接作用于机体的组织器官，如电离辐射。或经皮肤粘膜吸收，这取决于该物质的性质和皮肤的性质以及环境温度、湿度、皮肤健康状况等。

2. 暴露评价

由于居住环境空气污染物对人体健康影响的低剂量、长期、多途径以及联合作用等特点,决定了暴露评价的困难,在进行暴露测量时应考虑以下几点:

(1) 建立长期监测制度,积累资料,将回顾性研究变成前瞻性研究,并进行科学的设计、有严格的方法和完善的记录。

(2) 测量指标应多样,既要包括特殊的病因因子,还要考虑其他自然和社会因素。要根据每个人的各种暴露途径,计算暴露的总量。

(3) 分别计算个人的暴露时间,然后计算人群的暴露时间。

暴露的测量方法可分为询问调查、环境测量和生物测量。

3. 健康效应的评价

健康效应是指某种环境因素作用于机体后,引起机体一定的应答性反应。

对很多环境因素来说,都有一个从轻微生理或生化改变到严重的疾病甚至死亡的效应范围,剂量越大,效应越严重,这就是剂量—效应关系。个体暴露或群体暴露都可以建立剂量—效应关系。对个体而言,剂量—效应关系是指个体暴露剂量的大小与效应严重程度之间的关系;对群体而言,是指发生某种效应的平均暴露剂量与效应严重程度的关系。

剂量—反应关系说明在暴露量很低时几乎没有人出现效应,而随着暴露量的增加出现某种效应的人数随之增加,当暴露量增值一定水平时几乎每个人都发生这种效应,因此存在没有一个个体出现该效应的最高暴露剂量和全部个体均出现该效应的最低暴露剂量。

剂量—效应关系和剂量—反应关系在环境流行病学中特别重要,因为它们是制定卫生标准的理论基础。

 知识窗

室内环保技术惠及普通百姓　全国室内环境污染治理指导中心成立

中国环境报 2008 年 10 月 29 日讯 为总结北京奥运会各项工程中使用的室内环境保护技术和产品,推动我国室内环境保护技术和产品进一步发展,为人们创造健康安全的室内环境,北京奥运会、残奥会室内环境保护技术和产品发布会暨全国室内环境污染治理指导中心成立大会日前在北京召开。

据统计,为保证奥运场馆和接待场所良好的室内环境质量,北京奥运工程和相关接待场所采用了 168 项高科技技术,其中有 61 项室内空气污染治理技术。这些技术

涵盖了奥运场馆、奥运村和其他接待酒店饭店的室内环境,有效地解决了室内环境污染问题。从奥运会开始到残奥会结束,包括31个比赛场馆和112个接待宾馆饭店和598户奥运人家在内的所有接待场所,没有发生一起室内环境污染。

为让奥运会的物质财富惠及广大人民群众,中国室内环境监测委员会和国家室内环境质检中心联合全国参与奥运工程的室内环保企业,成立了"中国室内环境污染治理指导中心",指导中心设立住房室内环境、车内环境、空调净化和清洗、净化治理产品研发和室内环境污染检测评价等专业研究组织。

室内环境治理指导中心将向全国各地征集室内环境污染严重超过国家标准的家庭、车辆和单位,进行室内环境污染净化治理样板和示范工作。同时,在北京地区征集100户室内环境甲醛污染超过国家标准3倍以上的家庭(车辆),免费进行室内环境污染净化治理。

资料来源:http://www.nnhb.gov.cn/web/2008-11/21052.htm

4.3 室内空气污染物的防治对策

1. 室内空气净化、通风和采光

对于人的生活和活动场所的空气污染,可在客厅、卧室安装空气净化器,以达到净化空气的目的,安装良好的通风装置,保持室内空气良好;厨房要采用通风良好的油烟机,浴室可安装排风扇;公共场所要安装大型通风、换风装置。整个房屋要保持空气通畅,阳台要保持敞开式,最好不要封阳台,从而增加室内空气含氧量和阳光照射。通风可减少污染物浓度蓄积,充足的阳光可减少致病菌的密度,从而最大限度地减少污染物和有害微生物对人体的危害。

对于装修刚结束、污染程度较轻的居室,通风是最简单、有效的污染防治方法,一般通风2~3个月,就可挥发大部分有害污染物。

2. 合理绿化

在居室内合理养殖花卉不仅可美化环境,又起到净化空气、除尘、杀菌和吸收有害气体的作用。吊兰可吸收甲醛,茉莉的芳香可起到杀菌作用,仙人掌、芦荟也都能起到净化空气的作用。但如果室内养殖花卉过多,花卉进行呼吸作用必然和人争夺氧气,因此室内不宜养殖太多的花卉,以合理为佳。

3. 绿色装饰

随着人们生活水平的提高,居室装修已进入千家万户,装修带来的室内空气污染日益严重。要想把装修污染降到最低,控制污染源是关键。首先要从源头抓起,采用无味、无毒、无害的符合国家标准并带有环境标志的环保型装饰材料,这是降低室内有毒、有害污染物的最有效措施。其次是选择正规装修公司进行科学合理的装修,装饰装修以自然、简单为好,装饰材料以少用为佳,即使所用材料都是环保材料,用得过多,也会造成叠加污染。在家具的选择上,要选择绿色环保家具,如全木质家具,尽量少选购胶合板和密度板家具。

4. 污染治理

对于装修后污染严重的居室,仅靠通风、绿化是不能解决问题的,必须进行专业、合理的集中治理后才能居住。室内空气污染治理不能盲目进行,要对症下药。在进行污染治理前,首先要请具有监测资质的机构对室内空气进行现场监测,从而确定污染物的种类和浓度,然后根据污染物的成分和超标情况选择适当的治理产品和合理的治理方法。根据室内污染治理的原理来划分,室内污染治理的方法主要有两种,一种是物理方法,其原理是利用某些物质具有吸收、吸附的功能,将其放置室内,从而吸收异味、吸附有害物质,达到去除污染物的效果,如竹碳、活性炭。在此过程中,治理产品不与污染物产生化学反应,无二次污染,这种方法对于污染较轻的居室可长期应用。另一种是化学方法,在治理过程中,治理产品与污染物产生化学反应,生成对人体无害的物质。光触媒是一种从国外引进的污染治理方法,光触媒在光的作用下,可与室内有害污染物发生化学反应,这种方法对于治理污染较重的居室效果明显。对于释放较缓慢的污染物要采用集中和长期治理相结合的方法达到最佳效果。不同的污染治理方法有不同的利弊特点,选择哪种治理方法,要根据具体污染情况而定,不能盲目选择。

4.4 室内空气污染与儿童疾病

4.4.1 室内空气污染与儿童白血病关系

室内空气是人们接触最密切的外环境之一,人们约有 70%~90% 的时间是在室内度过的,尤其是儿童,在室内活动时间更长,所以室内环境空气质量的优劣对儿童健康更加重要。儿童肿瘤中白血病所占的比例最大、死亡率最高,但其具体的病因并不清楚,大多数认为是多种因素联合作用的结果,室内空气污染对儿童白血病的发病可能起着比较重要的作用。

室内装修材料中释放的苯是研究者研究的重点,室内空气中苯浓度的日益增加可能是儿童白血病的病因之一,但目前并无其两者之间的直接关系。但英国学者研究发现,居住在交通要道或加油站周围 100 m 以内的儿童接触苯和其他碳氢化合物的浓度比其他地区的儿童高,儿童发生白血病的危险度比其他地区略有增加。

我国学者对儿童白血病的研究发现,在一些大气污染严重的地方,白血病的患儿数量较多。调查发现,90%的白血病患儿家庭在 6 个月至 1 年内曾经进行过装修,而且大部分都曾用了豪华石料和时尚型装修材料。孙晓东等研究显示,居住在油漆过的房屋中的儿童发生急性淋巴细胞性白血病的危险度比对照组略有增加,且随油漆房屋数量的增加危险度呈逐渐增加趋势。其他的室内空气污染物如杀虫剂、染发剂、家用电器产生的辐射等对儿童也造成了不同程度的身体上损害。

4.4.2 室内空气污染与儿童哮喘关系

孙凤英等研究显示,母亲怀孕期和孩子出生后的被动吸烟均可增加儿童哮喘的危险性,随着吸烟人数和时间的增加,儿童哮喘发生的危险性增大。在母亲怀孕期,家中有 1、2~3 和 3 人以上亲属在母亲面前吸烟,可使儿童哮喘的危险性增加 10%、20% 和 2~3 倍,每天吸烟时间 1~30 min 或超过 30 min 可增加危险性 10% 和 40%。同时也发现在孩子出生后,家中有 1、2~3 和 3 人以上亲属在孩子面前吸烟也可增加危险性 30%、40% 和 1.6 倍。每天吸烟时间 1~30 min 或超过 30 min 可增加危险性 30% 和 70%。因此,无论是母亲怀孕期还是孩子出生后,家中只要有 1 人吸烟或每天吸烟时间 1~30 min 或超过 30 min 就会增加儿童哮喘的危险性。所以,被动吸烟是儿童哮喘发生的主要危险因素。

另外,有调查显示,在家中以煤炉取暖而造成的空气污染可增加儿童哮喘危险性 50%,若烹调也以煤作燃料可增加危险性 60%。在厨房烹调时,偶尔使用或不使用排风扇,可增加危险性 40% 和 60%,如表 4-3 所示。

表 4-3 儿童哮喘与取暖、烹调及通风排气的关系

室内空气状况		病例组(例)	对照组(例)	优势比
取暖类型	暖气	227	505	1.0
	煤炉	132	215	1.5
	其他	19	42	1.0
烹调类型	用电	23	44	1.0
	燃气	308	672	1.1
	燃煤	308	672	1.1
排风通气	经常	114	274	1.0
	偶尔	49	92	1.4
	从不	240	440	1.6
空调	无	314	632	1.0
	有	89	174	1.03

(资料来源:孙凤英,室内空气污染与儿童哮喘病例—对照调查)

案例

室内环境监测委员会发布2007年室内环境污染维权案例

在国家《室内空气质量标准》发布实施五周年，2008年3·15国际保护消费者权益日到来之际，中国室内环境委员会总结了2007年全国保护消费者室内环境权益的八个典型案件，正式向社会发布。曾经荣获中国保护消费者权益先进称号的中国室内环境监测委员会宋广生主任进行了专家点评。中国室内环境监测委员会希望进一步提高广大消费者的室内环境保护意识，加强室内环境污染的监督和控制，让广大消费者住得放心和安心。

一、北京：新房装修引发儿童白血病案

2007年2月，北京市门头沟法院判决了一起由于装修造成的儿童白血病案，判决某装饰公司补偿消费者9106.51元。

家住北京市门头沟区的江某住进新房三年后，其女儿不幸被确诊为白血病。江某找室内环境监测中心检测后，竟然发现新房甲醛含量大大超过国家标准。江某认为给其装修住房的四海装修公司使用的装修材料有问题，导致新房变成"病房"，于是将四海装修公司诉至法院。2007年2月28日，门头沟法院一审判决四海装修公司补偿江某装修款、搬家费、租金、物业费、取暖费等9106.51元。案件审理过程中，应江某申请，法院委托中国室内环境监测委员会的室内环境监测中心进行检测，其鉴定结论为该楼房南、北卧室装修后空气中甲醛含量超过国家标准。

此案审理法院认为，虽然新房的室内空气中甲醛含量超标对人体健康有损害，基于国家GB/T18883—2002标准发布约半年前，楼房已经装修完毕，装饰公司对装修后甲醛含量超标后果均无过错，所以法院判决装修公司补偿江某装修款、搬家费、租金、物业费、取暖费等9106.51元。

二、上海：家具污染甲醛致十龄童患白血病案

10岁小女孩瑛瑛（化名）住进新家后，就患上白血病，家人怀疑是家具甲醛所致，遂诉至法院。2007年3月28日，上海市闸北区人民法院作出一审判决，某家具厂补偿医疗费等8万元，家具商场对补偿款承担连带责任。

瑛瑛的家人在沪太路某家具商场订购了一套木制儿童家具，2002年9月，瑛瑛住入这套家具所在的房屋内，年底瑛瑛便出现咳嗽、发烧等症状。2005年6月，瑛瑛经二医大上海儿童医学中心确诊为急性白血病。孩子家人怀疑家具"有毒"，2005年7月托有关部门对这套家具进行检验，结论为：该样品甲醛放量为属严重超标。孩子家长诉至法院，要求家具厂赔偿医疗费、护理费等16万余元。该楼房南、北卧室装修后

空气中甲醛含量超过国家标准。法庭审理认为：涉案家具出售5年后仍被检验出甲醛释放量严重超标，应认定为存在会对健康造成影响的严重质量缺陷，遂判决家具厂和家具商场应当对瑛瑛进行补偿。

三、上海：国内首例家居装修甲醛超标导致不育案

2007年04月12日，上海市徐汇区法院开庭审理了我国首例因装修甲醛超标导致不育而引起的人身伤害赔偿案件。

据事主宋某夫妇介绍，他们在2005年3月与本市一设计装饰公司签订了华泾路一套房屋的装修合同。同年6月交房当天，夫妇俩即感到屋内空气刺鼻，令人窒息。次日，宋某委托上海天复建设技术公司做了室内环境质量检测，结论是室内游离甲醛超标。当月，宋和夫妇将检测报告交给装饰公司，要求整改以达到入住标准。装饰公司称："新装修的房子总会有些味道。你们放心，我们都是用的环保材料，只要开窗通风一两个星期就可以了。"于是夫妇俩在2005年7月迁入新居，入住后两人逐渐感到头昏乏力。8月，宋某因咽喉疼痛，高热39摄氏度，在华泾地段医院挂急诊，后来又以化脓性扁桃体炎被长海医院收入住院，诊断原因为吸入有毒气体。特别是宋某夫妇都已经三十多岁，得子心切，但是屡经努力，未能如愿。后医院检查，结论为宋某精子总畸形率高达36%。医生称夫妇俩不可能生育下一代，怀疑与新房装修污染有关。这一打击造成宋某夫妇心灵上难以平复的创伤，两人多次与装饰公司交涉无果。宋某夫妇要求装饰公司赔偿医药费、误工费、营养费、护理费、交通费、精神损失费等13.4万余元。

四、辽宁：盘锦发生学校装修学生集体中毒案

2007年4月24日，辽宁省盘锦市盘山县某学校部分学生新近身体出现异常反应，有300多名学生在当地就诊，数十名学生到沈阳等外地医院就医。当地政府的调查报告显示：截至4月28日，先后有357名学生和老师出现了中毒症状。经当地政府进行调查和对教室室内环境进行检测鉴定，结果发现学校新建教室内空气甲醛和总挥发性有机物超标，其中最高超过国家室内空气质量标准7.2倍。当地专家组根据相关检测和临床反应结论为：学生出现的症状为新购进的桌椅油漆苯引起的刺激性反应，中国室内环境监测委员会及时了解和发布了信息。

五、河南：甲醛超标致使八龄童得再生障碍性贫血案

2007年9月5日，许昌禹州市法院对一起新装修的房屋甲醛超标，致使8岁儿童身患再生障碍性贫血的案件作出判决：判决装修队工头赔偿患病女童医疗费、伤残赔偿金、精神抚慰金等共计8万多元。

2005年，禹州市的刘某夫妇购买了一套三室一厅的房子，为给活泼可爱的女儿甜

甜(化名)筑造温馨"爱巢",夫妇二人决定将新居美化一番。当年11月刘某夫妇与装修工头张某签订房屋装修工程施工合同,约定装修以包工包料形式承做,工程总造价1.4万元。同时,该合同又规定装饰装修工程竣工后,空气质量应当符合国家有关标准,如果检测不合格,张某应当返工并赔偿损失。2006年1月4日,刘某夫妇和甜甜高兴地乔迁新居。4月,甜甜出现恶心呕吐症状,感冒还时常不断。一时间,全家人搬入新居的欢喜变成了忧愁。甜甜病情未见好转,几经转院治疗后,甜甜的病最终确诊为再生障碍性贫血。

为查明女儿的患病原因,刘某夫妇委托室内环境监测机构对该房进行检测,检测结果为客厅、卧室甲醛含量在超标。许昌钧州法医临床司法鉴定所的鉴定结论认为,甜甜所患的再生障碍性贫血与装修房屋内空气环境中的甲醛、苯含量超标存在直接的因果关系,并已构成四级伤残。

六、北京:由于床垫引发的室内环境污染案

2007年10月15日,北京市民石先生购买床垫造成室内环境甲醛污染的案件在北京东城法院开庭审理。这是国内首例由于床垫释放有害物质造成室内环境污染的案件。

2004年11月,石先生从北京某建材城购买了一张新床垫放在女儿的房间里。此后,他发现屋内有一种"胶和纺织品混合的味道",家人出现头疼腿软的状况。郭女士先后换了两次床垫,异味仍未能消除,仍然不能解决问题。经协商,2004年12月底,建材城给石先生退了货,并赔偿了1000元的经济损失。

可是石先生把床垫退货后,室内空气中的气味依然存在,为了家人特别是女儿的健康安全,2005年,石先生请室内环境检测机构进行了室内环境污染检测,结果是甲醛含量竟超过了国家标准量的5倍。于是,石先生只好到外面租房居住。过量的甲醛得不到治理,家人就一直不能住进新房。至今3年余味未消,为此,他将销售床垫的某家具建材公司告上法庭,要求其消除家中的甲醛,并赔偿1万余元损失。

七、南京:家具甲醛超标引发女青年肾炎案

2004年12月,南京一女青年小李购买了一套六门橱柜,然而,在她把这套家具摆进卧室后,此后不久,她就感到自己免疫力下降并经常感冒,她就感到体质下降,同时小便出血、全身还起血点。经医院诊断,小李患的是过敏引起的紫癜性肾炎。身体一直很好,怎么突然患病?小李想到了橱柜。于是,她委托市产品质量监督检验所,对厨柜进行检测。结果,橱柜的板材甲醛超标2倍,属不合格产品。女青年认定造成自己疾病的元凶正是这套不合格的家具,故一纸诉状将家具经营者及出租经营场地的家具城告上法院,要求赔偿各项损失28.5万余元。

> 2007年11月5日,江苏省南京市鼓楼区人民法院对此案作出一审判决,认定甲醛严重超标的家具与原告所患疾病之间具有相当的因果关系,故判决家具经营者赔偿原告各项损失21757元,并退还货款1100元;被告家具城对此赔偿承担连带责任。
>
> **八、杭州:新房甲醛超标引起的健康索赔案**
>
> 新家装修完毕,晾了一个多月后入住,结果出现了头晕、恶心的症状,请来专家鉴定,检测出了甲醛超标。杭州余杭的张先生和妻子李女士分别向余杭区人民法院递交了两张诉状,向卖木材和油漆的王老板提出了诉讼。2007年12月24日和25日两场官司开庭。
>
> 张先生总共在王老板的店里买了3万元木材和8420元油漆。2007年9月装修完毕,10月底,张先生晾了一个多月后乔迁新居。入住后,妻子李女士出现了头晕、恶心等一系列不适症状。2007年11月,杭州市质量技术监督检测院对张先生的新房作空气质量鉴定,检查结果显示,对身体危害极大并有致癌物质的甲醛严重超标。张先生夫妇在找王老板理论不成后,决定提出两场诉讼。一场的原告是张先生,他要求王老板赔偿木板款、油漆款等8万余元。另一场的原告为李女士,她要王老板赔医疗费、误工费、营养费等3.47万元。
>
> 资料来源:中国室内环保网 http://www.green-welcome.com/news_nr.asp?tid=2&id=66

思考与讨论

1. 当前人们为什么极其关注室内空气质量?
2. 简述室内空气污染的主要来源。
3. 进入密闭环境可能发生什么中毒?如何预防?
4. 什么是不良建筑物综合征?
5. 查阅资料简述甲醛的来源、危害及预防措施。

参考文献

[1] 蔡宏道.现代环境卫生学[M].北京:人民卫生出版社,1995.
[2] 魏萍.室内空气污染来源分析及防治对策[J].中国科技信息,2005,(17):26.
[3] 杨翠霞,武燕.室内空气污染对人体健康的危害[J].河北化工,2007,30(10).
[4] 曾强,阎立红,刘洪亮.室内空气污染与儿童白血病关系的研究进展[J].中国慢性病预防与控制,2005,13(5):255.

［5］ 孙凤英.室内空气污染与儿童哮喘病例—对照调查[J].中国卫生工程学,2007,6(3):142—143.
［6］ 世界卫生组织 http://www.who.int/mediacentre/factsheets/fs292/zh/index.html.
［7］ 中国室内环保网 http://www.green-welcome.com/news_nr.asp?tid=2&id=66.
［8］ http://baike.baidu.com/view/1443558.html?goodTagLemma.
［9］ http://www.nnbb.gov.cn/web/2008-11/21052.htm

第 5 章　水体卫生与健康

水是生命之源。数十亿年以前,最简单的生命就产生于海洋。所有的生物体内,大多数质量都是由水所构成。例如:人体约有70%是水,水母和某些水生植物体内则含有95%的水。在人体内,骨骼含有20%的水,而脑则含有80%的水。在胚胎细胞和较年轻的细胞内,水的含量较多。当年纪愈大,人体内水的含量就慢慢减少。水是生物体内最主要的构成物质,也是影响生物的主要环境因素。因此许多生物都生活在海中,或是淡水的河川、湖泊。水具有独特的物理性质和化学性质,使得生命能够在地球上出现、繁衍、演化。

水是一种极为宝贵的具有多种用途的自然资源,是维持人类生存和保证社会经济发展最基本的物质条件之一。近一个世纪以来,由于社会生产力的发展和全球人口的急剧增长,全球范围内的水消耗量不断上升。近年来世界年用水量几乎每年以4%左右的速度递增。目前,水资源严重缺乏已成为当前最为突出的全球性环境问题之一。缺水问题,除了地球降水本身分布不平衡外,水环境污染和生态破坏、不合理用水也是重要原因。所以,合理利用和保护水资源已经成为一项具有重要意义的全球性战略措施。

5.1　水的分布和组成

5.1.1　地球上水的分布

水体是水的集合体,是地表水圈的重要组成部分,是以相对稳定的陆地为边界的天然水域,包括江、河、湖、海、冰川、积雪、水库、池塘等,也包括地下水和大气中的水汽。

地球上水圈所储存的水量是极其丰富的,总计约 13.86×10^8 km³,主要由海洋水、陆地水和大气水三部分构成,地球上水的分布见表5-1。海洋水量为 13.5×10^8 km³,占地球总水量的97.40%。湖泊、河流、冰川、地下水等陆地水体水量约 36.00×10^6 km³,占地球总水量的2.596%。陆地水中数量最大是冰盖和冰川,其中80%位于南极地区,难于开发利用,其次为地下水。与海水量、冰盖/冰川量和地下水量相比,地球上河水和湖水的数量很少,只有101 700 km³,但它们直接供应人类生活、生产需要,与人类的关系密切,是水资源中最为重要的组成部分。此外,大气水量约 1.3×10^4 km³,占地球总水量的0.001%。可见地球上可利用的淡水资源相当有限。

表 5-1 地球上水的分布

水的分布	估计数量/km³	占总源的比例/(%)
1. 海洋水	1 350 000 000	97.40
2. 陆地水	35 977 800	2.596
其中：河水	1700	0.0001
湖泊淡水	100 000	0.007
内陆湖咸水	105 000	0.007
土壤水	70 000	0.005
地下水	8 200 000	0.592
冰盖/冰川中的水	27 500 000	1.984
生物体内的水	1100	0.0001
3. 大气水	13 000	0.001
以上合计	1 385 990 800	100

5.1.2 天然水体的组成

天然水体是江、河、湖、海等水体的总称。天然水体中除水以外，还有其他各种物质，根据它们在水中存在的状态不同，可将这些物质分为三类，即溶解性物质、悬浮物质、胶体物质。

1. 溶解气体

水中一般存在的气体有氧气、二氧化碳、硫化氢、氮气和甲烷等。这些气体来自大气中各种气体的溶解、水生动植物的活动、化学反应等，海水中的气体还来自海底火山爆发。

溶解于水中的气体以氧气和二氧化碳意义较大，它们影响水生生物的生存和繁殖以及水中物质的溶解、化合等性质和生物化学行为。溶解在水中的氧称为溶解氧。溶解氧以分子状态存在于水，溶解氧主要来自空气中的氧和水生植物光合作用所产生的氧。水中的溶解氧主要消耗于生物的呼吸作用和有机物的氧化过程。当水体受到有机物的严重污染时，水中溶解氧量甚至可接近于零，这时有机物在缺氧条件下分解就出现腐败发酵现象，使水质严重恶化。水中氧气的溶解和消耗过程决定了水中含氧量的多少。

在大多数天然水体中都含有溶解的二氧化碳。它的主要来源于有机物氧化分解、水生动植物的新陈代谢作用及空气中二氧化碳的溶解。海水和湖水中的二氧化碳的含量一般均在20~30 mg/L以下，地下水中含量较高，海水中含量最低。

在通气不良的条件下,天然水中还有硫化氢气体存在。水体中硫化氢气体来自厌氧条件下含硫有机物的分解及硫酸盐类的还原作用,而大量硫化氢是火山喷发的产物。

2. 主要离子

天然水体中的主要阳离子有 Ca^{2+}、Mg^{2+}、Na^+、K^+ 等。这些离子来自它们的矿物如钙长石($CaAl_2Si_2O_8$)、白云石 $CaMg(CO_3)_2$、钠长石($NaAlSi_3O_8$)、钾长石($KAlSi_3O_8$)等。

水体中的主要阴离子有 Cl^-、SO_4^{2-}、HCO_3^-、CO_3^{2-} 等离子。Cl^- 是海水中的主要阴离子成分。HCO_3^- 和 CO_3^{2-} 是淡水的主要阴离子成分。含硫的矿物中,硫以还原态金属硫化物的形式存在,当它与含氧水接触时,被氧化成 SO_4^{2-} 离子进入水体。天然水中的氯离子主要来源于沉积岩,与蒸发岩有关。一般的河水与湖水中,HCO_3^- 的含量不超过 250 mg/L,少数情况可达 800 mg/L。各种天然水中的 Cl^- 的含量差别很大。河水中离子含量为 1~35 mg/L,而海水中高达 19.35 g/L。

3. 营养物质

营养物质是指与生物生长有关的元素,包括氮、磷、硅等非金属元素,以及锰、铁、铜等某些微量元素。这些元素的含量一般在 ppm 到 ppb 之间。它们存在的形态与水体的酸碱性、氧化还原性有关。

4. 有机物质

天然水体中有机物的种类繁多。通常将水体中有机物分为两大类:非腐殖质和腐殖质。非腐殖质包括碳水化合物、脂肪、蛋白质、维生素及其他低分子量有机物等。水体中大部分有机物是呈褐色或黑色无定形的腐植质。它们的相对分子质量为几百至几万。腐殖质的组成和结构目前尚未完全搞清楚,分类和命名也不统一。

水质的性状和评价指标

水质是否符合卫生要求,是否被污染以及污染的来源、性质和程度如何,可根据下列各项水质性状指标的检测结果来评价,从而判断其对人体健康可能产生的危害。

▲ 物理性状指标

根据水的物理性状指标的测定结果,可判断水质的感官性状是否良好,也可说明水质是否受到污染。

1. 水温

地面水的温度随日照与气温而变化,地下水的温度较恒定。大量工业冷却废水进入地面水可造成热污染,导致溶解氧降低,危害水生生物的生长与繁殖。地下水的温度如突然发生改变,可能是地面水大量渗入所致。

2. 色

清洁的水无色。影响水色的因素很多,如流经沼泽地带的地面水,因含腐殖质呈棕黄色;水中大量藻类生长时,呈绿色、红色或黄绿色;含低铁盐的深层地下水,汲出后因低铁被氧化成高铁而呈现黄褐色。水体受工业废水污染后,可呈现该工业废水所特有的颜色。

3. 臭

清洁水无臭气。地面水流经沼泽地或有大量藻类生长和死亡分解时,均出现异臭;流经含硫地层的深层地下水可带硫化氢臭;生活污水、工业废水污染时,可出现各种特殊的异臭。

4. 味

清洁水无异味。天然水出现异味,常与过量盐类的溶入有关,如含过量氯化物带咸味;硫酸钠或硫酸镁过多时呈苦味;铁盐多时有涩味。受生活污水、工业废水污染后可呈现各种异味。

5. 浑浊度

水的浑浊程度,是悬浮于水中的胶体颗粒产生的散射现象。浑浊度主要取决于胶体颗粒的种类、大小、形状和折射指数,而与水中悬浮物含量(重量)的关系较小。

现行通用的计量方法是把1L水中含有相当于1mg标准硅藻土所形成的浑浊状况,作为1个浑浊度单位,简称1度。

地面水浑浊主要是泥土、有机物、浮游生物和微生物等造成。浑浊度升高表明水体受到胶体物质污染。

▲ 化学性状指标

水质的化学性状复杂,因而采用较多的评价指标,以阐明水质的化学性质及受污染的状况。

1. pH

天然水的pH一般在7.2~8.5之间。当水体受大量有机物污染时,有机物因氧化分解产生游离二氧化碳,可使水的pH降低。当大量酸、碱废水污染水体时,水的pH可发生明显改变。

2. 总固体

总固体是水样在一定温度下蒸发至干后的残留物总量,是水中溶解性固体与悬浮性固体的总称。由有机物、无机物及各种生物体组成。总固体愈少,水愈清洁。当水被污染时,总固体增加。

溶解性固体是水样经过滤后,再将滤液蒸干所得的残留物,其含量主要取决于溶解在水中的矿物性盐类和溶解性有机物的多少。

悬浮性固体是水中不能通过滤器的固体物干重。

水中总固体经烧灼后,其中有机物全部分解挥发,剩下矿物质;烧灼后的损失量即烧灼减重,可大致说明水中有机物的含量。

3. 硬度

硬度是指溶于水中的钙、镁等盐类的总量,以 $CaCO_3$(mg/L)表示。一般分为碳酸盐硬度(钙、镁的重碳酸盐和碳酸盐)和非碳酸盐硬度(钙、镁的硫酸盐、氯化物等)。也可分为暂时硬度和永久硬度。前者是指水经煮沸时,水中重碳酸盐分解形成碳酸盐而沉淀所去除的硬度,但由于钙、镁的碳酸盐并不完全沉淀,故暂时硬度往往小于碳酸盐硬度;后者是指水煮沸后不能除去的硬度。

各地天然水的硬度,因地质条件不同差异很大。一般而言,地下水的硬度高于地面水,但当地面水受硬度高的工矿废水污染时,或排入水中的有机污染物分解释出 CO_2,使地面水的溶解力增大时,均可使水的硬度增高。

4. 含氮化合物

含氮化合物包括有机氮、蛋白性氮、氨氮、亚硝酸盐氮和硝酸盐氮。

有机氮是有机含氮物质的总称。蛋白氮是指已经分解成较简单的有机氮。此两者主要来源于动植物体的有机物,当水中的有机氮和蛋白氮显著增高时,说明水体新近受到明显的有机性污染。

氨氮系含氮有机物在微生物和有氧作用下分解的中间产物,如果继续氧化,并在亚硝酸菌和硝酸菌作用下,可形成亚硝酸盐和硝酸盐,此即氨的硝化过程。在排除水体流经沼泽地受植物分解导致氨氮增高及地层中硝酸盐在厌氧微生物作用下还原使氨氮增高外,如发现水中氨氮增高,则有可能是新近受到了人畜粪便的污染。如亚硝酸盐氮含量增高,则说明水中有机物无机化过程尚未完成,污染危害仍然存在。如硝酸盐氮检出量高,而氨氮、亚硝酸盐氮的浓度不高时,表明该水体过去曾受有机物污染,但现已自净。如氨氮、亚硝酸盐氮、硝酸盐氮均增高,则可能是该水体过去和新近均有污染,也可能是过去曾受污染,目前自净还在进行中。

5. 溶解氧(DO)

溶解氧指溶解在水中的氧含量。其含量与空气中氧分压、水温有关。前者变动甚微，故水温是主要的影响因素，水温愈低，水中溶解氧的含量愈高。清洁地面水的溶解氧量接近饱和状态。水层愈深，溶解氧含量往往愈低，特别是湖、塘静止的水体更是如此。水中有大量藻类植物时，由于光合作用放出氧，可使溶解氧呈过饱和状态。当有机物污染水体或藻类大量死亡时，水中溶解氧可被消耗，若消耗速度超过空气中的氧通过水面溶入水体的复氧速度时，则水中溶解氧不断降低，进而可使水体进入厌氧状态。因此，水中溶解氧的含量可作为有机污染及其自净程度的间接指标。我国的河流、湖泊、水库水溶解氧含量大都在 4 mg/L 以上，长江以南的一些河流一般较高，可达 6~8 mg/L。

6. 化学耗氧量(COD)

化学耗氧量(COD)是指在一定条件下(如测定温度等)，强氧化剂(如高锰酸钾、重铬酸钾等)氧化水中有机物所消耗的氧量。它是测定水体中有机物含量的间接指标，代表水体中可被氧化的有机物和还原性无机物的总量。虽然它的测定方法简易、迅速，但不能反映有机污染物在水中降解的实际情况，因为水中有机物的降解主要靠生物的作用，因此，比较广泛用生化需氧量作为评价水体受有机物污染的指标。

7. 生化需氧量(BOD)

水中有机物在需氧微生物作用下分解时消耗水中溶解氧的量，称为生化需氧量。水中有机物愈多，生化需氧量愈高。生物氧化过程与水温有关，在一定范围内，温度愈高，生物氧化作用愈强烈，分解全部有机物所需要的时间愈短。为使生化需氧量测定值具有可比性，规定以 20℃ 培养 5 日后，1 L 水中减少的溶解氧量为 5 日生化需氧量。它是评价水体污染状况的一项重要指标。清洁水的生化需氧量一般小于 1 mg/L。

8. 氯化物

天然水中均含有氯化物，其含量随地区不同而有差异。如近海或流经含氯化物地层的水体，氯化物含量较高。在同一地区内，水体中氯化物含量是相对稳定的。当其突然增加时，表明有被人畜粪便、生活污水或工业废水污染的可能。

9. 硫酸盐

天然水中均含有硫酸盐，其含量受地质条件的影响很大。地面水中硫酸盐含量骤然增加时，表明有被生活污水、工业废水或农田径流污染的可能。

10. 总有机碳(TOC)

总有机碳(TOC)是指水中全部有机物含碳的总量。它只能相对表示水中有机物的含量，但不能反映水中有机物的种类与组成。

11. 有害物质

主要是重金属和难分解的有机物。如汞、镉、铬、砷、铅、酚、氰化物、有机氯和多氯联苯等。它们的来源除少数有害物质(如砷等)与地层有关外,主要来自工业废水污染。

▲ 微生物学性状指标

天然水中常含有多种微生物。受人畜粪便、生活污水或工业废水污染,水中细菌可大量增加,所以细菌学检查,特别是粪便污染指示菌的检查,在水质的卫生评价中具有重要意义。在实际工作中常进行以下两项检查。

1. 细菌总数

细菌总数指1mL水在营养琼脂培养基中经37℃、24h培养后所生长的细菌菌落总数。它可反映水体受生物性污染的程度,水体受污染愈严重,水的细菌总数愈多。但是在实验条件下,人工培养基上生长的细菌菌落,只能说明在该种条件下适宜生长的细菌数,不能表示水中所有的细菌数,更不能指示出有无病原菌的存在。因此细菌总数只能作为水被生物性污染的参考指标。

2. 总大肠菌群

总大肠菌群是一群需氧及兼性厌氧菌,在37℃生长时能使乳糖发酵,在24 h内产酸、产气的革兰阴性无芽胞杆菌。由于人粪便中存在大量的大肠菌群,因而此种细菌可作为粪便污染水体的指示菌。目前利用提高培养温度的方法来区别不同来源的大肠菌群,把44.5℃的温水浴内能生长繁殖发酵乳糖而产酸、产气的大肠菌群,称为粪大肠菌群。来自人及温血动物粪便内的大肠菌群主要属粪大肠菌群,而自然环境中生活的大肠菌群在培养温度44.5℃时,则不再生长,故培养于37℃能生长繁殖发酵乳糖产酸产气的大肠菌群,称为总大肠菌群。后者既包括存在于人及温血动物粪便内的大肠菌群,也包括存在于其他环境中的大肠菌群。

近年来的研究表明,某些肠道病毒对氯的抵抗力往往较大肠菌群细菌为强,有时水质的大肠菌群数虽已符合规定要求,但仍可检出病毒。因此应用大肠菌群作为水质在微生物学上是否安全的指标仍有其不足之处。尽管如此,大肠菌群仍不失为一种较好的粪便污染指示菌,因为到目前为止还未找到可以替代大肠菌群作为指示菌的细菌或其他微生物。

资料来源:http://www.cxcdc.org.cn/show_news.asp? News_kind=25&News_skind=53&News_Zt=0&News_id=404

5.2 水污染及其类型

1984年颁布的《中华人民共和国水污染防治法》中为"水污染"下了明确的定义,即水体因某种物质的介入,而导致其化学、物理、生物或者放射性等方面特征的改变,从而影响水的有效利用,危害人体健康或者破坏生态环境,造成水质恶化的现象称为水污染。

我国目前90%以上城市水域受到污染,有7亿人在饮用大肠菌群含量超标的水,1.17亿人饮用被有机物污染的水,3亿城市居民正面临水污染这一世界性问题。其中,地表水流经城市的河段有机污染问题尤其严峻,城市居民日常生活排放的污水和很多工业废水都含有大量的有机污染物,有的工业废水还含有有毒有害的人工合成有机污染物质等,使国内大多数城市河流都存在严重的有机污染,导致城市水源水质下降和处理成本增加,对正在实施的可持续发展战略带来了严重的负面影响,严重威胁到城市居民的饮水安全和人民群众的身体健康。水污染造成的灾害影响范围大,历时长,其危害往往要在一个相当长的时期后才能表现出来,而且水污染会加重水资源的短缺,使生态环境恶化。

根据引起水污染的物质的不同,可将水体污染分为以下九个类型。

5.2.1 病原体污染

生活污水、畜禽饲养场污水以及制革、洗毛、屠宰业和医院等排出的废水,常含有各种病原体,如病毒、病菌、寄生虫。水体受到病原体的污染会传播疾病,如血吸虫病、霍乱、伤寒、痢疾、病毒性肝炎等。历史上流行的瘟疫,有的就是水媒型传染病。如1848年和1854年英国两次霍乱流行,死亡万余人;1892年德国汉堡霍乱流行,死亡750余人,均是水污染引起的。

受病原体污染后的水体,微生物激增,其中许多是致病菌、病虫卵和病毒,它们往往与其他细菌和大肠杆菌共存,所以通常规定用细菌总数和大肠菌群指数及菌值数为病原体污染的直接指标。

病原体污染的特点是:(1) 数量大;(2) 分布广;(3) 存活时间较长;(4) 繁殖速度快;(5) 易产生抗药性,很难绝灭;(6) 传统的二级生化污水处理及加氯消毒后,某些病原微生物、病毒仍能大量存活。常见混凝、沉淀、过滤、消毒处理能够去除水中99%以上病毒,如出水浊度大于0.5度时,仍会伴随病毒的穿透。病原体污染物可通过多种途径进入水体,一旦条件适合,就会引起人体疾病。水体微生物污染引起的疾病如表5-2所示。

表 5-2　水体微生物污染引起的疾病（范恩源等，2004）

微生物种类	可能引起的疾病
细菌类	霍乱、伤寒、痢疾、肠炎等
原生动物	阿米巴痢疾
多细胞寄生虫	蛔虫病、血吸虫病

5.2.2　耗氧性污染

生活用水、造纸和食品工业污水中，含有蛋白质、油脂、碳水化合物、木质素等有机物。这类物质随污水进入水体后，在微生物对它们的分解过程中，需要消耗水体中的溶解氧，使水体含氧减少，从而影响鱼类和其他生物的生长繁殖。当水中的溶解氧耗尽后，水中的有机物即产生厌氧消化，生成甲烷、硫化氢等，使水体出现臭味，危害水生生物的生存。

耗氧有机物来源多，排放量大，所以污染范围广，大多数污水中都含有这类污染物质。

5.2.3　植物营养污染

造纸、皮革、食品、炼油等工业污水和含有合成洗涤剂的生活污水以及施用磷肥、氮肥的农田水，含有氮、磷等营养物，如果这类污水大量的排入水体，会使水体营养物质过多，引起水体的富营养化。

富营养化（eutrophication）是指在人类活动的影响下，生物所需的氮、磷等营养物质大量进入湖泊、河口、海湾等缓流水体，引起藻类及其他浮游生物迅速繁殖，水体溶解氧量下降，水质恶化，鱼类及其他生物大量死亡的现象。在自然条件下，湖泊也会从贫营养状态过渡到富营养状态，沉积物不断增多，先变为沼泽，后变为陆地。这种自然过程非常缓慢，常需几千年甚至上万年。而人为排放含营养物质的工业废水和生活污水所引起的水体富营养化现象，可以在短期内出现。当水体出现富营养化时，大量繁殖的浮游生物往往使水面呈现红色、棕色、蓝色等颜色，这种现象发生在海域称为"赤潮"，发生在江河湖泊则叫做"水华"。

在富营养化水体中藻类大量繁殖聚集成团块，漂浮于水面，影响水的感观性状，在用作自来水水源时常常堵塞水厂的滤池，并使水质出现异臭异味。藻类产生的黏液可贴附于水生动物的腮上，影响其呼吸，导致窒息死亡。有些赤潮藻大量繁殖时分泌的有害物质如氨、硫化氢等可危害水体生态环境并使其他生物中毒及生物群落结构异常。由于藻类大量繁殖死亡后，在细菌分解过程中不断消耗水中的溶解氧，使氧含量急剧降低,引起鱼、贝类等因缺氧大量死亡,并能通过食物链,危害人体健康。

5.2.4 油污染

油污染是水体污染的重要类型之一,特别在河口、近海水域更为突出。工业排放,清洗石油运输船只的船舱、机件及发生意外事故、海上采油等均可造成石油污染。其中,油船事故属于爆炸性的集中污染源,危害是毁灭性的。每年排入海洋的石油高达数百万吨至上千万吨,约占世界石油总产量的千分之五。

石油是烷烃、烯烃和芳香烃的混合物,进入水体后的危害是多方面的。如在水上形成油膜,能阻碍水体复氧作用,油类粘附在鱼鳃上,可使鱼窒息;粘附在藻类、浮游生物上,可使它们死亡。油类会抑制水鸟产卵和孵化,严重时使鸟类大量死亡。石油污染还能使水产品质量降低,破坏海滨疗养、旅游地的使用价值。

5.2.5 剧毒污染

剧毒污染物指的是进入生物体后累积到一定数量能使体液和组织发生生化和生理功能的变化,引起暂时或持久的病理状态,甚至危及生命的物质。如重金属和难分解的有机污染物等。

污染物的毒性与摄入机体内的数量有密切关系。同一污染物的毒性也与它的存在形态有密切关系。价态或形态不同,其毒性可以有很大的差异。如铬(Ⅵ)的毒性比铬(Ⅲ)大;砷(Ⅲ)的毒性比砷(Ⅴ)大;甲基汞的毒性比无机汞大得多。

另外,污染物的毒性还与若干综合效应有密切关系。从传统毒理学来看,有毒污染物对生物的综合效应有三种:(1)相加作用,即两种以上毒物共存时,其总效果大致是各成分效果之和。(2)协同作用,即两种以上毒物共存时,一种成分能促进另一种成分毒性急剧增加。如铜、锌共存时,其毒性为它们单独存在时的8倍。(3)拮抗作用,两种以上的毒物共存时,其毒性可以抵消一部分或大部分。如锌可以抑制镉的毒性;又如在一定条件下硒对汞能产生拮抗作用。总之,除考虑有毒污染物的含量外,还须考虑它的存在形态和综合效应,这样才能全面深入地了解污染物对水质及人体健康的影响。

有毒污染物主要有以下几类。

(1) 重金属。如汞、镉、铬、铅、钒、钴、钡等。其中汞、镉、铅危害大,砷、硒和铍的毒性也较大。重金属在自然界中一般不易消失,它们能通过食物链而被富集,这类物质除直接作用于人体引起疾病外,某些金属还可能促进慢性病的发展。

(2) 无机阴离子。主要是 NO_2^-、F^-、CN^- 离子。NO_2^- 是致癌物质。剧毒物质氰化物主要来自工业废水排放。

(3) 有机农药、多氯联苯。目前世界上有机农药大约6000种,常用的大约有200多种。农药喷在农田中,经淋溶等作用进入水体,产生污染作用。有机农药可分为有机磷农药和有机氯农药。有机磷农药的毒性虽大,但一般容易降解,积累性不强,因而对生态系统的影响不明显。而绝大多数的有机氯农药,毒性大,几乎不降解,积累性甚高,对生态系统有显著影响。多氯联苯(PCBs)是联苯分子中一部分氢或全部氢被氯取代后所形成的各种异构体混合物的总称。多氯联苯剧毒,脂溶性大,易被生物吸收,化学性质十分稳定,难以和酸、碱、氧化剂等作用,有高度耐热性,在1000~1400℃高温下才能完全分解,因而在水体和生物中很难降解。

(4)致癌物质。致癌物质大体分三类:稠环芳香烃(PAHs),如3,4-苯并芘等;杂环化合物,如黄曲霉素等;芳香胺类,如甲、乙苯胺,联苯胺等。

(5)一般有机物质。如酚类化合物就有2000多种,最简单的是苯酚,均为高毒性物质;腈类化合物也有毒性,其中丙烯腈的环境影响最为注目。

5.2.6 放射性污染

这是由于放射性物质进入水体造成的,放射性污染物主要来源于核动力工厂排出的冷却水,向海洋投弃的放射性废物,核爆炸降落到水体的散落物,核动力船舶事故泄漏的核燃料;开采、提炼和使用放射性物质时,如果处理不当,也会造成放射性污染。水体中的放射性污染物可以附着在生物体表面,也可以进入生物体蓄积起来,还可通过食物链对人产生内照射。

水中主要的天然放射性元素有 ^{14}K、^{238}U、^{286}Ra、^{210}Po、^{14}C、氡等。目前,在世界任何海区几乎都能测出 ^{90}Sr、^{137}Cs。

5.2.7 盐类污染

各种酸、碱、盐等无机物进入水体(酸、碱中和生成盐,它们与水体中某些矿物相互作用产生某些盐类),使淡水资源的矿化度提高,影响各种用水水质。盐污染主要来自生活污水和工矿废水以及某些工业废渣。另外,由于酸雨规模日益扩大,造成土壤酸化、地下水矿化度增高。

水体中无机盐增加能提高水的渗透压,对淡水生物、植物生长产生不良影响。在盐碱化地区,地面水、地下水中的盐将对土壤质量产生更大影响。

5.2.8 热污染

热污染是一种能量污染,它是工矿企业向水体排放高温废水造成的。一些热电厂及各种工业过程中的冷却水,若不采取措施,直接排放到水体中,均可使水温升高,水中化学反应、生化反应的速度随之加快,使某些有毒物质(如氰化物、重金属离子等)

的毒性提高,溶解氧减少,影响鱼类的生存和繁殖,加速某些细菌的繁殖,助长水草丛生,厌气发酵,产生恶臭。

鱼类生长都有一个最佳的水温区间。水温过高或过低都不适合鱼类生长,甚至会导致死亡。不同鱼类对水温的适应性也是不同的。如热带鱼适于15～32℃,温带鱼适于10～22℃,寒带鱼适于2～10℃的范围。又如鳟鱼虽在24℃的水中生活,但其繁殖温度则要低于14℃。一般水生生物能够生活的水温上限是33～35℃。

5.2.9 恶臭

恶臭是一种普遍的污染危害,日本及我国环保法均列为公害之一,它也发生于污染水体中。人能嗅到的恶臭物多达4000多种,危害大的有几十种。它们主要来自金属冶炼、炼油、石油化工、塑料、橡胶、造纸、制药、农药、化肥、颜料、皮革等化学制品厂的生产过程及产生的废水、废气、废渣中,还可从城市污水、粪便、垃圾中散发出来。

水体恶臭多属有机质在厌氧状态腐败发臭,属综合性的恶臭。恶臭分级见表5-3。

表5-3 恶臭的强度分级(范恩源等,2004)

分级	嗅觉强度	表现
0	无	完全感觉不到
1	很弱	一般感觉不到,仅有经验者才能察觉
2	弱	用水者注意时能察觉
3	显著	容易察觉,并对用水不满
4	强	引起注意,不愿饮用
5	很强	气味强烈,不愿饮用

恶臭的危害表现为使人憋气,妨碍正常呼吸功能、厌食、恶心,甚至呕吐、消化功能减退,精神烦躁不安,工作效率降低,判断力、记忆力降低。严重的可把人熏倒,头晕脑胀、头疼、眼疼等。长期在恶臭环境中工作和生活会造成嗅觉障碍,损伤中枢神经、大脑皮层的兴奋和调节功能。

相关医学知识

甲型肝炎

甲型肝炎是甲肝病毒(HAV)造成的一种肝脏感染病症。病毒因未受感染者(或未接种疫苗者)食用或饮用由甲肝病毒感染者的粪便污染的东西传播;被称之为粪口传播。该疾病与卫生条件差和不良个人卫生习惯有紧密联系。与乙型肝炎和丙型肝炎不同，甲型肝炎感染不会造成慢性肝病，也很少致命，但它会出现使人衰弱的症状。甲型肝炎属偶发疾病，在世界各地流行，有循环复发的趋势。据估计，每年世界各地甲型肝炎感染者有140万例。与食物或水受污染有关的疾病流行可突然暴发，比如1988年在上海发生的疾病流行，受影响者约为30万人。患者康复恢复正常生活，可能需要几周或者数月的时间，该疾病会给社区造成重大经济和社会后果。

症状

甲型肝炎的症状轻重不一，可能出现发热、不适、食欲不振、腹泻、恶心、腹部不适、深色尿和黄疸（皮肤和眼白发黄）。不是每位感染者都会出现所有症状。成人出现疾病体征和症状的情况多于儿童，在年老人群，疾病严重程度增加，死亡率增高。通常6岁以下受感染儿童没有明显的症状，只有10%的人出现黄疸。在较大的儿童和成人中，感染往往有较严重的症状，70%以上的病例会出现黄疸。多数人几周内（有时数月）即可康复，且没有并发症。

传播

甲型肝炎通常是人与人之间传播，即未受感染者食用了由病毒携带者的粪便污染过的食物或饮料。甲型肝炎可经血液传播，但这种情况很少见。水源性疾病疫情虽然并不常见，但它往往与受污水污染过或处理不当的饮水有联系。人与人之间偶尔接触不会传播病毒。

预防

改善卫生条件和接种甲型肝炎疫苗是抵御该疾病的最有效方法。

保持对社区内安全饮水的充足供应和对污水的适当处理，同时提倡注意个人卫生，比如经常洗手，可减少甲型肝炎传播。

国际上有几种甲型肝炎疫苗。就保护人们不受病毒感染的程度和所产生的副作用而言，所有这些疫苗都大同小异。尚没有获得许可并可供1岁以下儿童使用的疫苗。

在注射一剂疫苗后一个月内，几乎百分之百的人都会产生有一定保护作用的病毒抗体。即使接触到病毒，在接触病毒两周之内注射一剂疫苗，也可起到保护作用。不过，制造商建议两剂疫苗注射，以确保免疫接种后有5~8年的较长保护期。数百万人接种疫苗后未出现任何严重不良反应，可作为常规儿童免疫规划的一部分提供此种疫苗，或与因旅行而通常接种的疫苗一起接种。

资料来源：http://www.who.int/mediacentre/factsheets/fs328/zh/

5.3 水污染危害

5.3.1 对人体健康的危害

生活污水、医院排出的废水、畜禽饲养场污水、屠宰业污水等，常含有病毒、病菌、寄生虫等各种病原体，水体一旦遭受污染，居民常通过饮用、接触等途径引起介水传染病的暴发流行。根据报道，世界上有 2.5 亿人口被水传播的病原体感染，其中有 1000 万到 2000 万人死亡。水体受致病因子污染后，对人体健康造成危害，最常见的疾病包括霍乱、伤寒、痢疾、肝炎等肠道传染病及血吸虫病、贾第虫病等寄生虫病。

有些藻类能产生毒素，而贝类(蛤、蚶、蚌等)能富集此类毒素，人食用毒化了的贝类后可发生中毒，甚至死亡。富营养化湖泊中的优势藻如蓝藻(又称蓝细菌)的某些种可产生藻类毒素。藻类毒素对人体健康的影响已受到人们的重视，因为此类毒素一旦进入水中，一般供水净化处理和家庭煮沸不能使之全部失活。

水体受工业废水污染后，水体中各种有毒化学物质如汞、砷、铬、酚、氰化物、多氯联苯及农药等通过饮水或食物链传递使人体发生急、慢性中毒。

水中胶体颗粒、悬浮物、泥土细粒、浮游生物等能吸附汞，而后通过重力沉降进入底泥，底泥中的汞在微生物的作用下可转变为甲基汞或二甲基汞，甲基汞能溶于水，又可从底泥返回水中。因此，无论汞或甲基汞污染的水体均可造成危害。汞中毒损害神经系统，尤其是中枢神经系统，其中最严重的是小脑和大脑两半球，甲基汞还可通过胎盘屏障侵害胎儿，使新生儿发生先天性疾病，同时甲基汞对精细胞的形成有抑制作用，使男性生育能力下降，水俣病就是日本九州岛水俣地区因长期食用受甲基汞污染的鱼贝类而引起的慢性甲基汞中毒，以小脑性运动失调、视野缩小、发音困难为主要症状。

多氯联苯(polychlorinated biphenyls，简称 PCBs)是指由一些氯置换苯分子中的氢原子而形成的一类化合物，其化学性质的稳定程度随氯原子数的增加而增高，具有耐酸、耐碱、耐腐蚀及绝缘、耐热、不易燃等优良性能。

PCBs 主要随工业废水和城市污水进入水体。由于 PCBs 在水环境中极为稳定，易于附着在颗粒物上沉积于底泥中，然后缓慢向水中迁移，通过水生物摄取进入食物链系统，发生生物富集作用。而后 PCBs 通过食品进入人体。由于 PCBs 的脂溶性强，进入机体后可贮存于各组织器官中，尤其是脂肪组织中含量最高。一些流行病学调查资料表明，人类接触 PCBs 可影响机体的生长发育，使免疫功能受损。PCBs 对人危害的最典型例子是 1968 年发生在日本的米糠油中毒事件,受害者因食用被 PCBs 污染的米糠油(2000~3000 mg/kg)而中毒,主要表现为皮疹、色素沉着、眼睑浮肿、眼分泌物增多及胃肠道症状等,严重者可发生肝损害,出现黄疸、肝昏迷甚至死亡。这次中毒事件中的孕妇食用被污染的米糠油后,有的出现胎儿死亡,活产新生儿表现为体重减轻,皮肤颜色异常,眼分泌物增多等,即所谓的"胎儿油症"。表明 PCBs 可通过胎盘进入胎儿体内,也可通过母乳进入婴儿体内而导致中毒。

另外水体中的铅、镉、砷等也对人体产生危害,这些内容将在后面的章节做详细讲解。

5.3.2 对农业的危害

农业生产需要足够的水量,对水质也有一定的要求。一些水污染物蓄积在土壤中,使土壤中的微生物活动受抑制,进而恶化土壤的理化性质,破坏土壤的团粒结构,易使作物苗期枯萎死亡、生长期长势弱、早衰(早熟)或子粒不够饱满,降低产量,影响农作物的生长发育。同时污水灌溉使得大量有害物质在农产品中积累,造成残留超标,严重影响农产品质量。各种酸性污水还腐蚀农机具,缩短机械使用寿命。

5.3.3 对工业的危害

水质受到污染会影响工业产品的产量和质量,造成严重的经济损失。如食品、餐饮、纺织等工业需要利用水作为原料进行加工生产,水质污染直接影响产品的质量。水质下降造成水处理费用增大、原材料及能耗增加,增加生产成本。工业冷却水,如锅炉中的循环水,由于水中的硬度、碱度、硫酸盐过高,造成系统结垢、堵塞、腐蚀,严重影响工业生产的正常运行和仪器的使用寿命。

5.3.4 对生态环境的危害

自然界中生物与生物,生物与环境之间在物质和能量上维持着一种动态的平衡。当污染物质排放到水体中后,一方面是有害物质对一些水生生物构成直接的毒害,而一些耐污的水生生物大量繁殖,另一方面是有机污染造成水体的富营养化,水中的生化需氧量剧增,溶解氧含量降低,大量生物因缺氧而大量死亡,使水生生态系统平衡遭到破坏。

此外水污染还加剧了我国水资源短缺的状况,加大了我国城镇供水难度等。

相关医学知识

常见食物中毒的防治要点（何廷尉等，2005）

病名	有毒成分	潜伏期/h	临床特点	急救处理	预防要点
变形杆菌食物中毒	变形杆菌及其产生的肠毒素	2～30	急性胃肠炎型过敏型混合型	对症处理	控制人类带菌者对食物的污染，防止生熟食品交叉污染，食前彻底加热
蜡样芽孢杆菌食物中毒	杆菌，耐热型与不耐热型肠毒素	0.5～6	恶心、呕吐、头晕、腹痛，少数患者腹泻体温不高，愈后良好，腹泻型腹泻次数多	对氯霉素、庆大霉素、卡那霉素敏感	含淀粉多的食品易引起中毒，对剩饭、灌肠等应防止污染，食前加热100℃ 20～60 min
链球菌食物中毒	由甲型 B、D、H 三群引起，D 群多见	3～20	腹痛、腹泻、恶心、呕吐，少数患者微热，病程 1～2 日，愈后良好	对症处理	主要由肉、鱼、蛋类食品引起，应预防食物污染，食前彻底加热
发芽马铃薯中毒	龙葵素	1～13	咽喉瘙痒及烧灼感，肠胃炎，重症有溶血性黄疸，可因心脏麻痹、呼吸麻痹死亡	对症治疗	吃发芽马铃薯要挖去芽及芽眼，去皮水浸，炒时加醋，发芽很多或内部变绿者，应禁食
磷化锌中毒		0.5～3	喉头麻木、干渴、呼吸及呕吐物有蒜臭味；1～2 天假缓解期后出现血尿、蛋白尿、黄疸、肝昏迷	彻底洗胃，保护肝脏及对症处理，禁忌各种油类食物	注意灭鼠毒饵的使用和保管，避免误食和污染食物

5.4 地面水水质标准和污水排放标准

1. **地面水水质标准**

我国现行的地面水水质标准主要有地面水水质卫生标准和地表水环境质量标准。此外，还有农田灌溉水质标准，海水水质标准和渔业水质标准等。

（1）地面水水质卫生标准

地面水水质卫生标准是为了实施地面水卫生防护，特别是保护饮用水水源不受污染而制订的。此标准是对地面水(江河、湖泊、水库等淡水水域)水质提出的卫生要求和水中有害物质的限量规定。我国1956年颁布的《工业企业设计暂行卫生标准》和1962年修订的《工业企业设计卫生标准》,对地面水水质卫生标准已有所规定。现行的地面水水质卫生标准,载于卫生部等1979年颁发的《工业企业设计卫生标准(TJ36—79)》中。

我国制订地面水水质卫生标准的原则是:① 防止通过地面水传播疾病;② 防止通过地面水引起急性或慢性中毒及远期危害;③ 保证地面水感官性状良好;④ 保证地面水自净过程能正常进行。

(2) 地表水环境质量标准

《地表水环境质量标准》(GB3838-2002)是为贯彻《中华人民共和国环境保护法》和《中华人民共和国水污染防治法》,防治水污染,保护地表水水质,保障人体健康,维护良好的生态系统制定的。本标准按照地表水环境功能分类和保护目标,规定了水环境质量应控制的项目及限值,以及水质评价、水质项目的分析方法和标准的实施与监督。本标准项目共计109项,其中地表水环境质量标准基本项目24项见表5-4,集中式生活饮用水地表水源地补充项目5项见表5-5,集中式生活饮用水地表水源地特定项目80项见表5-6。

表5-4 地表水环境质量标准基本项目标准限值

单位:mg/L

序号	分类 标准值 项目		Ⅰ类	Ⅱ类	Ⅲ类	Ⅳ类	Ⅴ类
1	水温(℃)		人为造成的环境水温变化应限制在: 周平均最大温升≤1 周平均最大温降≤2				
2	pH值(无量纲)		6~9				
3	溶解氧	≥	饱和率90%(或7.5)	6	5	3	2
4	高锰酸盐指数	≤	2	4	6	10	15
5	化学需氧量(COD)	≤	15	15	20	30	40
6	五日生化需氧量(BOD_5)	≤	3	3	4	6	10
7	氨氮(NH_3-N)	≤	0.15	0.5	1.0	1.5	2.0
8	总磷(以P计)	≤	0.02 (湖、库0.01)	0.1 (湖、库0.025)	0.2 (湖、库0.05)	0.3 (湖、库0.1)	0.4 (湖、库0.2)
9	总氮(湖、库,以N计)	≤	0.2	0.5	1.0	1.5	2.0
10	铜	≤	0.01	1.0	1.0	1.0	1.0
11	锌	≤	0.05	1.0	1.0	2.0	2.0
12	氟化物(以F计)	≤	1.0	1.0	1.0	1.5	1.5

续表

序号	分类 标准值 项目		I类	II类	III类	IV类	V类
13	硒	≤	0.01	0.01	0.01	0.02	0.02
14	砷	≤	0.05	0.05	0.05	0.1	0.1
15	汞	≤	0.00005	0.00005	0.0001	0.001	0.001
16	镉	≤	0.001	0.005	0.005	0.005	0.01
17	铬(六价)	≤	0.01	0.05	0.05	0.05	0.1
18	铅	≤	0.01	0.01	0.05	0.05	0.1
19	氰化物	≤	0.005	0.05	0.02	0.2	0.2
20	挥发酚	≤	0.002	0.002	0.005	0.01	0.1
21	石油类	≤	0.05	0.05	0.05	0.5	1.0
22	阴离子表面活性剂	≤	0.2	0.2	0.2	0.3	0.3
23	硫化物	≤	0.05	0.1	0.2	0.5	1.0
24	粪大肠菌群(个/L)	≤	200	2000	10 000	20 000	40 000

表5-5 集中式生活饮用水地表水源地补充项目标准限值

单位：mg/L

序号	项目	标准值
1	硫酸盐(以 SO_4^{2-} 计)	250
2	氯化物(以 Cl^- 计)	250
3	硝酸盐(以 N 计)	10
4	铁	0.3
5	锰	0.1

表5-6 集中式生活饮用水地表水源地特定项目标准限值

单位：mg/L

序号	项目	标准值	序号	项目	标准值
1	三氯甲烷	0.06	10	三氯乙烯	0.07
2	四氯化碳	0.002	11	四氯乙烯	0.04
3	三溴甲烷	0.1	12	氯丁二烯	0.002
4	二氯甲烷	0.02	13	六氯丁二烯	0.0006
5	1,2—二氯乙烷	0.03	14	苯乙烯	0.02
6	环氧氯丙烷	0.02	15	甲醛	0.9
7	氯乙烯	0.005	16	乙醛	0.05
8	1,1—二氯乙烯	0.03	17	丙烯醛	0.1
9	1,2—二氯乙烯	0.05	18	三氯乙醛	0.01

续表

序号	项目	标准值	序号	项目	标准值
19	苯	0.01	50	丁基黄原酸	0.005
20	甲苯	0.7	51	活性氯	0.01
21	乙苯	0.3	52	滴滴涕	0.001
22	二甲苯①	0.5	53	林丹	0.002
23	异丙苯	0.25	54	环氧七氯	0.0002
24	氯苯	0.3	55	对硫磷	0.003
25	1,2—二氯苯	1.0	56	甲基对硫磷	0.002
26	1,4—二氯苯	0.3	57	马拉硫磷	0.05
27	三氯苯②	0.02	58	乐果	0.08
28	四氯苯③	0.02	59	敌敌畏	0.05
29	六氯苯	0.05	60	敌百虫	0.05
30	硝基苯	0.017	61	内吸磷	0.03
31	二硝基苯④	0.5	62	百菌清	0.01
32	2,4—二硝基甲苯	0.0003	63	甲萘威	0.05
33	2,4,6—三硝基甲苯	0.5	64	溴氰菊酯	0.02
34	硝基氯苯⑤	0.05	65	阿特拉津	0.003
35	2,4—二硝基氯苯	0.5	66	苯并(a)芘	2.8×10^{-6}
36	2,4—一氯苯酚	0.093	67	甲基汞	1.0×10^{-6}
37	2,4,6—三氯苯酚	0.2	68	多氯联苯⑥	2.0×10^{-5}
38	五氯酚	0.009	69	微囊藻毒素—LR	0.001
39	苯胺	0.1	70	黄磷	0.003
40	联苯胺	0.0002	71	钼	0.07
41	丙烯酰胺	0.0005	72	钴	1.0
42	丙烯腈	0.1	73	铍	0.002
43	邻苯二甲酸二丁酯	0.003	74	硼	0.5
44	邻苯二甲酸二(2—乙基己基)酯	0.008	75	锑	0.005
45	水合肼	0.01	76	镍	0.02
46	四乙基铅	0.0001	77	钡	0.7
47	吡啶	0.2	78	钒	0.05
48	松节油	0.2	79	钛	0.1
49	苦味酸	0.5	80	铊	0.0001

注：① 二甲苯：指对—二甲苯、间—二甲苯、邻—二甲苯；② 三氯苯：指1,2,3—三氯苯、1,2,4—三氯苯、1,3,5—三氯苯；③ 四氯苯：指1,2,3,4—四氯苯、1,2.5—四氯苯、1,2,4,5—四氯苯。；④ 二硝基苯：指对—二硝基苯、间—二硝基苯、邻—二硝基苯；⑤ 硝基氯苯：指对—硝基氯苯、间—硝基氯苯、邻—硝基氯苯；⑥ 多氯联苯：指 PCB—1016、PCB—1221、PCB—1232、PCB—1242、PCB—1248、PCB—1254、PCB—1260。

《地面水环境质量标准》(GB 3838—83)为首次发布,1988年为第一次修订,1999年为第二次修订,本次为第三次修订。本标准自2002年6月1日起实施,《地面水环境质量标准》(G83838—88)和《地表水环境质量标准》(GHZBl—1999)同时废止。

依据地表水水域环境功能和保护目标,水域按功能高低依次划分为五类:

Ⅰ类　主要适用于源头水、国家自然保护区;

Ⅱ类　主要适用于集中式生活饮用水地表水源地一级保护区、珍稀水生生物栖息地、鱼虾类产卵场、仔稚幼鱼的索饵场等;

Ⅲ类　主要适用于集中式生活饮用水地表水源地二级保护区、鱼虾类越冬场、洄游通道、水产养殖区等渔业水域及游泳区;

Ⅳ类　主要适用于一般工业用水区及人体非直接接触的娱乐用水区;

Ⅴ类　主要适用于农业用水区及一般景观要求水域。

对应地表水上述五类水域功能,将地表水环境质量标准基本项目标准值分为五类,不同功能类别分别执行相应类别的标准值。水域功能类别高的标准值严于水域功能类别低的标准值。同一水域兼有多类使用功能的,执行最高功能类别对应的标准值。

2. 污水排放标准

排放标准对污水中的污染物或有害因素规定了控制浓度或限量要求,用于限制污染源排放口的浓度。水污染排放标准由《污水综合排放标准》和系列标准如《造纸工业水污染物排放标准》、《农药工业水污染物排放标准》、《钢铁工业水污染物排放标准》等组成。

我国1973年首次颁布了《工业"三废"排放试行标准(GBJ 4—73)》,对排入地面水的工业废水中19项污染物或有害因素规定了排放标准。为了适应我国经济建设和环境保护管理工作的发展需要,国家环境保护局组织有关部门进行调查研究,对这部分排放标准重新修订,于1988年颁布《污水综合排放标准(GB8978—88)》,适用于排放污水和废水的一切企事业单位。现行的《污水综合排放标准(GB8978—1996)》是国家环保局1996年批准,1998年实施的,是对《污水综合排放标准(GB8978—88)》的修订。表5-7规定了第一类污染物最高允许排放浓度。

表5-7　第一类污染物最高允许排放浓度

单位:mg/L

序号	污染物	最高允许排放浓度
1	总汞	0.05
2	烷基汞	不得检出
3	总镉	0.1
4	总铬	1.5

续表

序号	污染物	最高允许排放浓度
5	六价铬	0.5
6	总砷	0.5
7	总铅	1.0
8	总镍	1.0
9	苯并(a)芘	0.00003
10	总铍	0.005
11	总银	0.5
12	总α放射性	1Bq/L
13	总β放射性	10Bq/L

5.5 中国水体卫生防护措施

1. 打破传统的"先污染后治理"的观念

治理水污染的代价远远高于控制水污染的代价,我国近年来治理太湖、淮河等的经验已经证明了这一点。各地区、各部门应该采取积极有效的措施,进行深入、广泛、持久的宣传教育,使环境保护扎扎实实深入人心。同时,转变人们"用水掏钱是理所当然,排污也要掏钱则难以接受"的观点。正因为如此,长期以来,城市排水设施及污水处理厂的建设和运营管理都是以国家和地方政府投资为主的,这不利于污水处理事业的发展。2002年,我国城市污水排放总量大约为 400×10^8 m^3,预计到2010年,全国城市污水排放总量将增加到 640×10^8 m^3。从保护城市水源水质并逐步完善水环境的角度考虑,到2010年,城市污水处理率至少要达到50%(目前不足15%)。要达到上述处理程度,年投资至少需要800亿元人民币,污水处理的成本太高。而切实可行的办法就是转变观念,走市场化的路子,即谁污染谁治理,在收取水费的同时收取水污染治理费,污水处理厂实行企业化运营,国家只负责相关法规的制定和执行工作。

2. 完善相关的法律法规,制定全国性水污染防治计划

法律制度的建设不容忽视,我国目前已经建立起一套环境保护法律法规体系,但还有待进一步完善,各地方省市配套的法规制定工作也需跟上,以便工作人员在执法过程中有法可依。

我国水资源分布范围极广,主要有黑龙江流域片、辽河流域片、海滦河流域片、黄河流域片、长江流域片、珠江流域片、浙闽台流域片、西南诸河片、内陆诸河片和额尔斯河片,包括流域内大大小小的几万个湖泊,覆盖了全国国土的绝大部分,这些流域的水污染防治工作应当统筹考虑、突出重点、分步实施。

3. 实施污水资源化战略

污水资源化,即将经过处理的污水作为水源加以利用,可以说,它是污水处理的延伸。实施污水资源化战略,能在较大程度上缓解有限的水资源与用水量日增两者之间的矛盾。

在实施污水资源化战略中应该:① 充分认识到污水的价值。净化后的污水是一种可贵的水资源,应当将其作为水资源开发利用的一个方向;应该消除"即使经过了处理的污水也是一种'脏水',不能使用"的旧观念。② 加大科技投入,保障净化后的污水水质。应当说,水质是最重要的方面,只有水质达到了标准,人们才能安全地使用。目前,污水资源化的途径大多是用作中水或回用于工业生产,作为饮用水水源其处理成本太高。但是随着人们对各种污水性质认识的日益加深以及水处理技术的进一步发展,将净化的污水作为生活饮用水水源是有可能的。③ 提供实施污水资源化战略的政策保障。污水资源化战略是一个系统工程,需要国家提供政策上的支持,比如拓宽污水利用的渠道,引导污水资源的开发和利用等。

4. 严格控制点源污染,倡导"清洁生产",提高工业用水重复利用率,实施排放口规范达标。

对于超量超标排污的企业,一方面要按照相应的法规加大处罚力度,另一方面还可以利用收取的排污费用于扶持企业污水处理设施的建设,减轻企业治污的经济压力。我国已经推行"清洁生产"政策。清洁生产的最初概念成型于20世纪70年代中期,对环境问题和工业废物管理的思考使人们认识到预防策略的重要性,由此涌现出了"污染预防"、"零排放技术"等基于污染防治原则的概念。

为了更好地促进国际间交流和合作,1989年,联合国环境署(UNEP)在总结工业污染防治概念和实践的基础上提出了清洁生产这一说法,在1990年英国堪特布里召开的第一次国际清洁生产高级研讨会上推出了清洁生产的定义,即对工艺和产品不断地运用综合性的预防战略,以减少其对人体和环境的风险。清洁生产作为崭新的集成性和预防性的环境管理策略,已经被公认为实现可持续发展的技术手段和实现工具。作为当前最受关注的污染防治的策略和方法,世界范围内的清洁生产推行已经取得了瞩目的成就,被誉为技术创新的推动者、企业管理的催化剂、工业模式的革新者、连接工业化和可持续发展的桥梁。近10年来,我国在推行清洁生产方面取得了可喜的成绩,但离最终目标还有很长一段距离。

5. 加强农村面源污染的宏观调控,倡导"生态农业"

农村面源污染主要来自化肥和农药残留物,以及水土流失过程中的土壤养分和有机质。我国农业生产使用的化肥中,化学肥料使用的比例大大超过了有机肥料,且氮磷钾使用比例不平衡,导致土壤板结,耕作质量差,肥料利用率低,土壤和肥料养分易流失,污染了地表水和地下水。此外,农药的大量使用严重污染了水体环境。为了加强对农村面源污染的宏观调控,我国政府提出了发展生态农业的目标,并且已经取得了初步成效。例如重庆市有关部门在编制相关规划的基础上,采取了一系列切实可行的措施:推广科学施肥技术,推广复合肥,提高化肥利用率;开展农药污染防治工作,禁止了7个农药品种的使用,对其他农药减量控制,2000年农药使用总量比1999年减少了34%。

6. 严格把好项目审批关

社会的进步,经济的发展,人们需求的增加,使得新上马项目也随之急增,给水环境带来了一定的挑战。因此,对新上马项目,无论其规模大小,除进行必要的可行性评估外,还必须进行生态评估,特别是对水资源污染状况的评估;对严重影响水资源,造成严重污染的,且企业自身又无法解决的,坚决杜绝此类项目施工;对造成水资源污染的非施工不可的,企业自己有防污、治污能力的,必须严格审查其防污、治污设施和治理程度及其建设过程。

7. 提高科研开发能力,提倡科技治水

长期困扰中国水污染防治工作的突出问题,除了资金就是技术,因此必须加强环境保护的科研工作。当前的重点:① 抓紧高浓度有机废水处理技术的攻关研究,特别是像草浆造纸、制药、食品和制革等特殊行业的废水治理技术;② 解决与水源污染相关的治理技术,开发人畜粪便固化、加工技术;③ 加速环保产品和产业的发展,提高水污染防治设施的产品标准化、成套化和自动控制性能,大力开发城市污水和工业废水成套处理技术。

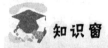 知识窗

国家应对水污染所采取的策略

1972年,周恩来总理批准成立官厅水库水污染治理办公室,这是中国水污染治理起步的标志,也是中国水源保护的摇篮。

1989年,第一次水污染防治大会在河南省安阳市召开,提出了水域分类管理、污染源分级控制、划分水环境功能区、发放排污许可证等一系列对策,大大强化了各级环保部门依法行政的手段。

1995年，以治理淮河为动员令，向污染宣战，中国污染最严重的淮河、海河、辽河、太湖、滇池、巢湖以及渤海成为"33211"工程的主要组成部分。这几个流域的水污染治理虽然只是初见成效，但是敢于选择世界少有的人口密集、水资源严重紧缺的流域作为治污突破口，本身就是信心和力量的体现。

2000年，为使中国跨世纪工程南水北调项目发挥综合效益，东线治污、东西中三线的水污染防治与生态保护任务确定，把中国水污染防治工作推向新的高度，即让治污为重点工程开路并融入重点工程的建设计划，实现"先节水后调水，先治污后通水，先环保后用水"。

2003年3月9日，胡锦涛总书记在中央人口资源环境工作座谈会上明确要求："环境保护工作要着眼于人民喝上干净的水、呼吸清洁的空气、吃上放心的食物，在良好的环境中生产生活。"

2005年12月8日，国家环保总局发出紧急通知，将在全国范围内开展环境安全大检查。检查的重点是重要江河干流及其主要支流沿线的大中型企业，特别是城镇集中式饮用水源地上游和城乡居民集中居住区周围的大中型化工企业；小化工企业集中区域环境污染整治、达标排放情况；对饮用水源地和居民居住集中区环境安全隐患的整改措施及落实情况。

2006年7月21日，国务院召开全国水污染防治工作电视电话会议，国家环保总局与"十一五"水污染物削减任务较重的河北等九省（区）政府签订了削减目标责任书。这标志着"十一五"化学需氧量削减任务已经目标到省、责任到省，削减工作全面启动。

2007年5月10日，国家环保总局局长周生贤在松花江流域水污染防治工作会议上，明确提出让松花江休养生息的政策，以推动全流域走上又好又快的科学发展道路。

2007年7月3日，国家环保总局针对中国目前严峻的水污染形势，对长江、黄河、淮河、海河四大流域部分水污染严重、环境违法问题突出的6市2县5个工业园区实行"流域限批"；对流域内32家重污染企业及6家污水处理厂实行"挂牌督办"，并为坚决完成减排目标，要求尽快建立跨区域、跨部门的流域污染防治机制和新环境经济政策体系。

2007年7月12日，国家环保总局在安徽合肥召开全国湖泊污染防治工作会议。周生贤局长指出：继对松花江做出休养生息部署之后，要实行更高水平、更加严格的环保标准，让不堪重负的江河湖泊休养生息，努力推进流域经济社会与环境协调发展。

资料来源：http://www.zhb.gov.cn/ztbd/xyshx/200708/t20070822_108270.htm

思考与讨论

1. 请利用可利用的资源,如书籍、报纸、网络等,查找吉林石化分公司双苯厂"11·13"爆炸事件的跟踪报道,详细了解事件因果,并回答松花江水污染事件所造成的危害有哪些?
2. 什么是水污染?
3. 论述水中主要污染物质的来源及特点。
4. 什么是水体富营养化?有哪些危害?易发生在什么地方?
5. 什么是水华,赤潮?
6. 水体污染主要有哪些危害?
7. 中国水体卫生的防护策略是什么?

参考文献

[1] 杨克敌. 环境卫生学[M]. 北京:人民卫生出版社,2004.
[2] 左玉辉. 环境学[M]. 北京:高等教育出版社,2006.
[3] 何廷尉,李宁秀. 预防医学[M]. 北京:高等教育出版社,2005.
[4] 范恩源,马东元. 环境教育与可持续发展[M]. 北京:北京理工大学出版社,2004.
[5] 韩吉,薛国东. 水污染及水污染的生物治理[J]. 吉林水利,2008,1(308):44—46.
[6] 况守龙. 水污染的途径及危害[J]. 科技资讯,2008,(2):182.
[7] 王晖,邵青. 我国水污染的防治及其相关问题的思考[J]. 湖南师范大学自然科学学报,2005,28(1):84—87.
[8] 何雨薇,邢会歌. 我国城市水污染现状及其对策[J]. 水利科技与经济,2006,12(1):44—45.
[9] 资源网 http://www.lrn.cn/science/greenLife/200810/t20081021_287210.htm.
[10] 人民网 http://edu.people.com.cn/GB/5202444.html.
[11] http://dep.yctc.edu.cn/chemical/HJHXWLKC.
[12] http://baike.baidu.com/view/326888.htm.
[13] http://www.nxep.gov.cn/readnews.asp?newsid=543.
[14] http://www.fx120.net/zcfg/zc-yygl/wsjdjy/2004042810090964747.htm.
[15] http://www.cxcdc.org.cn/show_news.asp?News_kind=25&News_skind=53&News_Zt=0&News_id=404
[16] http://www.who.int/mediacentre/factsheets/fs328/zh/
[17] http://www.zhb.gov.cn/ztbd/xyshx/200708/t20070822_108270.htm

第6章 环境中常见重金属污染与健康

一般密度在大于 4.5g/cm³ 的金属统称为重金属,如金、银、铜、铅、锌、镍、钴、镉、铬和汞等。从环境污染方面来说,主要是指汞、镉、铅、铬以及类金属砷等生物毒性显著的重金属,也指具有一定毒性的一般重金属如锌、铜、钴、镍、锡等。目前最引起人们注意的是汞、镉、铬等。重金属随废水排出时,即使浓度很小,也可能造成危害。重金属污染指由重金属或其化合物造成的环境污染。主要由采矿、废气排放、污水灌溉和使用重金属制品等人为因素所致。如日本发生的水俣病和痛痛病等公害病,都是由重金属污染所引起的。

6.1 镉污染与人体健康

6.1.1 自然界中的镉

1817 年德国 F. 施特罗迈尔从碳酸锌中发现镉,K. S. L. 赫尔曼和 J. C. H. 罗洛夫也在氧化锌中发现镉,其英文名称来源于拉丁文 cadmia,含义是菱锌矿。镉是银白色有光泽的金属,有韧性和延展性,有较大毒性。

镉在自然界中多以硫化镉形态存在,并常与锌、铅、铜、锰等矿共存,所以在这些金属的精炼过程中都可排出大量的镉。镉的世界储量估计为 900 万吨。镉在潮湿空气中缓慢氧化并失去金属光泽,加热时表面形成棕色的氧化物层。高温下镉与卤素反应激烈,形成卤化镉。也可与硫直接化合,生成硫化镉。镉可溶于酸,但不溶于碱。氧化镉和氢氧化镉的溶解度都很小,它们溶于酸,但不溶于碱。镉可形成多种配离子,如 $Cd(NH_3)^+$、$Cd(CN)^+$、$CdCl^+$ 等。

6.1.2 镉的来源

环境镉污染的最主要来源是有色金属矿产开发和冶炼工业企业排放的含镉烟尘和含镉废水,其次是使用镉为原料的工业企业所排放的含镉废水,再次是含镉肥料的使用。无论哪种来源的镉最后形成的主要污染形式是土壤镉污染。土壤中的镉经饲料、食物的方式进入到动物、人体内。

镉的所有化学形态对人和动物都是有毒的。镉可以作为塑料的稳定剂,油漆的着色剂以及用于电镀和镉电池中。由于镉具有优良的抗腐蚀性和抗磨擦性能,是生产不锈钢、易熔合金、轴承合金的重要原料,并且镉在半导体、荧光体、原子反应堆、航空、航海等方面均有广泛用途。这些行业的发展必然使镉进入生物圈。此外,在镀锌的金属、硫化的轮胎、磷肥和污泥中也夹杂着相当数量的镉。如果没有工厂排放镉,空气中镉的浓度约 $0.001\ \mu g/m^3$,实际上大城市空气中镉浓度约 $0.03\ \mu g/m^3$,因此,人和动物从空气中摄取的镉是极少的。但烟瘾大的人每天可多吸入 $5\sim10\ \mu g$ 镉或更多。吸入的镉比食入的镉更容易被吸收和残留于组织中,因此,烟瘾大的人可显著增加镉在体内的负荷量。另外,饮料的制作需要采用各种各样的加热装置,这可使水中的镉得到明显富集。

对于动物和大多数不吸烟者来说,食物是镉的主要来源。人们通过食物摄取的镉量随食物性质的不同而异,如牡蛎是富镉食物,施用化肥的作物基部也富含镉。大多数成年人通过食物可获得镉 $50\sim100\ \mu g/d$。

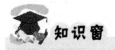知识窗

日常生活中的镉

1. 镉是一种高度蓄积性毒物,在人体器官和组织器官内的半衰期长达 10~30 年不等,镉及其化合物可从消化道侵入机体,分布于全身各器官,主要贮存在肝、肾、肺和甲状腺,可引起机体慢性中毒。为了减少饮用水中镉的危害,徐红娟选用不同茶叶用沸水连续浸泡 3 次,测试镉的含量,第一、二次茶处理水中镉的含量均明显低于沸水中镉的含量,有高度显著性差异,第三次茶处理水和沸水中的镉含量亦有显著性差异,说明 3 次浸泡都达到了降低饮用水中镉含量的目的。

2. 水垢是紧紧附着在开水壶内壁上的一层白色物质,这层物质不但让人看着难受,而且严重影响身体健康。水垢中含有很多重金属物质,水壶中沉积 1 周的水垢中镉 $34\ \mu g$。实践证明,长期摄入水垢中存在的镉,会引起人体的重金属镉中毒。

资料来源:《医药养生保健报》,2008-4

6.1.3 镉中毒及其危害

通过镉及其化合物经食物、水和空气进入人体后产生的毒害作用,有急性、慢性中毒之分。工业生产中吸入大量的氧化镉烟雾可发生急性中毒。早期表现为咽痛、咳嗽、胸闷、气短、头晕、恶心、全身酸痛、无力、发热等,严重时可出现中毒性肺水肿或化学性肺炎,中毒者高度呼吸困难,咯大量泡沫血色痰,可因急性呼吸衰竭而危及生命。用镀镉的器皿调制或存放酸性食物或饮料,食物和饮料中可含镉,误食后可引起中毒。潜伏期短,通常经 10~

20 min 后,即可发生恶心、呕吐、腹痛、腹泻等消化道症状。严重者可有眩晕、大汗、虚脱、四肢麻木、抽搐。

长期接触镉及其化合物可产生慢性中毒,引起肾脏损害,主要表现为尿中含大量低分子量的蛋白,肾小球的滤过功能虽属正常,但肾小管的回吸收功能却减低,尿镉排出增加。镉中毒可使肌内萎缩,关节变形,骨骼疼痛难忍,不能入睡,发生病理性骨折,以致死亡。

镉的主要来源是工厂排放的含镉废水进入河床,灌溉稻田,被植株吸收并在稻米中积累,若长期食用含镉的大米,或饮用含镉的污水,容易造成"骨痛病"。

痛痛病最早发生在日本富山县神通川流域,患者全身疼痛,终日喊疼不止,故名痛痛病,亦称骨痛病。

病因主要是含镉废水排入农田污染了稻米,居民长期食用含镉很高的稻米(称镉米)而发病。患者多为40岁以上多胎生育妇女。

主要临床表现是早期腰背疼,膝关节疼,以后遍及全身的刺痛,止痛药无效。患者易在轻微外伤下发生多发性骨折,甚至在咳嗽、喷嚏时也引起骨折。四肢弯曲变形,脊柱缩短变弯,骨软化和骨质疏松,行动困难,被迫长期卧床。

患者尿镉含量高、尿糖增高,尿中低分子蛋白增多,尿酶有改变。尿中镉含量可高达每升数十微克,最高可达 $100\,\mu g/L$(正常人尿镉在 $2\,\mu g/L$ 以下)。由于镉损坏了肾小管,使肾功能异常,引起钙、磷代谢障碍,导致骨质脱钙,尿钙增多。

该病多在营养不良的条件下发病,此病发病缓慢,最短潜伏期为 2~4 年。镉在体内的生物半减期为 16~33 年,经过长期的蓄积达到一定程度才发病。本病无特效疗法,最后患者多因极度衰弱和并发其他疾病而死亡,死亡率很高。

预防措施除保证土壤中镉含量不超过 $1.0\,mg/kg$ 外,世界卫生组织(WHO)还建议成人每周摄入的镉不应超过 400~500 μg。

 相关医学知识

镉中毒与痛痛病的诊断

镉中毒诊断:1987 年我国公布了《职业性镉中毒诊断标准及处理原则》GB7803—87。

痛痛病的诊断:1967 年以前,日本将病人分为五类(即确诊为病人,非常怀疑为病人、怀疑为病人、需要进一步随诊及不怀疑为病人)。于1965 年制订了诊断标准,结合用流行病学方法进行观察。1972 年日本的痛痛病诊断标准确定必须具备以下全部条件：① 在镉污染区居住,有镉接触史;② 无肾小管功能障碍及骨质疏松、伴有骨软化的先天性疾患,而是成年后发现的(主要是更年期后的女性);③ 出现肾小管功能障碍;④ X射线及活检证实骨质疏松伴有骨软化。若不能确诊为骨软化(或疑似骨软化),但符合痛痛病确诊时必要的医学检查项目者也可确定之。近年来诊断的基准更严格了,如果不能确诊为骨软化,则日本痛痛病与镉中毒鉴别委员会不予接受为痛痛病。

资料来自：蔡宏道,1995年

6.1.4 土壤镉污染的治理

关于土壤镉污染的治理方法概括起来有三种即净化、钝化和避害策略,又包括物理措施、化学措施、生物措施和生态措施四种技术措施。

净化策略是指将土壤中的重金属污染物用物理、化学和生物的方法清除,使土壤污染物含量恢复到本底水平。主要技术措施有电动力学修复、酸洗、排土与客土以及生物萃取等,其中生物修复被认为是最具市场潜力的绿色环保技术。

钝化策略是指利用有关技术改变土壤中重金属的形态,使生物毒性和迁移性强的活性态金属离子转化为没有活性或活性弱的沉积态或稳定态化合物,从而降低重金属污染的危害。主要技术有热处理、玻璃化和土壤改性剂法等,其中施用石灰等碱性物质和有机物料等土壤改性剂是至今实际应用最多、且治理效果较好的技术方法。

避害策略是指污染土壤在经过净化和钝化技术处理之后仍不能保障传统作物生产和产品质量安全时,通过重新构建农田生态系统,提高镉污染"毒害阈值",避免和消除镉的生物毒害和食物链污染危害,实现污染土壤安全高效利用的一种治理策略。主要有生态系统置换、林业和农业生态工程技术等。国外对于受重金属严重污染的土壤,特别是伴有放射性污染的地区,多采用封闭的方法,进行生物种群的人工置换与自然演替,实现污染物的生物固定与生态避害。国内影响较大的成功实例有沈阳张士灌区镉污染治理中的林业生态工程技术和湖南某铀矿区污染农田治理中的农业生态工程整治技术。

6.2 汞污染与人群健康

6.2.1 环境汞污染的来源

汞的排放来自于自然源和人为源两个部分,自然源包括火山活动、自然风化、土壤排放和植被释放等,人为源排放指的是因人类活动引起的汞排放,包括汞的使用、物质当中含有汞杂质以及废物处理引起的汞排放三大类。

向大气中汞的排放主要源于化石燃料燃烧,尤其是煤炭的燃烧,而燃煤电厂是大气中全球汞排放的最大的源头。研究表明,1995年欧洲人为排放源排放的总汞为341.8吨,其中燃煤电厂排放的汞占26%,居已知污染源的首位。其他污染源还包括电厂以外的各种燃煤工业锅炉、废物燃烧、水银法氯碱生产、水泥生产、有色金属生产、钢铁生产等。

水体汞污染的来源主要是汞的开采冶炼、氯碱、化工、仪表、电子、颜料等工业企业含汞工业废水的排放。特别的是氯碱工厂是环境汞污染的祸首,电解法生产氯气和烧碱时,使用汞作为电极,估计每生产1吨烧碱,就有 0.12~0.25 kg 的汞废液排出。

土壤汞污染是因为含汞农药的使用。20世纪60年代以前,农田广泛使用有机汞杀菌剂防治农作物的真菌病,因而土壤遭受汞污染相当普遍。有机汞杀菌剂作为拌种剂使用曾经在欧洲引起鸟类的大量死亡,也曾发生误食拌了药剂的小麦引起人群中毒事件,这促使有机汞农药使用逐年减少。另外含汞污水灌溉和含汞污泥施肥也会使土壤遭受到汞的污染。

6.2.2 汞和汞化合物的毒性

环境中的汞有元素汞和化合汞两种形态。汞及其无机化合物进入水环境后,以元素汞、一价汞和二价汞三种形式存在。在某些细菌作用下二价汞离子可产生甲基汞。化合态汞包括无机汞和有机汞化合物,后者最常见的有甲基汞、乙基汞、苯基汞等。

1. 元素汞(金属汞)

元素汞常以蒸气状态污染空气,因此常常是经呼吸系统侵入人体,另外,元素汞易溶于脂质,可以顺利通过血脑屏障进入脑组织,这是一个很重要的毒理学性质。元素汞在红细胞和其他组织中被氧化,变成二价汞离子。在脑组织中的元素汞被氧化转变为二价汞离子后,难有逆向转运——即通过血脑屏障返回血液,因而形成汞离子在脑组织中的积蓄,这个性质对于脑组织损害起着重要作用。二价汞离子在其他组织中形成后,很快地转运至肾脏积蓄,然后随尿液排出体外。肾脏是二价汞离子的"靶器官"(即它有限地被选择为二价汞离子的集中处所)和主要排泄器官。所以,除非在短时间内肾脏聚集高浓度的二价汞,一般不容易造成肾脏的实质性损害。脑组织则与肾脏不同,由于排汞缓慢,汞积蓄渐增,所受损害常先于肾脏,故慢性汞中毒者首先见到神经系统的症状。

制灯工业用汞量很大,尤其荧光灯的灯管排气。由于管道流阻大,排气效率甚低,为了简便地清除灯管内的杂质气体,所以常常采用向灯管注汞的传统液汞法,让汞蒸气驱赶残气,这样,排出的废气中含有大量的汞蒸气,一旦排气中灯管破损,大量汞蒸气就会弥散空间污染环境。用注汞器向灯管注汞，注汞器因氧化而需清洗，还要向注汞器加汞，这样难免汞洒落地面，形成过量汞蒸气，当人们长期在超过安全限度的汞蒸气环境中工作，汞在人身上不断积聚而产生严重毒害，使得不少工厂的工人被迫轮批工作，进行排汞治疗。

2. 无机汞化合物

无机汞化合物（如汞的硫化物、氯化物、氧化物以及其他汞盐）可能以气溶胶状态污染空气，通过呼吸系统侵入人体，亦可通过饮水、食物经胃肠道侵入人体。无论是通过呼吸道还是肠胃道途径，无机汞化合物被机体吸收的程度都很小，所表现的毒力也很小，这是不同于元素汞和有机汞化合物的。只有离子态汞才被吸收，进入人体内的汞离子开始迅速分布于全身，随之迅速转移至肾、肝，最后主要聚集于肾脏，并经肾脏通过尿液排泄，部分亦可通过粪便、汗腺、唾液、乳液排出。二价汞离子不易通过血脑屏障进入脑，故汞的无机化合物比元素汞对脑损害的危害性小。二价汞的毒性作用主要是对肾、肝等实质性器官。除非在短时间内有高浓度的聚积，一般不宜造成肝、肾损害。

3. 有机汞化合物

在有机汞化合物中，一类是苯基汞和烷基汞，在体内容易降解为汞离子。另一类为短链的烷基汞（甲基汞、乙基汞），分子结构中的碳汞键比较牢固，不易降解，在体内主要以其分子形式发挥毒性作用。

甲基汞是剧毒性物质，是水俣病的致病因子。甲基汞主要侵害神经系统，特别是中枢神经系统。损害最严重的部位是小脑和大脑两半球，特别是枕页、脊髓后束以及末梢感觉神经在晚期易受损。这些损害是不可逆的。甲基汞对神经组织的毒性效应，是它直接作用于神经细胞的结果，而不是它的代谢产物无机汞的作用。已经证实，脑组织积蓄的甲基汞经很长的时间后，绝大部分仍保持原来形态。

虽然甲基汞在肝、肾的积蓄较脑为高，但甲基汞对肝、肾的毒性效应较低。

人体对甲基汞的耐受性，据估计为 $0.5\,\mathrm{mg/kg}$。有人提出人体积蓄甲基汞达 $100\,\mathrm{mg}$ 时，即引起中毒。

6.2.3 汞污染对人群健康的危害

汞和汞化合物污染环境，对人类健康有严重的危害。中毒情况依各种条件而定，这包括它们不同的毒性、污染环境的方式、环境中的浓度、人的接触方式和持续时间等。

1. 大气汞污染的健康危害

除汞矿冶炼工业外，一般工业烟囱排入大气的汞在数量上甚微，不足以形成对人群健康有危险的汞浓度。一般说，汞污染大气对居民群的健康威胁较小。

无机汞化合物经呼吸系统吸入毒力较小,因为汞离子难于透过细胞膜侵入体内。无机汞化合物在空气中多以固体微粒的形式(气溶胶)存在,在呼吸道中大部分微粒被阻滞在肺泡前气管中,小部分才进入肺泡,这也是毒力较小的原因。此外,无机汞化合物的溶解度也是一个影响因素。

2. 土壤汞污染的健康危害

土壤汞污染对人群健康的影响是通过植物性食品来实现的,谷物、蔬菜可以积蓄从土壤吸收的汞。植物性食品中的汞是无机汞,无机汞在肠道的吸收率很低仅约 10%,所以对人群健康的威胁性较小。一般说来土壤汞污染对人群健康的危险性相对较小。

3. 水体汞污染的健康危害

一般无机汞污染通过饮水途径对人群健康的威胁较小。因为无机汞在水中迅速遭到天然清除,残留于水中的浓度很小。另外大部分汞都结合在悬浮粒子上,容易经沉淀过滤处理除掉。而且人的胃肠道对无机汞的吸收率很低,故通过饮水摄入无机汞的量是微不足道的。

但是水中胶体颗粒、悬浮物、泥土细粒、浮游生物等能吸附汞,而后通过重力沉降进入底泥,底泥中的汞在微生物的作用下可转变为甲基汞或二甲基汞,甲基汞能溶于水,又可从底泥返回水中。因此,无论汞或甲基汞污染的水体均可造成危害。

日本九州岛水俣地区的居民因长期食用受甲基汞污染的鱼贝类而引起慢性甲基汞中毒。甲基汞污染水体后,通过水生食物链进入人体,在胃酸作用下,生成氯化甲基汞,该化合物经肠道吸收率可达 95%~100%。吸入血液的甲基汞与红细胞内的血红蛋白巯基结合,透过血脑屏障进入脑组织。损害最为严重的是小脑和大脑,特别是枕叶、脊髓后束和末梢神经。甲基汞在大脑的感觉区和运动区含量较高,尤其是大脑后叶蓄积量最高,致使患者视觉、听觉障碍。据估算引发成人(60 kg 体重)水俣病最低需汞量为 25 mg 或头发中含汞 $50 \mu g/g$。

由于甲基汞还可通过胎盘进入胎儿脑组织,从而对胎儿脑组织造成更广泛的损害,出生后成为先天性水俣病患儿。甲基汞对胎儿损害遍及全脑,故先天性水俣病的病情比成人水俣病更为严重复杂。

总之,汞污染来源种类众多,涉及多种环境介质。汞在环境中可通过大气和河流(或洋流)两种介质长距离传输,其长距离传输和远距离沉降特征,使得汞的局地排放可能造成跨界污染,成为区域性问题,甚至对全球环境造成影响,成为全球问题。汞能在一个微小剂量下对人体健康造成损害,并且会通过影响微生物作用对环境造成损害。汞污染的持久性,生物累积性和生物扩大性,使得汞对环境和人体健康具有很大影响。

相关医学知识

职业性汞中毒诊断分级及处理原则（何廷尉等，2005）

汞中毒分级	诊断标准	处理原则
汞吸收	尿汞增高，尚无汞中毒的临床表现	根据具体情况，可进行驱汞治疗
轻度中毒	尿汞升高，并出现神经衰弱综合征及轻度口腔、牙龈炎及震颤者	应予驱汞治疗，原则上不必调离原工作
中度中毒	在神经衰弱的基础上出现精神性格改变且伴有明显的口腔—牙龈炎及震颤者	应积极予以驱汞治疗 适当安排工作与休息 治疗后一般应调离汞作业
重度中毒	除中度中毒才临床表现外，有明显的神经精神症状，粗大的震颤等中毒性脑病表现	必须调离汞作业，给予积极治疗

6.2.4 汞污染的防治措施

预防环境汞污染的具体防治措施主要包括以下几个方面：

1. 从源头控制，减少污染物的排放，加强治理

调整不合理的排汞企业布局，改革落后生产工艺过程。减少含汞废气、废水、废渣的排出。对已排出的含汞"三废"要严格治理。

如含汞水的处理方法分为两大类：一类是化学形态不变法，主要包括蒸发法、超滤法、离子交换法、电渗析法、吸附法等。另一类方法属于物理或物理化学法，特点是在处理过程中汞一般不发生相的改变，比较有利于汞的原形态回收利用。

第一类方法的主要目的是降低或消除排放水的污染。① 化学沉淀法是处理汞的常用方法之一。在含汞废水中，调节 pH，能使废水中大量汞沉淀，其溶液中的汞低于 0.005mg/L。② 铁粉法。先把含汞废水调节至弱酸性，加入适量铁粉，搅拌、沉降、过滤。沉渣用氯化挥发法之后再回收金属汞，此法能将废水中的汞彻底除去。③ 隔膜电解法，又称电解析法。用于含汞的工业废水处理，其特点是效率高，且可以回收金属汞。④ 活性炭吸附法。活性炭具有优良的吸附作用，处理可溶性含汞有机物非常有效。⑤ 离子交换法。用离子交换法除去回收废水中的汞是一种有效的手段，二价汞的交换形式大于二价镉离子和二价锌离子。此外，还有高磁分离法、凝结分离法等。

对含汞废气可采用硫酸软锰矿法、软锰矿法、多硫化钠吸收法、漂白粉法等加以净

化,使废气中汞的含量达到国家标准规定的要求。

另外也可以用生物防治法,通过生物降解或吸收净化污水和土壤。

2. 加强汞污染的环境监测

经常定期对大气、水体及土壤的卫生监测。特别定期监测被汞污染的水体水质、底质及鱼体汞含量,掌握污染动态,一旦发现有汞污染和蓄积,则须采取必要的措施,防止对沿岸居民健康造成危害。

3. 加强医学监护做好追踪观察

对已发现慢性甲基汞中毒损害体征的观察对象和体内有甲基汞蓄积的甲基汞吸收的居民,应定期进行临床医学复查,追踪观察,防止病情发展。已出现甲基汞损害症状的中毒患者要进行驱汞治疗,定期复查。

4. 做好健康教育提高自我保健能力

采取多种形式对汞污染区的高危人群进行健康教育,不断提高自我保健意识和能力。

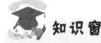 知识窗

身边的汞污染防治措施

在日常生活中,杜绝汞污染的最有效方法是不给汞以释放的机会。普通百姓应增强环保和自我保护意识,从以下方面加以注意:

1. 选用增白、祛斑化妆品要慎之又慎。要选好的品牌,看清有无特殊化妆品批准文号。

2. 购买荧光灯时,买弯不买直,买细不买粗。就是说,首选节能灯;若买直管型的,就买灯管细的。若能买采用汞丸、汞齐技术的更好。千万不要摔破报废的荧光灯管。应当和废旧电池一样回收或作为危险废物单独处理。

3. 补牙时可要求尽量避免使用银汞合金材料,或将多余的银汞合金收集在盛有饱和盐水或甘油的器皿内。医护人员应加强诊疗室通风换气,储汞瓶要严密封闭。

4. 控制吃鱼总量。少吃鱼的内脏、鱼头、鱼皮。注意搭配富硒的食品。

资料来源:http://www.39.net/360/hjjk/qtwr/69444.html

体温计破裂后的处理

水银在常温下呈液态,比重13.595,易蒸发到空气中引起危害,空气流动时蒸发

更快,若皮肤上有污染,可给人造成伤害。体温计破裂后刺入人皮肤中,形成皮下硬结并且奇痒难忍。资料表明,1支体温计汞含量约1.4~2.0g,破碎后外泄的汞全部蒸发后,可使一间15m^2、3m高的房间室内空气汞的浓度达到22.2mg/m^3。我国规定的汞在室内空气中的最大允许浓度为0.01mg/m^3。

体温计破裂后,首先要对体温计的玻璃碎屑处理,以免扎到患者,玻璃屑应放入损伤性垃圾。对汞的正确处理方法有以下几种:

① 如汞滴较大,可用稍硬的纸或湿润棉纤收集,将汞滴装在封口瓶中。

② 当汞滴散在缝隙中或十分细小时可取硫磺粉直接撒到被汞污染的地面或地缝中使之产生化学反应形成硫化汞,放置4小时后清扫。硫化汞为固体不能蒸发,因此减少了对人体的危害。

③ 用一小块三氯化铁加自来水,使其呈饱和状态(即还有三氯化铁未溶解)为止,然后用毛笔蘸三氯化铁液将汞残留处涂刷,此时体温计所流出的汞形成了无毒性的汞和铁的合金,放置后清扫。

④ 若汞滴散落在被褥、衣物上面,应尽快找出汞滴,并按上述方法处理,还要将被污染的被褥和衣服在太阳下充分爆晒。

⑤ 如天气较热,汞蒸气较多的无人情况下可关闭门窗,用碘熏蒸汞蒸气,使汞蒸气和碘蒸气生成难挥发的碘化汞,沉降后再用水清除。

⑥ 在采取上述措施的同时打开门窗,通风换气,室内人员退出房间,以减少人体对残余蒸气的吸入。

⑦ 交环保部门处理:将集中收集的汞液存放在密闭容器里,最好是瓷质容器,液面可用甘油或5%硫化钠溶液等覆盖或容器加盖密封,以防止汞蒸气的蒸发,再将其盛装在医疗废物袋内,外贴化学性医疗废物标签,交环保部门处理。

资料来源:徐琴芬,周倩倩,2007年

6.3 砷污染与人群健康

6.3.1 砷污染的来源

砷是地壳的组成成分之一,多以化合物的形式存在。砷在地壳中的自然分布不均匀,砷矿物常与锡、铅、锌等矿床共同伴生。伴随这些金属矿物的开采、选矿、冶炼以及砷矿物的自然风化,砷以原矿或砷的氧化物的形式逸散到周围环境中,对大气、水体、农作物等造成污染。

砷污染来源一是土法炼砷,即把毒砂矿(FeAsS)用土窑焚烧,生成砒霜(As_2O_3)蒸气,再冷凝结晶即可制得砒霜,污染源主要是外逸的砒霜蒸气及矿渣;二是制酸企业使用的黄铁矿(FeS_2)中含有砷,在沸腾炉中焚烧时生成砒霜蒸气,经过水洗后进入废水中,处理不达标排放,造成水体的砷污染。经过焚烧后,水溶态的砷不可能经微生物的作用转化回毒砂矿。

6.3.2 砷污染对人体的危害

1979 年,国际癌症研究中心(IARC)确认无机砷是人类皮肤及肺的致癌物。砷污染对人体健康造成损害的同时,也给国民经济带来很大的损失。

1. 砷对皮肤的影响

砷对皮肤的损害主要是慢性砷暴露所致,主要包括色素沉着(或脱失)、角化过度和细胞癌变。近年来,砷对皮肤损害的机制成为学者研究的重点,但至今为止,砷对皮肤的损害机制仍不清楚。

2. 砷对消化系统的影响

经饮水进入小鼠体内的三价无机砷(AsⅢ)或五价无机砷(AsⅤ)主要在肝组织内进行甲基化代谢。砷在微粒体、胞液和细胞核中的大量蓄积可能导致肝细胞损伤。

砷暴露导致肝脏抗氧化系统发生变化可能是砷致肝脏损伤的重要机制。目前认为,组织中的氧化损伤不仅可以导致膜脂质的过氧化损伤,而且可能使细胞蛋白质降解。而上述研究尚未阐明砷使肝脏细胞的膜结构产生氧化损伤的同时是否也可以导致蛋白质的降解。

3. 砷对泌尿系统的影响

进入人体的砷主要经尿液排出,因此不可避免地对肾脏产生一定的影响,可能导致其形态和功能均出现异常。研究表明,急性砷中毒患者可出现溶血,红细胞碎片堵塞肾小管,导致砷性急性肾功能衰竭、肾间质和肾小管充血、水肿。慢性砷接触可造成明显的肾脏病理改变,如小管细胞空泡变性、炎性细胞渗入、肾小球肿胀、间质肾炎和小管萎缩。

4. 砷对免疫功能的影响

动物实验表明,砷中毒可以影响机体和免疫器官的正常发育,破坏免疫器官的正常结构,从而抑制免疫功能。对体液免疫的作用也有报道,砷能降低小鼠溶血素抗体的生成和降低网状内皮系统对碳粒的廓清能力。说明砷对细胞免疫和体液免疫均有抑制作用。

5. 砷对神经系统的影响

动物实验表明,砷可以通过血脑屏障进入人脑实质,砷对脑组织的损伤不容忽视。

砷可通过影响中枢神经系统神经递质的浓度而发挥其神经毒作用。Gerr 等应用横断面调查方法研究含砷颗粒物暴露对外周神经系统的危害,选择了无职业暴露史、无产生神经系统损害的其他疾病史的受试者 203 名,定量测量暴露组与对照组受试者的站立稳定性、触觉与振动觉,结果表明,在参与调查人群中,含砷颗粒物暴露与外周神经系统损害呈显著相关。

6. 砷对心血管系统的影响

砷吸收后通过循环系统分布到全身各组织、器官,临床上主要表现为与心肌损害有关的心电图异常和局部微循环障碍导致的雷诺综合征、球结膜循环异常、心脑血管疾病等。而且,砷对血管损害的机制十分复杂。

7. 砷对呼吸系统的影响

呼吸道是环境中的砷进入机体的主要途径之一,而且肺是砷致癌的靶器官之一,长期砷暴露可导致肺癌发生率升高。无论环境中的砷通过何种途径进入人体,都可能出现肺功能受损,但其机制尚待阐明。

8. 砷对子代的影响

砷对机体的危害是一个慢性蓄积的过程,青少年甚至成人的临床表现可能是在胚胎和新生儿时期损害的结果。

大量研究显示,砷可以通过胎盘屏障进入胎儿体内,影响胎儿正常的发育,导致先天畸形,严重时可导致流产、死产。流行病学研究显示,长期砷暴露可使自然流产、死产、早产发生率以及低出生体重危险显著上升。

6.3.3 砷污染的预防与治理

矿业及冶金业是造成砷污染的主要原因。开采、焙烧、冶炼含砷矿石以及生产水溶性含砷产品过程中产生的含砷"三废"是环境中砷污染的主要来源。而砷污染对人类造成的影响主要是饮用水源污染及地方性砷中毒。避免砷进入食物链,是防治砷污染的关键。由于砷这种类金属元素是不能被降解的,其在地球中的含量也不能减少,只能采取一些方法把砷转移到安全的地方或者把高毒性的砷转化为低毒性的砷,甚至转化为低水溶性或不溶于水的矿化物质,使其对人类和环境的影响降到最小。

1. 预防措施

(1) 加强环境监测,建立重点地区空气、饮用水源等流体中的砷污染预报机制,同时加强重点地区土壤中砷的监测,解决好高砷地区人畜用水及农业灌溉用水问题。

(2) 加强含砷矿藏及其冶炼过程的管理,取缔土法炼砷的工厂,冶炼砷的工厂和其他冶金工厂的"三废"必须达标排放,对高砷煤采取强制性脱砷处理,从根本上降低空气中砷含量。

(3) 加强含砷化工产品管理，特别要加强对含砷农药和医药的监管，要加强这些毒性药物的使用常识培训，最大程度减少人为中毒情况的发生。

2. 砷污染的治理

减少废水中砷的浓度。对于土壤砷污染，若面积不大，可采用客土法，对换出土壤要妥善处理，防止二次污染。亦可将污染土壤翻到下层，深埋程度以不污染作物而定。

化学法则指采用化学试剂使砷变成人体难以吸收的化合物。如在含砷废水中投加石灰、硫酸亚铁和液氯（或漂白粉），将砷沉淀然后对废渣进行处理，也可以让含砷废水通过硫化铁滤床或用硫酸铁、氯化铁和氢氧化铁凝结沉淀等。

物理法和化学法的缺点是费用高，二次污染大。

生物法则指生物转化法或者植物修复法。生物法具有物理和化学法所没有的优点，环保，低成本，高效益，能够进行原位修复，所以是砷污染治理技术发展的主要方向。

3. 砷污染治理技术主要方向

(1) 微生物法

我们可以从受砷污染或者未受砷污染的环境中筛选得到抗耐砷菌，把环境中的砷吸附和解毒。例如，日本研究人员利用微生物对砷的吸附特性将砷从水体中去除。最近还提到微生物甲基化砷，由于砷甲基化三甲基砷最终产物是无毒的，因此微生物甲基化砷成为了新的研究热点。

(2) 植物修复法

植物修复是利用某种植物来净化受重金属及/或有机污染物如原油、溶剂以及聚合碳氢化学物(PAHs)污染的土壤、沉淀和水体。植物修复按其修复的机理和过程可分为植物萃取、植物固定、植物挥发、根系过滤、植物降解。其中，植物萃取是指利用植物根系吸收土壤污染物质并运送至植物地上部，通过收割地上部物质而达到去除土壤中污染物的一种方法。

(3) 微生物与植物联合修复

自然界许多微生物都有抗砷、耐砷、转化砷价态的功能，同样的不少根际微生物细菌有促进植物生长的功能。如果将这些有促进蜈蚣草生长的抗砷菌种，接种到蜈蚣草的幼苗，然后用到砷污染土壤的整治上，将可以提高砷的去除率。因此利用微生物与植物联合修复受砷污染的水体和土壤不失为一种好方法，使得砷最终能够从污染的环境中分离出来。目前对微生物和植物联合修复受砷污染土壤的报道还比较少，但这方面应用前景很大，充分结合了微生物和植物修复的优点，既环保，又经济，最大的优点是能把受污染点的砷转移到安全的地方进行集中处理处置。

相关医学知识

地方性砷中毒

地方性砷中毒是长期饮用含砷量过高的天然水而引起的一种地方病。

1. 发病机制。水砷以亚砷酸盐（As^{3+}）和砷酸盐（As^{5+}）等形式存在，进入体内易被胃肠道吸收，其吸收率一般在95%以上，随血流迅速分布于肝、肾、肠、脾等组织，还能通过胎盘屏障。砷吸收快，排出较慢，故具有蓄积性，易富集在含有丰富巯基的表皮组织如皮肤、毛皮、指甲中。

（1）抑制酶活性：As^{3+}能与蛋白分子上的巯基结合，形成稳定络合物，从而使多种酶的活性受到限制，而影响细胞的正常代谢，导致细胞死亡。

（2）对血管、神经影响：砷是一种毛细血管毒物，也是一种神经毒物，可作用于自主神经系统和毛细血管壁，引起血管壁通透性增高，毛细血管麻痹，致使组织细胞营养缺乏，血管神经功能紊乱而造成损伤。

近年来报道，砷还具有致突变、致畸和潜在致癌作用。

2. 临床症状。本病以慢性中毒较多见，主要表现为皮肤色素异常，呈弥漫性褐色或灰黑色斑点和白色脱色斑，相互散在分布，多见于躯干，其次为四肢，极少累及脸面；手掌和脚趾皮肤高度角化，以及躯干部分形成多种角化斑，严重时可发展为皮肤癌；末梢神经炎，早期表现为蚁走感，进而发生四肢对称性向心性感觉障碍，四肢无力甚至行动困难。

四肢血管神经功能紊乱，可导致微循环障碍，严重者肢体血管狭窄，甚至发展到肢体末端皮肤变黑、坏死。在新疆奎屯病区还有砷氟联合中毒。在台湾还有砷和腐殖酸联合作用引起的下肢坏死，俗称黑脚病。

3. 预防措施。（1）另选水源；（2）除砷，先将As^{3+}氧化成As^{5+}，再用石灰处理。

$$3CaO + As_2O_3 \rightarrow Ca_3(AsO_3)_2$$

资料来源：杨志祥，2004

6.4 铅污染与人体健康

6.4.1 铅污染的来源

铅是构成地壳元素成分之一。自然环境中铅含量较低，当今人体中铅含量超标的主要因素是人为造成的环境污染。

(1) 铅的开采、冶炼和精炼。这一过程对周围大气和土壤有很大影响,排出的金属颗粒大小约为 $0.001\sim100\,\mu m$,烟气颗粒为 $0.01\sim2\,\mu m$,靠近冶炼厂的表层土壤,其铅含量为 $1000\,mg/kg$。其他工业如蓄电池、油漆制造等可产生铅的尘粒和烟气。

(2) 工业三废和汽油燃烧。生产和使用铅及铅化合物的工厂排放的废气、废水、废渣可造成环境污染,进而造成食品的污染。环境中某些微生物可将无机铅转变成毒性更大的有机铅。汽油中加入四乙基铅作防爆剂,汽油燃烧后,烷基铅分解为铅的氧化物,随着废气排入大气,成为大气铅污染的主要来源。

(3) 含铅农药(如砷酸铅)的使用。可造成农作物的铅污染。植物性食品铅含量受土壤、肥料、农药及灌溉水的影响,动物性食品受饲料、牧草、空气和饮水铅含量的影响。一般情况下植物性食品铅含量高于动物性食品。在受污染的土壤中生长的农作物茎叶中铅含量高达 $6\,mg/kg$,根部含铅 $42\,mg/kg$。动物通过食物和水而摄入铅或经过呼吸空气而吸收铅。因此,动物体内都含有不同程度的铅。动物性食品中骨骼、肝脏铅含量高于肌肉、脂肪和乳汁。

(4) 食品容器、用具中铅对食品的污染。以铅合金、马口铁、陶瓷及搪瓷等材料制成的食品容器和食具等常含有较多的铅。在一定条件下(如盛放酸性食物时),其中的铅可溶出而污染食物。我国部分地区调查表明,搪瓷食具的铅平均溶出量为 $0.095\,mg/L$,釉下彩陶食具平均溶出量为 $0.21\,mg/L$,釉上彩为 $0.21\,mg/L$,粉彩食具的铅溶出量更高。马口铁和焊锡中的铅可造成食品污染。用铁铜或锡壶装酒,也可因其中铅大量溶出于酒中,发生铅中毒。此外,食品加工机械、管道和聚氯乙烯塑料中的含铅稳定剂可导致食品铅污染。

(5) 油漆涂料等。建筑物、金属构筑物表面常涂保护性油漆层。这些油漆多数含铅,经过风蚀、日晒、雨淋剥落到地面土壤中。彩色颜料、印刷用墨等含铅量较高,这些油漆和颜料中的铅被释放到空气中,或者涂有这些颜料和油漆的玩具或文具被儿童触摸和咬食,都会使儿童体内的铅含量增加甚至发生铅中毒。

6.4.2 铅污染对人体健康的危害

经饮水、食物进入消化道的铅,有 5%～10% 被人体吸收。通过呼吸道吸入肺部的铅,其吸收沉积率为 30%～50%。四乙基铅除经呼吸道和消化道外,还可通过皮肤侵入体内。侵入体内的铅有 90%～95% 形成难溶性的磷酸铅 $(Pb_3(PO_4)_2)$,沉积于骨骼,其余则通过排泄系统排出体外。人体内血铅和尿铅的含量能反映出体内对铅的吸收情况。血铅含量大于 $80\,\mu g/100\,mL$(正常应小于 $40\,\mu g/100\,mL$)和尿铅含量大于 $80\,\mu g/L$(正常应小于 $50\,\mu g/L$)时,即认为体内铅吸收过量。蓄积在骨骼中的铅,当遇上过劳、外伤、感染发烧、患传染病、缺钙或食入酸碱性药物,使血液酸碱平衡改变时,铅便可再转化为可溶性磷酸氢铅($PbHPO_4$)而进入血流,引起内源性铅中毒。

1. 对神经系统的影响

铅是一种神经毒物,对神经系统,尤其在神经系统发育早期有明显的损害作用。铅通过影响神经元、神经胶质细胞、血脑屏障发育、突触形成和信息传递对发育中的神经系统有明显的损害作用。

重症铅中毒可发生中枢和周围神经的损伤。中枢神经系统损伤的临床表现是搐搦、谵妄、昏迷。轻度中毒的情况下,可出现头痛、头晕、失眠、记忆减退等。铅对周围神经的损伤表现为神经传导速度降低。

儿童大脑处于发育期,较易受铅的影响,儿童的行为和智力均可发生障碍。所以儿童接触铅的问题应特别受到关注。

2. 贫血、溶血

铅的一项最重要的毒性作用就是抑制血红素的合成过程。铅作用的主要靶器官就是造血系统。铅干扰血红素的合成涉及许多酶的活性,其中最重要的酶是 δ-氨基乙酰丙酸脱水酶。当其活性受到铅的抑制时,使 δ-氨基乙酰丙酸合成为卟啉原(这是合成血红素的基本原料)的过程受阻。此酶活性是随着血铅水平的升高而降低的。

血红素的合成受铅的影响发生障碍,当血铅浓度大于 80 μg/mL 时,可导致红细胞中血红蛋白量降低,出现贫血症。

正常的红细胞膜上有一种三磷酸腺苷酶。这种酶能调节红细胞膜内外的钾、钠离子和水分的分布。当这种酶被铅抑制,红细胞膜内外的钾、钠离子和水分的分布便失去控制,使红细胞内的钾离子和水分脱失而导致溶血。另外,铅与红细胞表面的磷酸盐合成不溶的磷酸铅,使红细胞机械脆性增加,亦为溶血的原因。

3. 肾毒性

进入机体的铅 99% 从肾脏代谢,因此肾脏是铅中毒的主要受伤器官。流行病学调查显示,在职业人群中慢性铅中毒居职业中毒首位,其中铅性肾病居职业中毒人群死亡原因第二位。

铅可损伤肾近曲小管,表现为尿中的氨基酸、葡萄糖、磷酸盐的含量增高(即氨基酸尿、葡萄糖尿、磷酸盐尿),这种损伤通常在急性铅中毒症或长期过度铅吸收的情况下发生,称为范柯尼氏症。

4. 对免疫功能的影响

职业性铅接触人群体液免疫和细胞免疫功能均受到影响。铅作业工人 CD4 细胞明显减少,CD4 细胞在体内是承担辅助细胞免疫和体液免疫的重要细胞亚群。铅含量过高对机体免疫功能有一定影响,可不同程度地造成免疫功能下降。

5. 对骨骼系统的影响

骨骼是铅进入人体后的主要蓄积器官,同时也是重要的靶器官。环境中的铅进入人体后可直接或间接地破坏骨形成和骨吸收的动态平衡,导致骨质疏松。有研究已证实,在较高剂量长时间接触铅时能明显引起骨密度下降,导致铅接触人群发生骨质疏松和骨代谢异常。

6. 干扰体内锌代谢及抗氧化功能

锌参与体内300多种酶的化学催化功能或维持蛋白结构的稳定,而铅暴露可引起锌缺乏。导致体内多种酶的活性下降,机体清除自由基能力下降。铅具有一定的氧化性,可促发氧化应激产生自由基,导致脂质过氧化,损伤细胞膜性结构,还可以直接抑制氧化酶系统如GSH-PX,与—SH结合,降低机体抗氧化能力。

7. 生殖毒性

睾丸是体内含锌量最高的器官之一,而随着铅的摄入量增加,在睾丸中的蓄积量也逐渐增加,ALAD和碱性磷酸酶等的活性受到抑制。铅可引起男性性功能异常,包括精子数减少。职业暴露于铅的女性也会出现生殖功能异常。流行病学调查表明,暴露于铅的妊娠妇女早产的危险性增加。

8. 对基因的影响

生物体接触铅后往往通过调高体内执行正常生理功能的蛋白质的表达或诱导产生一些新的蛋白质与之络和来应对细胞内高铅负荷。

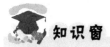 知识窗

铅污染源与儿童铅中毒现状

目前,我国儿童铅中毒问题十分严重,随着现代工业的发展,铅污染和铅中毒事件也时有发生,据研究结果,我国部分地区儿童铅中毒严重,生活在工业区的儿童铅水平达 $0.96\sim1.92\ \mu mol/L$,国际儿童铅中毒标准为 $0.48\ \mu mol/L$,中国城市中有一半左右的儿童血铅水平超过该标准,因铅对人体的神经、血液、消化、泌尿、生殖、内分泌、免疫等系统均有毒害作用,这关系着少年儿童的健康成长,它严重危害到中国下一代的智力水平,人口素质和国家的长远竞争力,因此,必须加强环境的保护和治理,建造一个无污染的清新天地。据悉,中国已经成立了"儿童铅中毒防治中心",大力研究和解决这个问题,并已取得显著成效。

儿童铅中毒问题主要来自城市环境铅污染,据联合国统计,全世界空气污染最严重的城市有20个,其中中国就有16个。我国环境铅污染主要是工业污染、如冶炼厂、

蓄电池厂、机械制造厂、有色金属加工厂、装饰材料工厂、汽车尾气排放以及燃煤、燃油等。近几年,随着我国家庭轿车数量急剧增长,汽车排气污染日趋严重,汽车废气排出的铅已占环境铅污染的30%,我国国家环保总局的报告指出:在中国的大雾天气中,汽油造成的污染占79%,因此,我国汽车尾气污染已经成为儿童铅负荷过高的重要原因。所以,从全球角度看,汽车是最严重的铅污染源。

环境中的铅是儿童接触铅的主要途径,据调查,居住在主要公路平行线60m以内的儿童血铅明显偏高,高浓度的铅尘大多距地面1m以下,1m的高度恰好与儿童呼吸带高度一致,因此,儿童通过呼吸吸入体内的铅远远超过成人。

生活中铅的污染也不可小视,香烟中含铅约为3~12μg,香烟的烟雾中铅含量是空气中的60倍;玩具、学习用具如:铅笔、蜡笔、涂改笔、课桌椅表面的油漆层,教科书彩色封面铅超标;室内墙壁铅油漆,有色染料,含铅化妆品,儿童食品及饮料如皮蛋、爆米花、罐装饮料等,也会有铅污染的存在。

资料来源:王力,2008年

6.4.3 铅污染的暴露评价

估计人体接触环境中的铅在什么水平上,称为"暴露评价"(或称接触评价)。暴露评价从两个方面进行。其一为检测材料中含铅水平,即测定铅的环境负荷量,其二为检测人体材料中的含铅水平,即测定铅的生物负荷量。

1. 环境负荷量

选择最能反映人体接触铅的环境材料,测定其中铅含量,作为环境负荷量指标。例如,若人主要是通过铅污染的空气吸入铅,则空气铅浓度是评价环境负荷量的重要指标。

2. 生物负荷量

采取血液、尿液、头发测定其铅含量,以反映人体的铅负荷水平。

血铅:血铅是一项十分重要的铅负荷指标。一般认为,血铅浓度低于 $40\,\mu g/100\,mL$ 对人体无害。血铅浓度高于 $40\,\mu g/100\,mL$,低于 $80\,\mu g/100\,mL$ 时,对人体可能有害,主要的问题在于对儿童的中枢神经系统功能有一定的影响。血铅浓度高于 $80\,\mu g/100\,mL$ 的人,可能发生铅中毒。

尿铅:采取尿液样品测定铅浓度。当人在尿铅浓度高于 $200\,\mu g/L$ 时,表明有超负荷铅存在,在此基础上发展铅中毒的可能性大为增加。

发铅:长期接触铅的人,其体内铅负荷水平,测定头发中的铅含量可以反映出来。研究资料表明,当发铅低于 $30\,\mu g/g$ 时,多数人没有铅中毒的症状,高于此值者,则发生铅中毒的可能性大为增加。

 相关医学知识

职业性铅中毒诊断分级及处理原则(何廷尉,2005)

铅中毒分级	诊断标准	处理原则
铅吸收	有密切铅接触史,但无铅中毒临床表现,尿铅≥0.39 μmol/L(0.08 mg/L)或0.48 μmol/24 h(0.1 mg/24 h);或血铅≥2.40 μmol/L(50 μg/dL);或诊断性驱铅试验后尿铅≥1.44 μmol/L(0.3 mg/L)而<3.84 μmol(0.8 mg/L)者	可继续原工作,3~6月复查一次
轻度中毒	① 常有轻度神经衰弱综合征,可伴有腹胀、便秘等症状,具有下列一项者:a. 尿中δ-氨基乙酰丙酸≥23.8 μmol/L(4 mg/L)或35.7 μmol/24 h(6 mg/24 h);b. 尿粪卟啉半定量≥(++);血红细胞游离原卟啉(FEP)≥2.34 μmol/L,或红细胞锌原卟啉(ZPP)≥2.07 μmol/L(130 μg/dl);② 经诊断性驱铅试验尿铅≥3.84 μmol/L(0.8 mg/L)或4.80 μmol/24 h(1 mg/24 h)	驱铅治疗后可恢复工作,一般不用调离铅作业
中度中毒	除轻度中毒的临床表现外,至少具有下列表现之一:腹绞痛、贫血、中毒性周围神经病	驱铅治疗后,原则上调离铅作业
重度中毒	除中度中毒的临床表现外,尚有铅麻痹或铅中毒性脑病	必须调离铅作业,给予积极治疗和休息

6.4.4 铅污染的防治

1. 控制污染源

在交通运输中,应使用无铅汽油或降低汽油加铅量。消除或限制含铅油漆和涂料生产应用。

严格控制新的铅污染项目建设,对已经通过"三同时"验收的涉铅企业应每隔2~3年做一次铅的危害性评价及维护性评价,对重点污染企业建议关停。现有铅污染严重的企业要加强污染治理,严格控制污水的排放及粉尘的无组织排放,废气要达标排放,并要严于国家排放标准。对污染较重的河流进行深度清淤,所清底泥集中堆放,可用于制砖。

加强城市地区、城乡工业区及高速两侧地区土壤、饮用水源、大气中铅含量检测,防止铅矿及有色金属矿开采、冶炼和加工过程中产生的废水、废气、废渣污染环境。

2. 土壤铅污染的治理

(1) 运用化学修复技术

对于被铅污染土壤的化学修复,是利用加入到土壤中的化学修复剂与污染物铅发生一定的化学反应,使铅被降解,其毒性被去除或降低的修复技术。磷肥特别是钙镁磷肥可以与被铅污染的土壤发生反应,原位固定铅污染土壤和废物里铅的一种化学修复剂,可抑制铅进入植物体。也可施用有机肥和粪肥,促进螯合物的形成,阻止重金属铅向植物渗透。

(2) 运用植物修复技术

植物修复技术作为一种新兴的、高效的生物修复途径现已被科学界和政府部门认可和选用。研究发现,超富集植物在重金属含量高的污染土壤及重金属含量低的非污染或污染较轻的土壤上,均具强烈的吸收富集能力,这些植物对重金属的吸收量超过一般植物 100 倍以上,积累的铅含量一般在 1000 mg/kg 以上,并且能将所吸收的重金属元素大量迁移至植物茎叶地上部器官中。

(3) 运用微生物修复技术

钝顶螺旋藻、斜生栅藻、普生轮藻等多种藻类吸附铅能力很强,绿藻和小球藻吸附铅最高量达初始浓度的 90%。可以选择涉铅企业周围部分农田,加入上述微生物,对土壤进行修复。

(4) 对污染特别严重的地区实施换土法

换土法是一种有效的污染土壤物理处理方法,它是将污染土壤通过深翻到土壤底层,或在污染土壤上覆盖清洁土壤、或将污染土壤挖走换上清洁土壤等方法。换土法能够有效地将污染土壤与生态系统隔离,从而减少它对环境的影响。适用于小面积的、土壤污染严重的状况。

3. 开展人群血铅调查,对铅污染企业附近村民应当定期检测血铅、尿铅的含量,及时进行健康指导及驱铅治疗。

4. 加强卫生健康教育,注意日常预防

教育儿童不要经常在马路上玩,要帮助儿童及早养成良好的卫生习惯,不要啃咬铅笔、蜡笔或玩具,不要用手抓脏东西,吃饭前要洗手。

不要使用带釉彩的餐具,以免铅溶出。特别不能用这些餐具存放酸性食物。蔬菜水果食用前要洗净,能去皮的要去皮,以防残留农药中的铅。少吃罐头食品,不吃含铅松花蛋,画画之后要洗手,家庭装修时应避免使用含铅材料。

另外加强营养摄入也会对预防铅中毒起到作用,儿童要多喝牛奶,多吃肝脏等含铁、钙较高的食物,以及海藻和合维生素 C 等。

案例

广东省北江韶关段镉污染事件

(一) 事件起因

2005年12月16日下午,广东省环保局突然接到北江韶关段镉浓度超标的情况报告。接报后,省环保局立即对河道镉浓度超标情况进行了排查。经排查核实,18日凌晨确认了事故起因是韶关冶炼厂废水处理系统11月19日至12月16日停产检修,在27天的检修期间内,约1000 m^3 镉浓度197 mg/L的废水排入北江,据专家测算,超标排入北江的镉总量约为3.63吨,造成北江韶关段镉严重超标。经监测分析,污染带长度近百千米。另外,枯水期北江韶关段众多小炼钢企业所排含镉污水也加重了镉污染程度。

(二) 事件经过

12月17日下午,韶关冶炼厂下游50 km处的英德市南华水厂(日供水1万吨,为近万人供水)取水口镉浓度为0.031 mg/L,超标5.2倍,该厂不得不暂时关闭取水口;韶关冶炼厂下游70 km处的英德市云山水厂(日供水量3.5万吨)取水口镉浓度为0.013 mg/L,超标1.6倍。经监测,12月19日晚,据韶关冶炼厂下游20 km的沙口断面,镉浓度最高值为0.047 mg/L,超标8.4倍。环保总局张力军副局长率领工作组及专家组于12月20日晚赶赴广东省英德市,连夜协助广东省政府进行应急处置工作,并会同已在现场的广东省污染事件处理专家组成立了事故应急联合专家组,向广东省政府提出了实施削峰降镉、调水稀释等一系列处置决策。

截至12月23日4:00,北江镉污染带长约90 km,峰值位于南华水厂取水点附近,镉浓度为每升0.032 mg,超标5.4倍。由于北江沿途孟洲坝、蒙里、白石窑和飞来峡水库的拦蓄,流速较慢,平均为0.05 m/s,平均流量每秒65 m^3,污染带每日移动约4.3 km。污染带下游54 km有飞来峡水库,库容3.6×10^8 m^3。污染带尚距下游清远市117 km、佛山市186 km、广州番禺256 km。

联合专家组12月22日上午向省政府提出建议:一是配合各水库水量调控措施,对镉浓度超标3倍以上的河段水体,在白石窑水库涡轮机进水口投加絮凝剂,使镉浓度降低30%以上。再加上飞来峡水库稀释,可使飞来峡水库出水镉浓度控制在0.01 mg/L以下。在西江每秒150~200 m^3水量的补给下,可以使三水以下河道的水质达到或接近地表水环境质量标准,最大限度减轻对下游的影响。二是为确保向居民供水,建议在南华水厂供水系统实施除镉净水示范工程,通过调节pH和絮凝沉淀措施,在水厂入水镉浓度为 0.04 mg/L 的情况下,出水镉浓度可降到 0.005 mg/L 以下。试验工程成功后,可指导清远、佛山、广州的供水设施改造,保证在污染带通过上述城市时,即使地面水不能完全达到地面水环境质量标准,也能有效保障城市供水安全。

12 月 22 日 8:00,在专家组的指导下,英德市政府组织工程施工队伍进入白石窑水电站进行降镉治污工程的施工,12 月 23 日 7:50 开始向白石窑水电站进水口投放絮凝剂,经对下游 2 个断面 3 组样品进行水质监测,絮凝剂投放效果明显,污染物浓度已经下降 25%。投料工作实施直至 29 日,河水中镉浓度稳定在 0.23 mg/L 左右,继续采用投料除镉效果已不明显。根据专家组意见,广东省应急领导小组决定,从 29 日 8 时开始,白石窑电站停止投絮凝剂。

应急领导小组决定,从 29 日开始实施分隔稀释工程,即关停白石窑电站水闸 3 天,减缓向下游移动的速度,使白石窑断面含镉污染物进一步得到稀释,以求飞来峡出水镉浓度降到更低。截至 12 月 30 日 10 时,镉污染带前锋继续向连江口上断面以下推移,污染带长约 100 km,镉浓度峰值位于白石窑坝上断面和连江口上断面之间,白石窑坝上断面浓度为 0.025 mg/L,连江口上断面浓度 0.023 mg/L。北江韶关段水质中镉浓度继续下降,白沙断面以上河段稳定达标。12 月 30 日 10 时南华水厂断面镉浓度为 0.019 mg/L,英城桥下断面镉浓度为 0.019 mg/L,飞来峡出水断面水质达标。全程已没有超标 4 倍以上的水体,超标 3 倍以上的水体约有 44 km。北江镉污染联合控制方案设定的飞来峡以上河段控制目标已基本实现。连江口断面镉浓度高峰区已在 1 月 5 日 2 时稳定降到 0.01 mg/L,白石窑镉浓度高峰区将在 6 天内降到 0.01 mg/L 左右。镉浓度为 0.005~0.01 mg/L 的超标水体将持续 10~15 天从飞来峡水库出库,达到了联合控制方案设定的目标。

(三)事件得到成功处置

此次污染事件造成直接经济损失 655 多万元,间接损失 2726 多万元,除南华水厂停水 15 天外,其他地方没有发生停水事故,也没有发生一例人畜中毒事故。经过 40 天的奋战,2006 年 1 月 26 日解除了污染警报。

资料来源:http://news.sina.com.cn/z/gdbjwr/

思考与讨论

1. 镉污染的危害是什么?
2. 汞污染的防治措施是什么?

3. 什么是暴露评价？怎样进行铅污染的暴露评价？
4. 土壤铅污染怎么进行治理？

参 考 文 献

[1] 何廷尉,李宁秀.预防医学[M].北京：高等教育出版社,2005.
[2] 蔡宏道.现代环境卫生学[M].北京：人民卫生出版社,1995.
[3] 郭笃发.环境中铅和镉的来源及其对人和动物的危害[J].环境科学进展,1994,2(3).
[4] 池吉安.关于汞污染的探讨[J].湖南城建高等专科学校,1999,8(3)：44—46.
[5] 易善永.高度警惕汞污染[J].健康报,2007,20(8).
[6] 冯淑岑.电光源工业汞的污染危害与防治[J].灯与照明,1997,(2)：31—33.
[7] 于云江,王菲菲,房吉敦,孙朋.环境砷污染对人体健康影响的研究进展[J].环境与健康杂志,2007,24(3)：181—183.
[8] 熊如意,宋卫锋.环境砷污染及其治理技术发展趋势[J].广东化工,2007,11(4)：92—94.
[9] 王凯荣,张格丽.农田土壤镉污染及其治理研究进展[J].作物研究,2006,(4)：359—362.
[10] 王蓉梅,边玉刚,高永春.铅污染的原因与预防[J].企业标准化,2007,(3).
[11] 张艳梅.铅暴露与人体健康[J].预防医学论坛,2008,14(3)：254—256.
[12] 王力.铅污染对儿童健康的危害[J].健康与生物医药,2008,(4)：168.
[13] 李爱强,程滢.涉铅企业对环境影响的调查及防治对策研究[J].泰州职业技术学院学报,2008,8(1)：64—69.
[14] http://news.sina.com.cn/z/gdbjwr/.
[15] http://www.39.net/360/hjjk/qtwr/69444.html.
[16] 徐琴芬,周倩倩.体温计破裂后的处理.实用临床医药杂志(护理版)[J].2007,3(1)：54.

第7章 固体废物污染与健康

随着社会的发展、国民生活水平的提高以及人们生活方式的改变,加速了生产和消费过程,随之也带来了大量的废弃物,废弃物发生量与日俱增,特别是进入20世纪90年代以后,以7%~8%的年增长率增长。不仅污染环境、破坏了城市景观,而且传播疾病,威胁人类的生命安全。另外,由于全球范围的天然资源的逐渐减少,迫使人们开始重视废弃物的再生利用,增加社会的物质财富。因此,固体废弃物的处理和利用,已日益成为环境科学中急需研究解决的问题之一。本章主要介绍关于固体废物方面的基础知识。

7.1 固体废物的来源及分类

根据《中华人民共和国固体废物污染环境防治法》和《固体废物鉴别导则》,固体废物是指在生产、生活和其他活动中产生的丧失原有利用价值或者虽未丧失利用价值但被抛弃或者放弃的固态、半固态和置于容器中的气态的物品、物质,以及法律、行政法规规定纳入固体废物管理的物品、物质。

"废物"是具有相对性的。废与不废是一个相对的概念,它与当时的社会发展阶段,技术水平与经济条件以及生活习惯密切相关。特别是自20世纪中期以来,随着资源的大量消耗而导致的资源枯竭以及环境恶化给人类带来的巨大压力,人们逐渐认识到固体废物的再利用性,即一种过程的废物随着时空条件的变化,往往可以变成另一过程的原料,如粉煤灰可以作为制造水泥的原料。所以固体废物又有二次资源、再生资源、放错了地方的资源等称谓,并将固体废物视作第二矿业,固体废物工程也发展成为一门新兴的应用技术型学科,即再生资源工程。

固体废物来源广泛,种类繁多,组成复杂。从不同角度出发,可进行不同的分类。按其化学组成可分为有机废物和无机废物,有机废物包括食品、纸类、塑料、织物、竹木类等;无机废物,包括灰土、砖瓦、玻璃、金属及其制品等。

按危害程度,可分为有害废物和一般废物。固体废物中凡具有毒性、易燃性、腐蚀性、反应性、传染性、放射性的废物均列为有害固体废物。

按其形状可分为固体废物(粉状、粒状、块状)和泥状废物(污泥)。

根据固体废物的来源的不同,具体分为矿业废物、工业废物、城市垃圾、农业废物和放射性废物五类。工业固体废物是指来自各工业生产部门的生产和加工过程及流通中所产生的废渣、粉尘、废屑、污泥等。矿业固体废物主要指来自矿业开采和矿石洗选过程中所产生的废物,主要包括煤矸石、采矿废石和尾矿。城市垃圾是指在城市日常生活中或者为城市生活提供服务的活动中产生的固体废物以及法律、行政法规规定视为城市垃圾的固体废物,如生活垃圾、建筑垃圾、废纸、废家具、废塑料等。农业固体废物主要指农林生产和禽畜饲养过程中所产生的废物,包括植物秸秆、人和牲畜的粪便等。表 7-1 列出了各类发生源产生的主要固体废物。

表 7-1　固体废物的分类、来源和主要组成物(刘培桐,1995)

分类	来源	主要组成物
矿业废物	矿山、选冶	废矿石、尾矿、金属、废木、砖瓦灰石等
工业废物	冶金、交通、机械、金属结构等	金属、矿渣、砂石、模型、芯、陶瓷、边角料、涂料、管道、粘结剂、废木、塑料、橡胶、烟尘等
	煤炭	矿石、木料、金属
	食品加工	肉类、谷类、果类、蔬菜、烟草
	橡胶、皮革、塑料等	橡胶、皮革、塑料、布、纤维、燃料、金属等
	造纸、木材、印刷等	刨花、锯木、碎木、化学药剂、金属填料、塑料、木质素
	石油、化工	化学药剂、金属、塑料、橡胶、陶瓷、沥青、油毡、石棉、涂料
	电器、仪器、仪表等	金属、玻璃、木材、橡胶、塑料、化学药剂、研磨料、陶瓷、绝缘材料
	纺织服装业	布头、纤维、橡胶、塑料、金属
	建筑材料	金属、水泥、粘土、陶瓷、石膏、石棉、砂石、纸、纤维
	电力	烟渣、粉煤灰、烟尘
城市垃圾	居民生活	食物垃圾、纸屑、布料、木料、庭院植物修剪、金属、玻璃、塑料、陶瓷、燃料灰渣、碎砖瓦、废器具、粪便、杂品
	商业、机关	管道、碎砌体、沥青及其他建筑材料、废汽车、废电器、废器具、含有易爆易燃腐蚀性放射性的废物,以及类似居民生活栏内的各种废物
	市政维护、管理部门	碎砖瓦、树叶、死禽畜、金属锅炉、灰渣、污泥、脏土等
农业废物	农林	稻草、秸秆、蔬菜、水果、果树枝条、落叶、废塑料、人畜粪便、禽类、农药
	水产	腥臭死禽畜、腐烂鱼虾贝壳、水产加工污水、污泥
放射性废物	核工业、核电站、放射性医疗单位、科研单位	金属、含放射性废渣、粉尘、污泥、器具、劳保用品、建筑材料

(1) 城市生活固体废物:主要是指在城市日常生活中或者为城市日常生活提供服务的活动中产生的固体废物即城市生活垃圾,主要包括居民生活垃圾、医院垃圾、商业垃圾、建筑垃圾,又称为渣土。一般来说,城市每人每天的垃圾产生量为 1~2 kg,其多少及成分与居民物质生活水平、习惯、废旧物资回收利用程度、市政建设情况等有关。如国内的垃圾

主要为厨房垃圾。有的城市,炉灰占70%,以厨房垃圾为主的有机物约20%,其余为玻璃、塑料、废纸等。

当前城市垃圾有如下的特点:① 数量剧增:生产的迅速发展使居民生活水平提高,商品消费量迅速增加,垃圾的排出量也随之增加。例如,日本在1968—1977年中,按城市人口平均计算的垃圾排出量的增长曲线,同收入的增长曲线基本一致。美国20世纪70年代平均每年扔掉的旧汽车达900多万辆,各种纸2700多万吨,罐头盒480亿个。② 成分变化:表7-2为国内外垃圾成分的变化情况。世界上很多城市燃料构成已改用煤气、电力,使垃圾中炉渣大为减少,而各类纸张、塑料、金属、玻璃器皿大大增加。如欧美各城市近50年来垃圾中金属所占百分比增加1倍,玻璃增加3倍。

表7-2 国内外垃圾成分表(王坤,尹彦勋等,2008)

类别 地区	有机类/(%)					无机类/(%)				
	动植物垃圾	纸张	塑料橡胶	破布	合计	煤渣土砂等	玻璃陶瓷	金属	其他	合计
美国	22	47	4.5		73.5	5	9	8	4	26
英国	28	33	1.5	3.55	66.0	19	5	10		34
日本	18.6	46	18.3		82.9	6.1			10.7	16.8
联邦德国	16	31	4	2	53.0	22	13	5.2	7	47.2
法国	15	34	4	3	56.0	22	9		9	44.0
荷兰	50	22	6.2	2.2	80.0	4.3	11.9	3.2		19.4
福州	21.8	0.53	0.48		22.8	66.22	1.1	0.5	3.4	67.23
上海	42.7	1.65	0.40	0.47	45.2	53.79	0.43	0.53		54.75
北京	50.29	4.17	0.61	1.16	56.23	42.27	0.92	0.80		43.9
武汉	26.53	2.36	0.31	0.74	29.94	68.0	0.85	0.17	1.04	70.06
哈尔滨	16.62	3.6	1.46	0.5	22.18	74.71	2.22	0.88		77.81

(2) 工业固体废物:是指在工业、交通等生产活动中产生的采矿废石,选矿尾矿、燃料废渣、化工生产及冶炼废渣等固体废物,又称工业废渣或工业垃圾。工业固体废物按照来源及物理性状大体可分为六大类。而依废渣的毒性又可分为有毒与无毒废渣两大类。凡含有氟、汞、砷、镉、铬、铅、氰等及其化合物和酚、放射性物质的,均为有毒废渣。

(3) 农业废弃物:也称为农业垃圾,主要为粪便及植物秸秆类。

7.2 固体废物的危害

人们容易产生一种固体废物稳定、污染慢的错觉,但在自然条件影响下,固体废弃物会发生物理的、化学的或生物的转化,对周围环境造成一定的影响。如果采取的处理方法不当,有害固体废物就会通过土壤、水、空气以及食物链途径危害环境与人体健康。例如,工矿业固体废物所含化学成分能形成化学物质型污染,人畜粪便和生活垃圾是各种病原微生物的孳生地和繁殖场,能形成病原体型污染。

7.2.1 固体废物对人体健康的影响

固体废物中的有毒有害物质可以通过各种不同的途径进入大气、水,进而进入生物圈和食物链,进入人体,危害健康。图 7-1 显示了固体废物危害人体的主要途径。

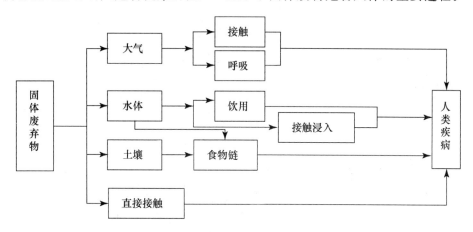

图 7-1　固体废物危害人体的途径(刘培桐,1995)

(1) 通过污染大气危害人体健康。固体废物的大量堆放,无机固体废物则会因化学反应而产生二氧化硫等有害气体,有机固体废物则会因发酵而释放大量可燃、有毒有害的气体,且其存储时,烟尘会随风飞扬污染大气,例如粉煤灰、尾矿堆场在遇到 4 级以上的风力时,可剥离 1~1.5 cm,灰尘飞扬高度可达 20~50 m。在对许多固体废物进行堆存分解或焚化的过程中,会不同程度地产生毒气和臭气而直接危害人体健康。

(2) 通过危害水体危害人体健康。固体废物直接排入水体,则必然造成对地表水的污染,固体废物由于腐烂变质渗透,而污染地下水体。目前,我国每年有 1000 多万吨固体废物直接排入江河之中,由于向水体投弃固体废物,20 世纪 80 年代江河水面比 50 年代水面减少 133 多万公顷。投入水体的固体废物不仅会污染水质,而且还会直接影响和危害水生生物的生存和水资源的利用;堆积的固体废物通过雨水浸淋及其自身分解产生的渗出液和滤沥,污染江河湖泊以及地下水。

(3) 通过污染土壤危害人体健康。固体废物其渗出液所含的有害物质会改变土壤结构，影响土壤中微生物的活动，妨碍植物根系生长，或在植物机体内积蓄，通过食物链影响人体健康。

(4) 通过影响环境卫生、广泛传播疾病直接危害人体健康。固体废物会寄生或滋生各种有害生物，导致病菌传播，引起疾病流行，直接对人体健康造成危害。如鼠、蚊、苍蝇等。

7.2.2 固体废物对环境的影响

1. 占用土地资源并降低土壤质量

随着社会的进步、城市的发展及城市人口的不断增长，固体废物的产出量也大幅增加，固体废物堆场的面积也在逐渐扩大，垃圾与人争地的现象已到了相当严重的地步。不仅如此，固体废物的腐烂需要 100~150 年，这期间固体废物，特别是有害固体废物，经过风化、雨雪淋溶、地表径流的侵蚀，产生高温和有毒液体渗入土壤，能杀死聚居在土壤中的微生物，改变土壤的性质和土壤结构，降低土壤的生产力。

2. 对大气造成污染

堆放的固体废物中的细微颗粒、粉尘等可随风飞扬，从而对大气造成污染；一些有机固体废物在适宜的湿度和温度下被微生物分解，能释放出有害气体，可以不同程度地产生毒气或恶臭，造成地区性空气污染。采用焚烧法处理塑料时排出的氯气和氯化氢等气体和大量粉尘，也能造成严重的大气污染。一些工业和民用锅炉，由于收尘效率不高造成的大气污染更是屡见不鲜。

3. 使水环境恶化

固体废物弃置于水体使水质直接受到污染，严重危害水生生物的生存条件，并影响水资源的充分利用。另外，向水体倾倒的固体废物还将缩减江河湖面的有效面积，使其排洪和灌溉能力有所降低。在陆地堆积的或简单填埋的固体废物，经过雨水浸渍和废物本身的分解，还会产生含有有害化学物质的渗滤液，对附近地区的地表水及地下水系造成污染。

4. 影响城市卫生

我国生活垃圾、粪便的清运能力不高，无害化处理率低，很大一部分垃圾堆存在城市的一些死角，一旦遇到雨天，脏水污物四溢，恶臭难闻，并且往往成为细菌的孳生地，严重影响环境卫生，同时也破坏了城市、风景点等的整体美感。

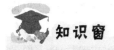知识窗

我国废弃物处置不容乐观

全国工业固体废物产生量2001年为88840万吨,2005年为134449万吨,2005年比2001年增长51.34%,2005年工业固体废物综合利用率56.1%,但相关文献及报道中指出,中国所谓的工业废弃物资源,很多是一些小企业的粗略加工,造成了二次污染等诸多社会问题。全国2005年生活垃圾清运量为15576.8万吨,生活垃圾的10%左右被以各种渠道回收再利用,20%左右用于焚烧,其余被填埋或堆放。

目前我国600多座城市的生活垃圾年产生量达到1.2亿吨,中国的垃圾已占到全世界年产垃圾的1/4以上。如此高的垃圾量,对我国的环境和可持续发展造成了很大的压力。废水排放总量2001年为433亿吨,超过环境容量的82%,2005年为525亿吨,2005年比2001年的废水排放量增长21.25%。"三废"污染形势较为严重,污染事件层出不穷。有学者估算,30年改革期间累积的环境成本就可能高达2007年GDP的1/3。中国已经成为世界上农业废弃物产出量最大的国家,而绝大多数农业废弃物没有被作为一种资源利用,随意丢弃或者排放到环境中,使一部分"资源"变为"污染源",对生态环境造成了极大的影响。虽然对农业废弃物还没有统计数据,但事实上我国农业废弃物的数量巨大。根据作物和养殖规模估算,我国每年产生畜禽粪便26.0亿吨,农作物秸秆7.0亿吨,蔬菜废弃物1.0亿吨,乡镇生活垃圾和人粪便2.5亿吨,肉类加工厂和农作物加工场废弃物1.5亿吨,林业废弃物(不包括薪炭林)0.5亿吨,其他类的有机废弃物约有0.5亿吨。

资料来源:中国工程机械信息网,2008-3-12

7.3 固体废物的处置和利用

7.3.1 固体废物利用和处理的基本原则

合理处理和利用固体废物对维护国家的持续发展有重要意义。我国20世纪80年代提出了对固体废物的控制污染采取以下基本原则。

1. 无害化原则

固体废物的"无害化"处理是将固体废物经过相应的工程处理过程使其达到不影响人类健康,不污染周围环境的目的。

固体废物可通过多种途径污染环境、危害人体健康,因此,必须进行无害化处理,即达到排放后不对人体健康造成危害。

"无害化"是固体废物处理的首要任务,当前已发展成为一门崭新的工程技术。像垃圾的焚烧、堆肥等都成为固体废物无害化处理的典型实例。

2. 减量化(最小化)原则

固体废物的"减量化"是指通过一定的处理技术使固体废物的体积和数量减少以减轻对人类和环境的影响。对固体废物的综合利用是实施减量化的一个重要途径,由此既可实现资源化又可减少固体废物的产生。

现行的固体废物处理技术中焚烧处理后固体废物的体积可减少 80%～90%,另外,采用脱水或压实技术等可实现减量的目的。

3. 资源化原则

固体废物的"资源化"是指对固体废物施以适当的处理技术从中回收有用的物质和能源。故也有人将固体废物说成是"再生资源"或"二次资源"。

综合利用固体废物,可以收到良好的经济效益和环境效益。据统计,我国(1991—1995年)综合利用固体废物为国家增产达 12×10^8 吨原材料,"三废"综合利用产品产值达 721 亿元,利润达 185 亿元。综合利用除增产原材料,节约投资外,环境效益也十分明显。即资源化的三大优点:生产效率高、成本低、环境效益高。

7.3.2　固体废物的处置技术

在人多地少、资源短缺及固体废物污染日益制约着城市生存与发展的今天,只有搞好固体废物的开发和利用,加强固体废物的减量化、资源化措施,才能从根本上促进城市生态经济系统物质和能量的良性循环,实现经济效益、社会效益和环境效益的协调统一。

1. 固体废物的预处理技术

固体废物的种类多种多样,其形状、大小、结构及性质有很大的不同,为了便于对它们进行合适的处理和处置,往往要经过对废物的预加工处理。常用的预处理技术有3种。

(1) 固体废物的压实。为了减少固体废物的运输量和处置体积,用物理的手段提高固体废物的聚集程度,减少其容积,以便于运输和后续处理。在城市生活垃圾的收集运输过程中,许多纸张、塑料和包装物,具有很小的密度,占有很大的体积,必须经过压实才能有效地增大运输量,减少运输费用。

(2) 固体废物的破碎处理。通过人力或机械等外力作用破坏物体内部的凝聚力和分子间的作用力而使物体变碎的操作过程统称为破碎。固体废物经过破碎之后,使其尺寸减小,粒度均匀,加快固体废物的焚烧和堆肥处理的进程。

(3)固体废物的分选处理。根据固体废物不同的性质,在进行最终处理之前,分离出有价值的和有害的成分,实现废物利用。

2. 固体废物的处置方法

纵观国内外废物处理(置)技术的理论研究和工程实践,成熟且常用的技术方法主要有卫生填埋、高温堆肥、焚烧和回收利用4种。城市固体废物处理方式比较见表7-3。这4种处理技术既可单独使用,也可组合使用。不同的城市或地区,由于具体情况各异,在实施过程中会采用不用的组合模式。

表7-3 城市固体废物处理方式比较

处理方式	优点	缺点	备注
填埋	1. 相对投资少 2. 处理容量大 3. 处理速度快 4. 必要时可重新资源化	1. 永久性占地面积大 2. 潜在污染大	在美国等发达国家都出现过垃圾填埋几十年后造成污染的事件
堆肥	使垃圾变成有机肥	1. 只能处理有机含量高的垃圾 2. 垃圾肥的肥效低,销售有限,发展余地不大	
焚烧	1. 回收热能 2. 减量最彻底(体积减量80%~95%)	1. 投资巨大 2. 产生二噁英等多种有害气体,污染大气 3. 仍需中级处理	建处理垃圾1000吨/天的焚烧炉及附属热能回收设备,约需7~8亿元人民币
回收再利用	1. 综合利用资源化 2. 减少终极垃圾量	1. 分拣很难实现 2. 仍须终极处理	

(1)填埋法

填埋技术作为生活废物的最终处理方法,目前是我国大多数城市解决生活废物处置的最主要方法。根据环保措施(主要有场底防渗、分层压实、每天覆盖、填埋气导排、渗沥水处理、虫害防治等)是否齐全、环保标准能否满足来判断,废物填埋场地可分为3个等级。

① 简易填埋场

这是几十年来在我国一直沿用的填埋场,其特征是,基本上没有考虑环保措施,没有执行环保标准。目前我国相当数量的生活废物填埋场属于这种。这类填埋场可称为露天堆置场或简易堆场,它不可避免地会对周围的环境造成污染。

② 受控填埋场

这类填埋场目前在我国也占较大比例,其特征是,有部分环保措施,但不齐全。或者是虽然有比较齐全的环保措施,但不能全部达标。目前的主要问题集中在场底防渗、渗沥水处理、每天覆盖等,不符合卫生填埋场的技术标准。

③ 卫生填埋场

这是发达国家普遍采用的生活废物填埋技术,其特征是,既有完善的环保措施,又能满足环保标准。废物卫生填埋的主要优点是处理废物量大、技术比较成熟,建设费和运行管理费较少。

但是这种方法每年占用农田、污染环境。近10多年来,我国的废物卫生填埋通过技术引进、科技攻关和示范工程建设,已积累了丰富的实践经验,对废物卫生填埋场已具备设计、建设和管理能力。但废物浸出液的处理工艺和技术水平有待提高,废物的防渗技术还普及不够,处理不当容易形成二次污染。

(2) 堆肥法

堆肥是利用微生物人为地促进可生物降解的有机物向稳定的腐殖质转化的生物化学反应过程。自然界中有很多微生物具有氧化、分解有机物的能力,而城市有机废物则是堆肥微生物赖以生存、繁殖的物质条件。利用固体废物中微生物的新陈代谢作用,进行微生物的自身繁殖,从而将可生物降解的有机物转化为二氧化碳、水和热,同时生成腐殖质。

城市废物微生物处理技术,能将可生物降解的废物转化为有用的农用肥料或饲料。此项技术是对现有的废物填埋场中的有机废物与无机废物进行分选,再对有机废物进行生物转化工艺,转化为有价值的农用肥料或饲料,变废为宝,又能对现有的填埋场进行改造,使之成为绿地或工业用地。而且,运行成本较低。

目前国内常用的废物堆肥技术可分为两类。

① 简易高温堆肥技术

这类技术的特征是,工程规模较小,机械化程度低,采用静态发酵工艺,环保措施不齐全,投资及运行费用均较低。简易高温堆肥技术一般在中小型城市中应用较多。

② 机械化高温堆肥技术

这类技术工程规模相对较大,机械化程度较高,一般采用间歇式动态好氧发酵工艺,有较齐全的环保措施,投资及运行费用均高于简易高温堆肥技术。

(3) 焚烧技术

我国废物焚烧技术的研究起步于20世纪80年代中期,起步较晚,技术还不成熟,废物焚烧比例甚微。我国深圳、广州等地引进日本焚烧设备。废物通过焚烧处理可以减少体积80%～90%，可以杀灭病原菌，达到减量化、无害化处理的目的。但由于工程投资大、焚烧成本较高，发展中国家一般都难以维持正常生产。

目前国内用于焚烧处理生活垃圾的焚烧技术主要是机械炉排炉技术和流化床技术。旋转窑焚烧炉主要适宜处理危险废物，在生活垃圾的处理中应用不多；用热解气化炉来焚烧处理生活垃圾是一种新型的燃烧技术，它具有燃烧充分、热效率高、炉渣热灼减量小、烟气污染控制容易等优点，但单炉处理能力受炉膛直径放大的限制而较难提高。在我国目前建成和在建的生活垃圾焚烧厂中，机械炉排炉和流化床焚烧炉平分秋色。

综合目前废物焚烧技术设备应用的现状，大致可以归纳为以下两类。

① 国产化焚烧技术设备

目前我国有关单位，在吸取经济发达国家成功经验的基础上，正努力研制国产化的生活废物焚烧技术和设备，这些焚烧技术和设备大多数尚处于安装，调试或试运转过程中，技术水平有待不断提高。

② 综合型焚烧技术设备

综合型焚烧技术设备，是指把引进技术设备与国产技术设备有机结合起来的废物焚烧系统。迄今，已经采用或拟采用这种模式的有深圳、珠海、广州、上海、北京、厦门等城市。但其中只有深圳市政环卫综合处理厂等少数几家已经建成并维持连续生产。

(4) 热解技术

垃圾热解处理是最新发展起来垃圾处理方法。目前美国、日本使用该方法，国内尚属研究阶段。其处理工艺是将垃圾适当破碎，除去重组分的垃圾，从炉顶的气锁加料进入热解炉，从炉底加入600℃的空气和水蒸气混和气，炉内温度由上而下逐渐增加。炉顶为预热区依次为热解区和汽化区，垃圾经各区分解产生的残渣经炉底排出。热解可以回收燃料油和燃料汽达到资源回收的目的。

7.3.3 固体废物的资源化

1. 资源化的概念及意义

(1) 定义：表示资源的再循环，即从原料制成成品，经过市场，直到最后消费，变成废物又引入新的生产、消费的循环系统。

(2) 意义：从废物中回收资源、能源，可以减少废物的实际处理量和运输量，对于提高社会效益和环境效益，做到物尽其用，取得一定经济效益意义重大。

从固体废物的发生来源讲，可分为工业固体废物和生活固体废物。对于工业生产过程中产生的废物如煤矸石、粉煤灰、冶金渣、尾矿等，许多国家(包括我国)已进行了多方面的研究和开发综合利用，取得了不少的成绩。而生活垃圾的资源化及综合利用却是一个亟待解决的问题。因城市垃圾的发生量逐年增加,发展迅速,而在技术开发、设备能力上与国外相比还有很大差距,因此,提供减量化、资源化和无害化的处理过程和结果是十分必要而又紧迫的。

2. 资源化系统

资源化系统分为资源回收系统和资源化系统技术。

(1) 资源回收系统:分为两个子系统(前期系统和后期系统)

① 前期系统:不改变物质的性能,主要是分离回收。a. 保持废物的原形:方法是手选、清洗、简易修补、净化—再利用,如空瓶、罐、家用电器;b. 破坏废物原形:方法是破碎、分离、水洗后,用机械物理方法分选,收集回收,如金属、玻璃、纸张、塑料等。

② 后期系统:分为回收物质和回收能源。a. 回收物质:化学法、生物法使废物原料化。产品化,方法是用热分解、催化、堆肥、熔融等。b. 回收能源:一是经热分解、发酵破碎等获得燃料气体,可贮存、发电、做燃料等;二是直接用于燃烧、发电、热水等不可储存的能源。

(2) 资源化系统技术:分为前期系统技术和后期系统技术。

为了便于综合利用,世界上许多国家已经实行了对城市垃圾的分类倾倒,瑞典人倒垃圾时,将玻璃瓶扔到草绿色的大铁罐内;废旧电池扔进马路电池形状的火红色大铁筒里;废铁器扔进专用集装箱;而纸制品则捆起来定期交给有关部门运走。

在美国,垃圾被分为可回收和不可回收两种,居民分别堆放在路边,由清洁工收走;超级市场有金属罐回收机,顾客投入空罐后,可得到一张收据,在指定商店兑换现金,如果一次投入10个空罐,还可得到一张廉价购买食品的优惠卷,在加拿大、德国、法国都有类似的垃圾分类回收措施,分类回收为垃圾的再利用提供了方便。

据统计,1988年美国回收废旧物品行业的收入为48亿美元,1989年增加到60亿美元。我国在过去40年里从各种废弃物中回收再生资源总量达2.5亿吨,价值720亿元。在垃圾回收利用较早的国家,已经出现了一批专门从事垃圾加工处理的企业,不少人因此而成为百万富翁。

7.3.4 我国工业固体废弃物综合利用

许多固体废弃物实际上仍有利用价值,被称为是"放在错误地点的原料"。尤其是不少工业固体废弃物,可以作为二次资源加以利用。这种二次资源与自然资源相比,有三大优点:生产效率高、能耗低、环境效益高。因此,世界各国广泛开展了固体废弃物的综合利用。我国工业固体废弃物综合利用途径很多,目前已经采用的归纳起来有以下几个方面。

(1) 提取各种金属。将有价值的各种金属提炼出来是工业固体废弃物再资源化的重要途径。目前我国有色金属矿山和冶炼企业综合回收的伴生黄金占全国黄金产量的10%以上,伴生白银占白银产量的90%,伴生硫占硫产量的47%,铂族金属全部是冶炼厂回收的。钢材产量的1/3是以废钢铁的原料生产的。应该说我国目前资源综合利用水平与国际水平比较还很低。目前,我国矿产资源总回采率仅为30%,比世界平均水平低10~20个百分点,对共生、伴生矿进行综合开发的只占1/3。如果我国矿产资源的总回采率提高10个百分点,则至少可少开发、开采1/4的矿产资源。我国主要工业产品的能源、原材料消耗比国外先进水平高30%~90%。新中国成立以来,我国国民生产总值增长了10倍多,而矿产资源消耗却增长了40多倍。大量可利用的资源作为"三废"白白浪费掉,得不到充分利用,每年生产的可利用而未利用的工业固体废弃物的资源价值已超过250亿元,每年因再生资源的流失而造成的经济损失已达250~300亿元。

(2) 生产建筑材料。利用固体废弃物生产建筑材料是我国处理工业固体废弃物的重要途径。由于用工业固体废弃物生产建筑材料一般不会产生二次污染,因而也是消除污染、化害为利的较好途径。利用固体废弃物生产建筑材料主要有以下几方面用途:一是生产碎石。一些冶金矿渣,如高炉渣、铁合金渣、钢渣以及矿山废石用作混凝土骨料、道路材料、铁路道砖等。二是生产水泥。有些工业废渣的化学成分与水泥接近,具有水硬性,可作为水泥工业原料。三是生产建筑制品。用粉煤灰、尾矿、赤泥、煤矸石、电石渣等生产砖、砌块、大型墙体材料。四是生产铸石和微晶玻璃。铸石是钢材、有色金属的良好待用材料,微晶玻璃在工业和建筑中有广泛的用途。用某些工业固体废弃物可生产铸石和微晶玻璃。五是生产矿渣棉和轻骨料。用高炉矿渣、煤矸石、粉煤灰等生产矿棉,用粉煤灰或煤矸石生产陶粒,用高炉渣生产膨胀矿渣等。轻骨料和矿渣棉在工业和民用建筑中具有越来越广泛的用途。

(3) 做工业原料和能源。固体废物中含有多种有益成分,有的可做某些工业的原料,如钢渣可代替熔剂用于烧结生产,可作高炉、化铁炉的熔剂,也可返回转炉炼钢用,铬渣可代替铬矿粉作玻璃着色剂,选煤厂排出的煤泥可在铸造过程中作砂的粘结剂,塑料的原料等。

来源于煤炭、石油、动植物的固体废弃物,大多含有一定量的煤炭、油和生物能。20世纪70年代世界性能源危机以来,从固体废物特别是城市垃圾中回收能源的技术得到迅速发展。

固体废弃物作为能源的途径有两条:一是直接焚烧,利用其热量供热或发电,叫直接回收利用法;二是先将固体废弃物加工成原料,然后焚烧供热或发电,叫间接回收利用法。此法得到的燃烧为垃圾衍生燃料(RDF)。生产RDF的方法也有两种:一是通过热解方法把废弃物转变为燃料或燃料气;另一种方法是把废弃物沼气化,热解方法在发达国家应用较多,沼气化法则在发展中国家比较流行。

随着改革进程的发展,我国工业结构、管理技术、投资政策和其他相关政策在内的工业政策将发生巨大变化。工业结构由重点发展普通加工工业转变成重点发展基础设施和基础工业。加工工业正在重组和转型,一些超出合理需要的加工工业的生产能力被压缩。能耗高、低品质、污染重的落后(低效)产品会被淘汰,生产能力低、运行费用高、效益差的企业会关闭,新技术、新工艺和新设备会被采用以便提高产品的质量。

虽然工业结构的调整、高新技术的采用和管理水平的提高会减少单位产值工业固体废弃物的产生量,大部分资源综合利用企业在开展固废综合利用方面存在许多制约因素。

一是企业缺乏科技投入和研发力量。自主创新能力不足,可持续创新能力薄弱,企业技术合作、产品配套率低。

二是资金投入不足。由于固废综合利用产业利润率较低,研发资金短缺,造成整体技术水平不高。

三是政策的扶持力度有待加强。企业开展固废综合利用,带来的是社会效益和环境效益。企业自身是本大利微,有些项目可以盈利,有些项目必定亏损,需要经常性的财政补贴。四是体制、机制及思想观念方面还存在许多不利于综合利用产业发展的弊端。部分企业决策者仍然是只注重眼前利益,而忽视长远利益。

 **知识窗**

世界最大的垃圾电厂在韩国投运

据"韩国日报"报道,世界最大的垃圾电厂12日在韩国仁川建成投运。该厂以地下掩埋垃圾产生的可燃气体发电。

该国环境部称,装机5万千瓦的电厂年售电收入可望超过500亿韩元,能减少对进口石油的依赖和污染排放。该厂每年可向约18万个城市家庭供电34万兆瓦时,年利润169亿韩元。该厂电力供应每年可取代50万桶进口重油,重油耗资为200亿韩元。该电厂还可削减火电厂重油燃烧产生的温室气体排放137万吨。

这项技术被称为清洁发展机制。如果温室气体排放削减为联合国批准,韩国在世界温室气体排放市场将赢得价值137亿韩元的减排许可证。韩国目前正在与联合国气候变化框架协议推进注册该机制工作。

该部官员称,由于垃圾管理被认为又脏又臭,该厂建设投运将改变垃圾管理者的形象。然而,尽管不方便,垃圾电厂还是给该地区居民良好的环境印象:垃圾也能变成能源。

该厂由民营公司 Eco 能源建设,采用 BTO 方式。公司将运营该厂 11 年收回投资成本,然后所有权归政府。

虽然从环保的角度讲项目大获成功,但韩国环境部没有再建此类电厂的打算,因为"大多数垃圾为食品残留物,沼气提取困难。"

目前韩国有 12 个垃圾电厂,绝大多数装机 5000~7000 千瓦和四个供气系统。

资料来源:中国机电企业网,2006-12-19

案例

非洲洋垃圾事件:冰山一角

新华社电:西非国家科特迪瓦最近再次吸引了人们的眼球,不过不是因为该国的和平进程取得了多大进展,而是因为发生了毒垃圾致人死亡事件——并且,这些垃圾是乘坐某发达国家公司雇佣的货轮不远万里来到科特迪瓦的。

2006 年 8 月下旬,一艘外国货轮通过代理公司在科特迪瓦经济首都阿比让十多处地点倾倒了数百吨有毒工业垃圾,引发严重环境污染。据统计,垃圾排出的有毒气体迄今已造成 7 人死亡,数万人出现不良症状,科过渡政府也因此集体辞职。

这一事件再次引起了人们对洋垃圾的关注。其实,洋垃圾引发的环境问题由来已久。据统计,全世界每年产生有毒废物 5 亿多吨,大部分产生于工业发达国家。这些危险废物处理起来非常复杂,而且费用不菲,因此,国际间的垃圾转移随之产生并逐年加剧。不少洋垃圾漂洋过海,被运送到法规相对不严、处理费用相对便宜的发展中国家和地区。

可以说,科特迪瓦毒垃圾事件只是冰山一角,而冰山下掩盖的是更多未造成人员严重伤亡的洋垃圾污染事件。

相关统计数字显示,全世界每年产生的电子垃圾就有 80% 出口到亚洲。这些有害"电子废物"到达目的地后,很多并没有被回收利用,而是进入了当地的河床、池塘、沼泽以及水渠等,引发环境污染。

近年来,我国虽然出台了一系列禁止进口洋垃圾的法规,但来自发达国家的洋垃圾在我国口岸被查获的事件时有发生。去年年底,国家质检总局还通报了一起外国基金会捐赠"医疗垃圾"及失效产品的事件。

科特迪瓦毒垃圾事件再次说明,受利益驱动,发达国家一些企业不愿也从未放弃向其他国家转移洋垃圾的做法,防范洋垃圾应警钟长鸣。

资料来源:人民网-市场报,2006-9

思考与讨论

1. 什么是固体废物?如何理解固体废物的概念?
2. 固体废物的污染途径如何?
3. 固体废物主要的环境危害有哪些?
4. 固体废物对人体健康有哪些危害?
5. 固体废物的污染防治原则是什么?
6. 固体废物综合利用的主要途径有哪些?
7. 常用的固体废物处理技术包括哪几类?

参 考 文 献

[1] 庄伟强.固体废物处理与利用[M].北京:化学工业出版社,2003.
[2] 张益,陶华.垃圾处理处置技术及工程实例[M],北京:化学工业出版社,2002.
[3] 刘培桐.环境学概论[M].北京:高等教育出版社,1995.
[4] 王坤,尹彦勋,尹彦欣.浅谈固体废物对人体健康的影响[J].环保前线,2008,(1):36—37.
[5] 范文虎.我国工业固体废物现状及管理对策研究[J].科技情报开发与经济,2007,17(33):93—94.
[6] 孙瑞君.浅谈固体废物及其处置技术[J].科技情报开发与经济,2006,16(6):144—145.
[7] 梅其岳,刘汉龙,高玉峰.城市固体废物处置技术研究[J].南京理工大学学报,2006,30(2):248—252.
[8] http://info.jctrans.com/xueyuan/wlyt/qtzs/20053264678.shtml.
[9] http://finance.sina.com.cn/j/20060920/01092929393.shtml.

第8章 噪声污染与健康

声音对于人类是必不可少的,亲切的话语、悦耳的音乐使人心情舒畅;潺潺流水、百鸟争鸣、微风轻拂、树叶沙沙,又使人心旷神怡。然而机器的轰鸣、喧闹的街道、人喊马嘶却让人烦躁不安。随着社会的发展,人们接触到的声音越来越多。学习和掌握一些噪声的基本概念及噪声究竟对人体有哪些危害,对于提高人们对噪声的危害认识,防治噪声危害是必要的。

8.1 噪声的概念

声音的含义习惯上可以从两个方面来理解——物理学意义和心理学意义。从物理意义上讲,纯音是指瞬时声压随时间作正弦变化的声波,而从主观感觉上讲,它是指具有明确、单一音调感觉的声音。

乐音从物理学上讲,是指有规律振动产生的声音,这些声音随时间变化的波形是有规律的。从主观感觉上讲,是听起来和谐悦耳的声音,如钢琴、提琴等多种乐器演奏时发出的声音。

与此相反,噪音也有两种含义,它既指一种不规则的、间歇的声波,即声强和频率变压没规律的声波,也指一切主观感觉上不希望有的不需要的干扰声音。如机器的轰鸣声、各种车辆的马达声、鸣笛声,都是噪声。还有正在上课时,响起的不适宜的音乐声,也是噪声。

在《中华人民共和国环境污染防治法》中,是这样定义环境噪声的:环境噪声是指在工业生产、建筑施工、交通运输和社会生活中所产生的干扰周围生活环境的声音。噪声污染,是指所产生的环境噪声超过国家规定的环境噪声排放标准,并干扰他人正常生活、工作和学习的现象。

噪声污染在城市几乎无处不在,并且正在向乡村发展。噪声污染已成为继水污染、空气污染、固体废物污染的第四大环境公害。

环境噪声污染和大气、水、固体废物的污染相比它具有很大的不同。噪声是一种物理的污染。具有以下几个特点:① 污染面大,噪声源分布广,污染轻重不一。② 就某个单一污染来讲,其污染具有局限性。一般的噪声源只能影响其周围的一定区域,它不像大气中的飘尘,能扩散到很远的地方。③ 噪声源停止,污染随即消失。④ 噪声污染在环境中不会造成积累,声能量最后完全转变成热能散失掉。

8.2 噪声的分类

按照噪声发生的机理,可将其分为两大类:空气动力性噪声和机械性噪声。

空气动力性噪声是由于气体振动而产生的。当气体中有了涡流或发生了压力突变等情况,就会引起气体的扰动,产生噪声,这就叫空气动力性噪声。常见的有风机、空气压缩机等。

机械性噪声是由于固体振动而产生的。在撞击、摩擦、交变的机械应力或电磁力作用下,金属板、轴承、齿轮等固体零部件发生振动,产生机械性噪声。如轧钢机、球磨机、砂轮、织布机等产生的噪声都属于此类噪声。

按照噪声的来源可分为四类。

(1) 交通噪声

汽车、火车、飞机等交通工具在运行过程中产生的流动性噪声源对环境的影响最突出,随着社会的不断发展,城市交通越来越发达,各种交通运输工具拥有量剧增,随之交通噪声污染日益严重。

凡是机动车辆、船舶、铁路车辆和航空器等交通运输工具在运行过程中产生的噪声都称做交通噪声。

在交通道路上由机动车辆运动发出的噪声称做道路交通噪声。它往往是城市中最主要的噪声源。火车在铁路上运行时的噪声称做铁路交通噪声。

交通运输噪声,一般是 $60 \sim 90$ dB 的中等强度噪声。但它的影响范围广,干扰时间长,是人们最注意的环境噪声问题。

(2) 工业生产噪声

凡是工矿企业在生产活动中产生的噪声均称做工业生产噪声。工业生产噪声一般来说,污染范围仅是车间、工厂及附近地区,影响面较小。但由于某些设备的噪声级很高,影响程度也很严重。它不但直接对生产者带来危害,对周围居民影响也很大,也是一个不容忽视的环境噪声问题。

(3) 建筑施工噪声

建筑施工过程中使用的混凝土搅拌机、打桩机、推土机、钻机、风动工具等可产生巨大的噪声。凡是建筑工地机械运转以及各种施工活动中产生的噪声均称为建筑施工噪声。建筑施工机械噪声一般处于 $80 \sim 100$ dB 范围。由于这些机械的操作,往往在较为集中的地区和夜间进行,影响了城市居民的睡眠和休息。

(4) 日常生活噪声

凡因商业、娱乐、体育、宣传等生活及家用电器产生的噪声均称为生活噪声。生活噪声相对来说强度不大,但是它可使人心烦意乱,从而影响人们的工作和生活。

8.3 噪声对人的危害

噪声是影响面最广的一种环境污染。它对人的危害主要表现在以下几个方面:

1. 噪声对听力的影响

人在较强噪声(90 dB以上)的环境下长期工作和生活,会出现听力下降的现象。人在听到强烈声音时都会有耳朵发声的感觉,这是由于噪声引起的听觉疲劳现象,是暂时的情况,在安静环境下会恢复原状。这种现象称为暂时性听力偏移(暂时听阈的改变),属于噪声性听力损害的一种。

但是,如果长年累月工作在强噪声环境中,耳朵会越来越聋,并且再也不能复原,形成一种称之为永久性听力偏移(永久性听阈改变)的传统职业病——噪声性耳聋。一般认为它是在暂时性听力偏移尚未充分恢复的状态下继续受到强烈噪声的反复作用而引起的。

听力损伤的主要特征是以4000 Hz为中心开始听力减退,然后向4000 Hz以下或4000 Hz以上频率发展,不过,也有频率越高听力损失越显著的类型。因此,听力损失的早期诊断十分重要。表8-1统计出在不同噪声条件下长期工作耳聋的发病率。

表8-1 工作40年后噪声性耳聋发病率(%)

噪声级(dB(A))	国际统计(ISO)	美国统计
80	0	0
85	10	8
90	21	18
95	29	28
100	41	40

从表8-1中可以看出,噪声级在80 dB(A)以下,才能保证长期工作不致耳聋。在90 dB(A)条件下,只能保证80%的人不会耳聋,即使是85 dB(A),还会有10%的人可能产生噪声性耳聋。

2. 对睡眠的干扰

睡眠对人是极重要的。但噪声会影响睡眠的质量和数量。当睡眠受干扰而辗转不能入睡时,就会出现呼吸频繁、脉博跳动加剧,神经兴奋等现象,第二天会觉得疲倦、记忆力衰退,在医学上称为神经衰弱症候群。在高噪声环境下,这种病的发病率可达50%~60%以上。老年人和病人对噪声干扰较敏感,当睡眠受到噪声干扰后,工作效率和健康都会受到影响。

断续的噪声比连续的噪声影响更大。研究结果表明,连续噪声可以加快熟睡到轻睡的回转,使人多梦,熟睡的时间缩短,突然的噪声可使人惊醒。一般来说,40 dB(A)的连续噪声可使 10%的人睡眠受到影响,70 dB(A)可影响 50%的人,而突发的噪声在 40 dB(A)时可使 10%的人惊醒,到 60 dB(A)时,可使 70%的人惊醒。

3. 干扰谈话,影响工作效率

人们一般谈话声大约为 60 dB,高声的也不超过 70~80 dB。当周围环境的噪声级与说话声相近时,正常的语言交流就会受到干扰。因此,在 65 dB 以上的噪声环境中,一般的谈话活动难以正常进行,人们的正常工作秩序可能受到影响,必要指令、信号和通信警报可能被噪声掩盖,工作事故和产品质量事故会明显增多。

由于在噪声干扰下,使人感到烦躁不安,容易疲乏,注意力难以集中,反应迟钝,差错率明显上升,所以噪声既影响工作效率又降低工作质量。有人计算过,由于噪声影响可使劳动生产率降低 10%~15%,特别是对那些要求注意力高度集中的复杂工作影响性大,例如打字、排字、速记、校对工作等。当噪声从 50 dB 下降到 30 dB 时,接线人员的工作差效率随之下降 42%。噪声对工作效率的影响与噪声的速度、频率和发声方向等因素有关。

4. 对人体的生理影响

(1) 对神经系统的影响

在神经系统方面,神经衰弱症候群是最明显的噪声引发病症。噪声能引起失眠、疲劳、头晕、头痛、记忆力衰退、注意力不集中,并伴有耳鸣和听力衰退。严重时全身虚弱,体质下降,容易并发或引起其他疾病,有的甚至发展成精神错乱。这种病症虽经长期治疗,但效果往往不够理想,但当脱离噪声环境后,主观症状能较快得到改善。

噪声对神经系统影响的程度与其强度有关。当噪声在 50~85 dB,主要表现为头痛和睡眠不好;90~100 dB 时,常常易激动,有疲劳感觉;100~120 dB 时,头晕、失眠、记忆力明显下降;噪声增强到 140~145 dB,不但会引起耳痛,而且还能引起恐惧或全身性紧张感。

(2) 对心血管系统的影响

噪声对交感神经有兴奋作用,可以导致心动过速,心律紊乱。在长期暴露于噪声环境的工人中间,有部分工人的心电图出现缺血型改变,常见的有窦性心动过速或过缓,窦性心律不齐等。不仅如此,噪声还可以使心肌受损,在噪声污染日趋严重的工业大城市中,冠心病与动脉硬化症的发病率也逐渐增高。

此外,噪声还可以引起植物神经紊乱,使血压波动增大。一些原来血压不稳定的人,接触噪声后,血压变化尤其明显。年轻人接触噪声后,大多数表现为血压降低,而老年人则以升高为多见。据报道,严重噪声听力损失者的血压比正常听力者高,这种明显差别完全是由于噪声引起的。

(3) 对消化系统的影响

长期暴露在噪声环境中的人,其消化功能有明显的改变。长期在 80 dB 噪声环境中工作的人,胃肠的消化功能可能受到影响,有些人胃的收缩能力只有正常人的 70%,胃酸减少,食欲不振。胃炎、胃溃疡和十二指肠溃疡发病率增高。据统计,在噪声行业工作的工人中,溃疡病的发病率比安静环境的高 5 倍。

(4) 对视觉器官的影响

噪声对视觉功能也有一定的影响,它使视网膜杆体光觉下降,视野界限发生变化,视力的清晰度与稳定性降低。有人认为,目前工业大城市中,车祸频繁发生的原因之一是由于噪声引起司机视觉功能障碍,难怪日本人把交通事故与噪声公害相提并论,不无道理。

(5) 对其他系统的影响

噪声对血液成分的影响表现为血细胞数增多,嗜酸性白细胞亦有增高的趋势。

5. 对儿童和胎儿的影响

在噪声环境下,儿童的智力发育缓慢。有人做过调查,吵闹环境下儿童智力发育比安静环境中的低 20%。有人对机场附近噪声对居民生活的影响研究发现,噪声与胎儿畸形有关。

因此,控制噪声,使噪声污染降到最低限度,是改善城市环境和保护人类健康的一件大事。

 相关医学知识

噪声性耳聋

噪声性耳聋(noise induced deafness)系由于听觉长期遭受噪声影响而发生缓慢的进行性的感音性耳聋,早期表现为听觉疲劳,离开噪声环境后可以逐渐恢复,久之则难以恢复,终致感音神经性耳聋。噪声除对听觉损伤外,还可引起头痛、头昏、失眠、高血压、心电图改变,也可影响胃的蠕动和分泌。

噪声性耳聋常见于高度噪声环境中工作的人员,如舰艇轮机兵,坦克驾驶员,飞机场地勤人员,常戴耳机的电话员及无线工作者、铆工、锻工、纺织工等。

主要症状为进行性听力减退及耳鸣。早期听力损失在 4000 Hz 处,因此,对普通说话声无明显影响,仅在听力计检查中发现,以后听力损害逐渐向高低频发展,终于普遍下降,此时感到听力障碍,严重者可全聋。耳鸣与耳聋可同时发生,亦可单独发生。

常为高音性耳鸣,日夜烦扰不宁。

【病因学】噪声超过85~90 dB强度时,即对耳蜗造成损害,至于损害程度,与下列因素有关:

1. 噪声强度:噪声性耳聋的发病频率随噪声强度的增加而增加。

2. 噪声频谱特性:在强度相同的条件下,高频噪声对听力损害比低频重;窄频带噪声或纯音对听力的损害比宽频带噪声大。

3. 噪声类型:脉冲噪声比稳态噪声危害大。

4. 接触时间和方式:持续接触比间歇接触损伤大;接触噪声期限越长听力损伤越重;距离噪声源越近,听力越易受损。

5. 个体易感性:年高体弱者、曾经患过感音性神经性耳聋者,易受噪声损伤;而患中耳疾病者的影响如何,尚有分歧意见,有认为鼓膜穿孔、听骨链中断者,噪声损害相对较轻。

【临床表现】

1. 渐进性听力减退:开始接触噪声时,听觉稍呈迟钝,若离开噪声,数分钟后听力恢复,此种现象称之为听觉适应。若在持久、强烈噪声作用下,听觉明显迟钝,经数小时后听力才恢复,此时称之为听觉疲劳。若进一步接受噪声刺激,则导致听力损伤,不易自行恢复。一般多为两耳曲线对称,不对称者多为并有其他耳疾或个别特殊情况。

2. 耳鸣:可能早于耳聋出现,或与耳聋同时发展,为高音性,常日夜烦扰。

3. 全身反应:可能出现头痛、头昏、失眠、乏力、记忆力减退、反应迟钝、心情抑郁、心悸、血压升高、恶心、食欲减退、消化不良等。

【预防治疗】

1. 控制噪声来源:这是最积极、最根本的办法。在建筑厂房、安装机器时就应采用各种隔音、防震、吸声的措施,如噪声车间与其他厂房隔开,中间种植树木;车间的墙壁和天花板装吸音材料;机器安装密度宜稀散些;机器与地基之间,金属表面与表面之间用适当的充填材料;管道噪声用包扎法防声、气流噪声可用消音器或扩大排气孔等,使噪声缩减到国家规定的防护标准(85~90 dB)以内。

2. 减少接触时间:如在隔音室里行工间休息,或减少每日、每周的接触噪声时间,也可降低发病率。还可根据实际情况轮换工种,亦可降低听力损害。

3. 耳部隔音:戴用耳塞、耳罩、隔音帽等防声器材。一般在80 dB噪声环境长期工作即应配用简便耳塞;90 dB以上时,必须使用防护工具。简便者可用棉花塞紧外耳道口,再涂抹凡士林,其隔音值可达30 dB。

4. 卫生监护：就业前应检查听力，患有感音神经性耳聋和噪声敏感者，应避免在强噪声环境工作。对接触噪声者，应定期检查听力，及时发现早期的听力损伤，并给予妥善处理。

5. 争取早期治疗：早期仅有 4000 Hz 听力下降者，休息数日或数周，应用维生素及血管扩张药物，有望听力恢复。若病期已久，螺旋器及螺旋神经节细胞已变性，则治疗亦难奏效，影响日常生活者，可配用助听器。

资料来源：http://www.boai.com/html/new2008/2006/n7/200607101813362871.html

8.4 控制噪声的措施

1. 降低声源噪声

(1) 改造生产工艺和选用低噪声设备。

(2) 提高机械加工及装配精度，以减少机械振动和摩擦产生的噪声。

(3) 对高压、高速气流要降低压差和流速，或改变气流喷嘴形状。

2. 在传播途中控制

(1) 在总体布局上合理设计。在安排厂矿平面设计时，应将主要噪声源车间或装置远离要求安静的车间、试验室、办公室等，或将高噪声设备尽量集中，以便于控制。

(2) 利用加设屏障阻止噪声传播，或充分利用道路两侧的建筑物之间及路的隔离带、工厂的空地等建立绿色生态屏障，加强居民小区绿化建设，美化环境，净化空气，吸收噪声。郁闭度较好的乔灌木结构绿地宽度每增加 10 m，可衰减 2 dB 左右的噪声。

(3) 利用声源的指向性特点来控制噪声。如将高压锅炉排汽、高炉放风、制氧机排气等排出口朝向旷野或天空，以减少对环境的影响。

3. 对接受者的防护

应尽量减少在噪声环境中的暴露时间，在工厂或工地工作的工人要佩戴防噪护耳器，以减少噪声影响。具体如下：

(1) 对工人进行个人防护，如佩带耳塞、耳罩头盔等防噪声用品。

(1) 采取工人轮换作业，缩短工人进入高噪声环境的工作时间。

4. 采取消声、吸声、隔声、隔振、减振等措施

(1) 吸声降噪。吸声降噪是一种在传播途径上控制噪声强度的方法。物体的吸声作用是普遍存在的，吸声的效果不仅与吸声材料有关，还与所选的吸声结构有关。这种技术主要用于室内空间。

(2) 消声降噪。消声器是一种既能使气流通过又能有效地降低噪声的设备。通常可用消声器降低各种空气动力设备的进出口或沿管道传递的噪声。例如在内燃机、通风机、鼓风机、压缩机、燃气轮机以及各种高压、高气流排放的噪声控制中广泛使用消声器。不同消声器的降噪原理不同。常用的消声技术有阻性消声、抗性消声、损耗型消声、扩散消声等。

(3) 隔声降噪。把产生噪声的机器设备封闭在一个小的空间,使它与周围环境隔开,以减少噪声对环境的影响,这种做法叫做隔声。隔声屏障和隔声罩是主要的两种设计,其他隔声结构还有:隔声室、隔声墙、隔声幕、隔声门等。

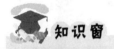 知识窗

噪音的利用

虽然噪音是世界四大公害之一,但它还是有用处的:

噪声除草　科学家发现,不同的植物对不同的噪声敏感程度不一样。根据这个道理,人们制造出噪声除草器。这种噪声除草器发出的噪声能使杂草的种子提前萌发,这样就可以在作物生长之前用药物除掉杂草,用"欲擒故纵"的妙策,保证作物的顺利生长。

噪声诊病　美妙、悦耳的音乐能治病,这已为大家所熟知。但噪声怎么能用于诊病呢?最近,科学家制成一种激光听力诊断装置,它由光源、噪声发生器和电脑测试器三部分组成。使用时,它先由微型噪声发生器产生微弱短促的噪声,振动耳膜,然后微型电脑就会根据回声,把耳膜功能的数据显示出来,供医生诊断。它测试迅速,不会损伤耳膜,没有痛感,特别适合儿童使用。此外,还可以用噪声测温法来探测人体的病灶。

有源消声　通常所采用的三种降噪措施,即在声源处降噪、在传播过程中降噪及在人耳处降噪,都是消极被动的。为了积极主动地消除噪声,人们发明了"有源消声"这一技术。它的原理是:所有的声音都由一定的频谱组成,如果可以找到一种声音,其频谱与所要消除的噪声完全一样,只是相位刚好相反(相差180°),就可以将这噪声完全抵消掉。关键就在于如何得到那抵消噪声的声音。实际采用的办法是:从噪声源本身着手,设法通过电子线路将原噪声的相位倒过来。由此看来,有源消声这一技术实际上是"以毒攻毒"。

噪音可抑制癌细胞的生长速度　德国科学家通过实验发现,在噪音环境中癌细胞的生长速度会减慢。这一发现可能将为治疗癌症开辟一条新的途径。佛莱堡医学院肿瘤科在海德堡德国音乐疗法研究中心的配合下成功地进行了这方面的初步实验。

科学家们将试验皿中培养的肺癌细胞置于微型扬声器发出一定规律声音的环境中，结果发现，癌细胞的生长速度比正常条件下慢了20%。为了验证试验的可靠性，科学家们还通过使扬声器不发出声音而只是借助其磁场，对另一组试验皿中的癌细胞进行影响，实验表明，这一组癌细胞的生长速度并没有减慢。通过实验科学家们还发现，能抑制癌细胞生长速度的并不是含有某种意义的音乐，而是"拥有一定音色、音量、速度、声脉冲和时间间隔的普通声音"。目前，德国有关的科学家也在考虑进行利用可控声音刺激法抑制肿瘤细胞生长的大规模实验，以进一步验证这一发现的可靠性及可利用的价值。

利用噪音测量温度 美国科学家最近发明了一种新型的温度计，能够利用噪音测量温度。发表在最新一期的《科学》杂志上的这份研究报告称，这种仪器能够在室温和$-272.15℃$之间进行准确的测量。耶鲁大学的研究人员用中间隔有一段氧化铝的两层铝制成了这种温度计。对仪器施以电压，产生的电子穿过中间的隔层，从而形成了电流。电压磁场和噪音量之间的关系，或者说磁差，在电流中是根据温度改变的。因此，只要知道所加的电压，这个被称为采集噪音温度（SNT）的仪器就能够测出温度。研究人员说，SNT在$-272.15℃$时能精确到千分之一，精确度是现在用于测量接近绝对零度的温度计的5倍。这个新设计最大的优势在于，它是一个原始温度计：不需要外部校准。这是因为电压、噪音和温度之间的关系只依赖于最基本的物理恒量。此外，这个仪器的准确测温范围还比其他温度计大得多。因此研究人员说，他们研制的SNT"可能比现在常用的直接温度计有着更广泛的用途"。

资料来源：http://baike.baidu.com/view/106430.htm

8.5 我国环境噪声标准

2008年10月国家环境保护部发布了《声环境质量标准》、《工业企业厂界环境噪声排放标准》、《社会生活环境噪声排放标准》等三项标准，完善了我国环境噪声标准体系。

《声环境质量标准》适用于城乡五类声环境功能区的声环境质量评价与管理，对于与五类功能区有重叠的机场周围区域，明确规定不适用于本标准，应该执行《机场周围飞机噪声环境标准》。但对于机场周围区域内的地面噪声，仍然需要执行《声环境质量标准》(表8-2)。

表 8-2　环境噪声限值

单位：dB(A)

声环境功能区类型	时段	昼间	夜间
0 类		50	40
1 类		55	45
2 类		60	50
3 类		65	55
4 类	4a 类	70	55
	4b 类	70	60

按区域的使用功能特点和环境质量要求，声环境功能区分为以下五种类型：

0 类声环境功能区：指康复疗养区等特别需要安静的区域。

1 类声环境功能区：指以居民住宅、医疗卫生、文化教育、科研设计、行政办公为主要功能，需要保持安静的区域。

2 类声环境功能区：指以商业金融、集市贸易为主要功能，或者居住、商业、工业混杂，需要维护住宅安静的区域。

3 类声环境功能区：指以工业生产、仓储物流为主要功能，需要防止工业噪声对周围环境产生严重影响的区域。

4 类声环境功能区：指交通干线两侧一定距离之内，需要防止交通噪声对周围环境产生严重影响的区域，包括 4a 类和 4b 类两种类型。4a 类为高速公路、一级公路、二级公路、城市快速路、城市主干路、城市次干路、城市轨道交通(地面段)、内河航道两侧区域；4b 类为铁路干线两侧区域。

《工业企业厂界环境噪声排放标准》适用于工业企业和固定设备厂界环境噪声排放的管理，同时也适用于机关、事业单位、团体等对外环境排放噪声的单位。鉴于一些工业生产活动中使用的固定设备可能是独立分散的，标准规定，各种产生噪声的固定设备的厂界为其实际占地的边界(表 8-3)。

表 8-3　工业企业厂界环境噪声排放限值

单位：dB(A)

厂界外声环境功能区类别	时段	昼间	夜间
0 类		50	40
1 类		55	45

续表

时段 厂界外声环境功能区类别	昼间	夜间
2 类	60	50
3 类	65	55
4 类	70	55

《社会生活环境噪声排放标准》针对营业性文化娱乐场所和商业经营活动中可能产生环境噪声污染的设备、设施,规定了边界噪声排放限值。《社会生活环境噪声排放标准》并不覆盖所有的社会生活噪声源,例如建筑物配套的服务设施产生的噪声,街道、广场等公共活动场所噪声,家庭装修等邻里噪声等均不适用该标准(表 8-4)。

表 8-4　社会生活噪声排放源边界排放限值

单位:dB(A)

时段 边界外声环境功能区类别	昼间	夜间
0	50	40
1	55	45
2	60	50
3	65	55
4	70	55

案例

1981 年世界噪声公害事件

1981 年,在美国举行的一次现代派露天音乐会上,当震耳欲聋的音乐声响起后,有 300 多名听众突然失去知觉,昏迷不醒,100 辆救护车到达现场抢救。这就是骇人听闻的噪声污染事件。

噪声研究始于 17 世纪,20 世纪 50 年代后,噪声被公认为是一种严重的公害污染。有关噪声污染事件也屡有报道。1960 年 11 月,日本广岛市的一男子被附近工厂发出的噪声折磨得烦恼万分,以致最后刺杀了工厂主。无独有偶,1961 年 7 月,一名日本青年从新泻来到东京找工作,由于住在铁路附近,日夜被频繁过往的客货车的噪声折磨,患了失眠症,不堪忍受痛苦,终于自杀身亡。同年 10 月,东京都品川区的一个家庭，母子3人因忍受不了附近建筑器材厂发出的噪声，试图自杀，未遂。中国也是噪声污染比较严重的国家，全国有近2/3的城市居民在噪声超标的环境中生活和工作着，对噪声污染的投诉占环境污染投诉的近40%。

噪声被称为"无形的暴力"，是大城市的一大隐患。有人曾做过实验，把一只豚鼠放在173分贝的强声环境中，几分钟后就死了。解剖后的豚鼠肺和内脏都有出血现象。1959年，美国有10个人"自愿"做噪声实验。当实验用飞机从10名实验者头上10—12米的高度飞过后，有6人当场死亡，4人数小时后死亡。验尸证明10人都死于噪声引起的脑出血。可见这个"声学武器"的威力之大。

资料来源：人们网，2007-4-19

思考与讨论

什么是噪声？噪声对人体有哪些危害？如何控制？

参 考 文 献

[1]　高洪武.噪声控制工程[M].武汉：武汉理工大学出版社，2007.
[2]　肖洪亮.噪声污染控制[M].武汉：武汉理工大学出版社，1998.
[3]　李耀中.噪声控制技术[M].北京：化学工业出版社，2003.
[4]　王涛，李庆元.浅谈环境噪声的危害与控制[J].内蒙古环境保护，2005，17(6)：32—33.
[5]　刘发坤.噪声的来源、危害和控制[J].中专物理教学，1998，6(1)：41—42.
[6]　孙元涛.汽车噪声控制的措施[J].民营科技，2008，(3)：34.
[7]　http：//www.nmg.xinhuanet.com/zt/2007—2004/19/content_9836651.htm
[8]　噪声与振动控制技术展望 http：//www.anquan.com.cn/Ep/Tech/Noise/200805/83002.html
[9]　噪声控制技术和设备的发展现状和展望 http：//www.55jx.com/Html/hb-ziliao/231831233_4.htm
[10]　http：//www.boai.com/html/new2008/2006/n7/200607101813362871.html
[11]　http：//baike.baidu.com/view/106430.htm

第9章 自然灾害中的卫生问题与对策

自然灾害是自然界中物质运动的突变现象。我国是世界上主要的"气候脆弱区"之一,自然灾害频发、分布广、损失大,是世界上自然灾害最为严重的国家之一。据统计,我国每年因各种天气气候灾害使农田受灾面积达 3400 万公顷,受干旱、暴雨、洪涝和热带风暴等重大灾害影响的人口约达 6 亿人次,平均每年因受天气气候灾害造成的经济损失约占 GDP 的 3%~6%。随着我国经济的快速增长,气候灾害造成损失的绝对值越来越大。考虑到气候灾害引发的生态、环境、地质、社会、人文、经济等继发性灾害,则经济损失更为严重。在长期与自然共存的实践中,社会各界以及从事防灾减灾研究、业务和管理人员形成了许多行之有效的预防和减轻自然灾害的措施。

9.1 自然灾害的特征

灾害是对人类社会造成物质财富的损失和人身伤亡的各种自然和社会现象的总称,也称为灾难。世界卫生组织对此有一个明确的定义,认为任何能引起设施破坏、经济严重损失、人员伤亡、人的健康状况及社会卫生服务条件恶化的事件,当其破坏力超过了当地所能承受的程度而不得不向该地区以外的地区求援时,就可以认为灾害发生了。自然灾害是人类依赖的自然界所发生的异常现象。

自然灾害一般具有以下的特征:

(1) 潜在性。作为地球系统的一种自发演化过程,灾害在发生之前都有时间长短不一的孕育期,用来积累或转换能量,以打破系统原有的平衡和稳定性。

(2) 突发性。在灾害出现之前常常没有可直觉感受的前兆或严格的物理规律可寻,故不易被人们察觉和分辨。此特征更加重了灾害的危险性和民众对灾害的恐惧心理,也加大了灾害研究的难度。

(3) 周期性。相同事件间隔一定的周期后再次发生,由于各种灾害成因不同,各有其自身独特的周期。如特大洪涝灾害以几十年为周期,长江流域在 1936 年、1954 年和 1998 年的 3 次全流域性特大洪水,就是这类事件的典型。

(4) 群发性与复杂性。一些相同或不同类型的灾害还常常接踵而至或者是相伴发生,几种类型的灾害常常组成灾害链,牵一发而动全身,带动相关灾害的出现。

自然灾害并非一个孤立事件,常常是多重作用相继发生。多数自然灾害发生后,能诱发另外一种或多种灾害,前者称为原生灾害,后者称为次生灾害。

次生灾害多数具有一个发生、发展过程,其灾害发生不像原生灾害那么强烈,且有一定的可预见性和预防性。但因其隐晦性质又常被人们所忽视,给民众生命财产造成的损失也很惨重。例如在城市中所引起的次生灾害是严重的,人员死亡也是惊人的。1975年我国辽宁省海城地震,因其预报成功,伤亡人数不多,仅有1328人,占受灾人口的0.02%,但在地震后的一个月内,窝棚起火3142起,损失近百万元,烧死424人,受伤651人。类似于此类事件屡见不鲜。

在一场大灾之后,因受当地自然环境条件和人为调控能力的制约,出现次生灾害有早有晚,危害程度及类别可能不同,但有一点是肯定的,即多种次生灾害所产生的综合影响,可能大于原生灾害所产生的影响。这种恶性循环的链式叠加作用,若发生在城市,其灾害后果特别严重,同时为抢险、救灾及善后处理增加了难度,也给灾害医学加重了任务。

9.2 自然灾害的类型

我国自然灾害相当严重,灾害类型多,灾情在地域上变化大。南涝北旱,西部山地灾害频繁发生,东部沿海风暴潮灾威胁严重。

(1) 按自然灾害的成因可分为:由大气圈变异活动引起的气象灾害和洪水;由水圈变异活动引起的海洋灾害与海岸带灾害;由岩石圈活动引起的地质灾害与地震;由生物圈变异活动引起的农、林生物灾害;由人类活动引起的人为自然灾害。

(2) 按灾害特点和灾害管理可分为:气象灾害、海洋灾害、洪水灾害、地质灾害、地震灾害、农作物灾害和森林灾害。

我国把自然灾害通常划分为7种类型,即干旱、洪涝、地震、地质灾害、气象灾害、农业灾害和林业灾害。

常见的自然灾害有旱灾、水灾、虫灾、热带风暴、雹灾、雪灾、霜灾、疫灾、震灾、火山爆发、雷灾、泥石流、赤潮、滑坡、火灾等15种。

联合国对雪崩、寒潮、干旱、疫病、地震、饥饿、火灾、洪水、滑坡、热浪、暴风、台风、海啸和火山爆发等15种灾害进行了调查,从179个国家获得关于5000起以上灾害的详情,经分析提出"大灾害"的判定标准:

(1) 财产损失超过该国年国民生产总值的1%;

(2) 受害者超过该国人口的1%;

(3) 死亡人数超过100人。

按此标准,联合国认定从1963年至1992年的30年里,世界上共发生了1531起大灾。根据灾害标准,进行灾情统计,真实反映灾害造成的经济损失和影响灾民生活、健康状况的程度以及对拟定可行的救灾计划有指导意义。

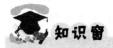知识窗

国际减轻自然灾害日及历年主题

国际减灾十年是由原美国科学院院长弗兰克·普雷斯博士于1984年7月在第八届世界地震工程会议上提出的。

此后这一计划得到了联合国和国际社会的广泛关注。联合国分别在1987年12月11日通过的第42届联大169号决议、1988年12月20日通过的第43届联大203号决议,以及经济及社会理事会1989年的99号决议中,都对开展国际减灾十年的活动作了具体安排。

1989年12月,第44届联大通过了经社理事会关于国际减轻自然灾害十年的报告,决定从1990年至1999年开展"国际减轻自然灾害十年"活动,规定每年10月的第二个星期三为"国际减少自然灾害日"(International Day for Natural Disaster Reduction)。

1990年10月10日是第一个"国际减灾十年"日,联大还确认了"国际减轻自然灾害十年"的国际行动纲领。2001年联大决定继续在每年10月的第二个星期三纪念国际减灾日,并借此在全球倡导减少自然灾害的文化,包括灾害防止、减轻和备战。

"国际减轻自然灾害十年"国际行动纲领首先确定了行动的目的和目标。

行动的目的是:通过一致的国际行动,特别是在发展中国家,减轻由地震、风灾、海啸、水灾、土崩、火山爆发、森林大火、蚱蜢和蝗虫、旱灾和沙漠化以及其他自然灾害所造成的人命、财产损失和社会经济的失调。

其目标是:增进每一国家迅速有效地减轻自然灾害的影响的能力,特别注意帮助有此需要的发展中国家设立预警系统和抗灾结构;考虑到各国文化和经济情况不同,制订利用现有科技知识的适当方针和策略;鼓励各种科学和工艺技术致力于填补知识方面的重点空白点;传播、评价、预测与减轻自然灾害的措施有关的现有技术资料和新技术资料;通过技术援助与技术转让、示范项目、教育和培训等方案来发展评价、预测和减轻自然灾害的措施,并评价这些方案和效力。

国际行动纲领要求所有国家的政府都要做到:拟订国家减轻自然灾害方案,特别是发展中国家,将之纳入本国发展方案内;在"国际减轻自然灾害十年"期间参与一致

的国际减轻自然灾害行动，同有关的科技界合作，设立国家委员会；鼓励本国地方行政当局采取适当步骤为实现"国际减轻自然灾害十年"的宗旨作出贡献；采取适当措施使公众进一步认识减灾的重要性，并通过教育、训练和其他办法，加强社区的备灾能力；注意自然灾害对保健工作的影响，特别是注意减轻医院和保健中心易受损失的活动，以及注意自然灾害对粮食储存设施、避难所和其他社会经济基础设施的影响；鼓励科学和技术机构、金融机构、工业界、基金会和其他有关的非政府组织，支持和充分参与国际社会，包括各国政府、国际组织和非政府组织拟订和执行的各种减灾方案和减灾活动。

历年主题

1991年　减灾、发展、环境——为了一个目标
1992年　减轻自然灾害与持续发展
1993年　减轻自然灾害的损失，要特别注意学校和医院
1994年　确定受灾害威胁的地区和易受灾害损失的地区——为了更加安全的21世纪
1995年　妇女和儿童——预防的关键
1996年　城市化与灾害
1997年　水：太多、太少——都会造成自然灾害
1998年　防灾与媒体
1999年　减灾的效益——科学技术在灾害防御中保护了生命和财产安全
2000年　防灾、教育和青年——特别关注森林火灾
2001年　抵御灾害，减轻易损性
2002年　山区减灾与可持续发展
2003年　面对灾害，更加关注可持续发展
2004年　总结今日经验、减轻未来灾害
2005年　利用小额信贷和安全网络，提高抗灾能力
2006年　减灾始于学院(Disaster Risk Reduction Begins at School)
2007年　减灾始于学院(Disaster Risk Reduction Begins at School)
2008年　减少灾害风险 确保医院安全(Hospitals Safe from Disasters)

资料来源：http://baike.baidu.com/view/99839.htm

9.3 常见的自然灾害

9.3.1 气象灾害

这里所指的气象灾害包括干旱、雨涝、热带气旋、寒潮与冷冻灾害、冰雹等。按照气象灾害对自然、社会经济的损害程度,可将气象灾害分为:一般性气象灾害、重大气象灾害、特大气象灾害。

中国地域广阔,是气象灾害种类最多、活动最频繁、危害最严重的国家之一,干旱、台风、暴雨、大雾、高温、沙尘暴、雷电等气象灾害时有发生。

1. 干旱

在气象灾害中,干旱是我国影响面最大、最为严重的灾害。旱灾的特点是范围广、时间长、影响大。2006年入夏以来,重庆市大部分地区和四川省东部持续高温少雨,局部地区遭受了50年一遇的干旱,1100多万人和上千万头牲畜饮水困难。此外,内蒙古、陕西、河南、安徽等省(区)也发生了严重的干旱。

2008年入冬以来,中国大部分地区雨雪严重偏少,北方地区主要江河来水持续偏枯,水利工程蓄水明显不足,历史罕见的旱情在北方冬麦区迅速蔓延。据国家防汛抗旱总指挥部办公室统计,截至2009年2月9日,全国耕地受旱面积2.76亿亩,作物受旱面积1.36亿亩,其中重旱3981万亩,干枯394万亩,有346万人、166万头大牲畜因旱发生饮水困难。河北、山西、安徽、江苏、河南、山东、陕西、甘肃等8省冬麦区受旱面积总计1.30亿亩,其中重旱3898万亩,这是中国历史罕见旱情。

2. 暴雨洪涝

在我国,暴雨洪涝灾害是仅次于旱灾的气象灾害。例如,1998年,长江、松花江、嫩江等流域发生全流域性特大洪水,全国29个省(区、市)受到洪涝灾害影响,受灾人口达1.8亿人,经济损失达2550亿元。2003年,淮河流域因出现连续强暴雨过程而形成特大洪水,经济损失达285亿元。2004年,四川东部、重庆等地出现特大暴雨,暴雨引发多处滑坡、泥石流灾害,造成187人死亡、23人失踪,直接经济损失达98亿元。

3. 台风

我国南方部分地区常常遭受热带气旋灾害。我国热带气旋发生频度之高在世界上都是罕见的。全球平均每年出现约80个中心附近最大风力达8级及8级以上的热带气旋,其中在西北太平洋发生最多,约28个,占全球每年平均热带气旋总数的35%左右。在西北太平洋发生的热带气旋中,平均每年约有7个热带气旋登陆我国沿海地区。2006年5月18日,强台风"珍珠"在广东沿海登陆,登陆时间比多年平均初次台风登陆时间(6

月27日)偏早40天。在2006年8月9日前的44天中,平均不足9天就有1个台风光临我国大陆。

4. 浓雾

雾是一种常见的天气现象,当低层大气中的水汽达到饱和状态时,水汽凝结物悬浮在空中形成雾茫茫的天气,并使能见度水平距离小于1km,气象上把这种天气现象称为雾。大雾天气对交通的影响很大。在大雾天气时,飞机不能正常起降,公路上行驶的汽车、湖面和海面上航行的船舶等因能见度差容易发生交通事故。另外,雾气中含有一些污染物,会对人体健康产生不利影响。

5. 高温

高温是我国夏季一种常见的天气灾害,危害主要表现在导致人畜死亡、作物减产甚至绝收等方面。2006年8—9月,重庆市遭遇持续高温,给人民生产生活带来了不利影响。

6. 沙尘暴

沙尘暴指强风将地面大量尘沙吹起后导致空气混浊、水平能见度小于1千米的天气现象。水平能见度小于500m的沙尘暴称为强沙尘暴。沙尘暴是一种风与沙相互作用的灾害性天气现象,它的形成与温室效应、厄尔尼诺现象、森林锐减、植被破坏、土地沙漠化等有着不可分割的关系。其中,人口膨胀导致的过量砍伐森林、过度开垦土地是沙尘暴频发的主要原因。沙尘暴的危害巨大,能导致人畜死亡、建筑物倒塌、农业减产、大气污染、表土流失等。

7. 雷电

雷电是夏季经常出现的一种天气现象,对自然资源和人类创造的物质文明构成巨大的威胁。近年来,雷灾给人民生命财产造成的损失日趋严重。据统计,从1996年到1999年4年间,广东省共发生雷击事故6143宗,伤亡699人,火灾70起,经济损失达15亿元。不过,我们可以通过安装避雷装置和采取正确的应对措施避免或减轻雷电灾害的发生。

8. 冰雹

冰雹是从强对流云中降落下来的一种固态降水物。冰雹直径在5mm以下者,硬的叫冰丸,软的叫霰粒;直径在5mm以上者,硬的称冰雹,软的叫软雹或海绵雹。冰雹直径一般为5~50mm,大的有时可达100mm以上。冰雹是我国严重的气象灾害之一,常砸坏庄稼,损坏房屋,威胁人畜安全。

9.3.2 海洋灾害

海洋灾害是指源于海洋的自然灾害。海洋灾害主要有灾害性海浪、海冰、赤潮、海啸和风暴潮、龙卷风,与海洋和大气相关的灾害性现象还有厄尔尼诺现象、拉尼娜现象和台风等。

最近20年的资料统计,我国由风暴潮、风暴巨浪、严重海冰、海雾及海上大风等海洋灾害造成的直接经济损失每年约5亿元,死亡500人左右。经济损失中,以风暴潮在海岸附近造成的损失最多,而人员死亡则主要是海上狂风恶浪所为。就目前总的情况来看,海洋灾害给世界各国带来的损失呈上升趋势。

1. 风暴潮

风暴潮是由台风、温带气旋、冷锋的强风作用和气压骤变等强烈的天气系统引起的海面异常升降现象,又称"风暴增水"、"风暴海啸"、"气象海啸"或"风潮"。风暴潮会使受到影响的海区的潮位大大地超过正常潮位。如果风暴潮恰好与影响海区天文潮位高潮相重叠,就会使水位暴涨,海水涌进内陆,造成巨大破坏。如1953年2月发生在荷兰沿岸的强大风暴潮,使水位高出正常潮位3m有余。洪水冲毁了防护堤,淹没土地80万英亩,导致2000余人死亡。又如1970年11月12~13日发生在孟加拉湾沿岸地区的一次风暴潮,曾导致30余万人死亡和100多万人无家可归。

风暴潮按其诱发的不同天气系统可分为三种类型:由热带风暴、强热带风暴、台风或飓风(为叙述方便,以下统称台风)引起的海面水位异常升高现象,称之为台风风暴潮;由温带气旋引起的海面水位异常升高现象,称之为风暴潮;由寒潮或强冷空气大风引起的海面水位异常升高现象,称之为风潮,以上三种类型统称为风暴潮。

台风和飓风都是产生于热带洋面上的一种强烈的热带气旋,只是发生地点不同,叫法不同,在北太平洋西部、国际日期变更线以西,包括南中国海范围内发生的热带气旋称为台风;而在大西洋或北太平洋东部的热带气旋则称飓风,也就是说在美国一带称飓风,在菲律宾、中国、日本一带叫台风。

2. 海啸

海啸是由水下地震、火山爆发或水下塌陷和滑坡所激起的巨浪。破坏性地震海啸发生的条件是:在地震构造运动中出现垂直运动;震源深度小于20~50 km;里氏震级要大于6.50。而没有海底变形的地震冲击或海底弹性震动,可引起较弱的海啸。水下核爆炸也能产生人造海啸。尽管海啸的危害巨大,但它形成的频次有限,尤其在人们可以对它进行预测以来,其所造成的危害已大为降低。

3. 赤潮

水域中一些浮游生物暴发性繁殖引起的水色异常现象成为赤潮,它主要发生在近海海域。在人类活动的影响下,生物所需的氮、磷等营养物质大量进入海洋,引起藻类及其他浮游生物迅速繁殖,大量消耗水体中的溶解氧量,造成水质恶化、鱼类及其他生物大量死亡的富营养化现象,这是引起赤潮的根本原因。由于海洋环境污染日趋严重,赤潮发生的次数也随之逐年增加。香港海域是我国赤潮高发区之一。由于赤潮的频繁出现,使海区的生态系统遭到严重破坏,赤潮生物在生长繁殖的代谢过程和死亡的赤潮生物被微生物分解等过程中,消耗了海水中的氧气,鱼、贝因窒息而死。另外,赤潮生物的死亡,促使细菌大量繁殖,有些细菌能产生有毒物质,一些赤潮生物体内及其代谢产物也会含有生物毒素,引起鱼、贝中毒病变或死亡。

4. 厄尔尼诺

以赤道东太平洋水域表层水温异常增高和降低为主要特征的厄尔尼诺及反厄尔尼诺事件,所造成的全球性天气气候异常,正引起国内外海洋气象专家的极大重视,人们不仅发现了热带海洋中的厄尔尼诺现象与发生在大气中的南方涛动密切相关,统称为 ENSO 事件,并进一步发现 ENSO 事件也并非大气和海洋独有的异常现象,而是地球四大圈共同存在的大致同步的异常现象。这些研究,对进一步揭示厄尔尼诺及反尼尔尼诺现象有积极意义。

海洋与大气相互作用关系十分复杂,任何一种海洋和大气现象的出现,对全球各个不同地区的影响也不尽相同,厄尔尼诺现象也是如此。既是大气与海洋相互作用的结果,反过来又在不同程度上影响着不同地区的大气和海洋。它的出现,往往使南美洲西海岸形成暴雨和洪水泛滥,给东南亚、澳大利亚和非洲带来的却是干旱少雨。在厄尔尼诺年,西北太平洋生成的台风数量明显偏少,登陆我国的台风数量也会少一些,夏季东北气温偏低,已为我国不少专家所证实。但是年度和夏季降水多少及旱涝分布,不同地区和不同学者结论不尽一致,甚至大相径庭。这些与资料年限不等和分析着眼点不同有关系。

9.3.3 洪水灾害

洪水灾害是由于江、河、湖、库水位猛涨,堤坝漫溢或溃决,使客水入境而造成的灾害。涝灾除对农业造成重大灾害外,还会造成工业甚至生命财产的损失。

基于洪水水体与生命财产的直接接触与否,洪灾损失可分为直接损失和间接损失两种类型。直接损失是指洪水直接造成的财产、人员伤亡以及自然资源和农作物等方面的损失,间接损失是指因洪灾造成的直接损失给灾区内外带来影响而间接造成的经济损失,包括地域性波及损失和时间后效性波及损失。

洪水灾害是我国发生频率高、危害范围广、对国民经济影响最为严重的自然灾害。据统计,20 世纪 90 年代,我国洪灾造成的直接经济损失约 12 000 亿元人民币,仅 1998 年就高达 2600 亿元人民币。水灾损失占国民生产总值(GNP)的比例在 1‰~4‰ 之间,为美国、日本等发达国家的 10~20 倍。在美国,虽然全国只有 7% 的土地面积(约 3885 万公顷)处于洪泛区,但是有 700 多万个建筑物、价值数十亿美元的社区设施和私人财产受到洪水的威胁。

世界范围内的洪灾损失呈逐步增长的趋势。欧洲的年平均洪灾损失不是很大,但在不断增长,主要是由于对洪泛区的土地利用在不断加剧。北美洲的洪灾损失增长很快,尤其是在 20 世纪 90 年代。在南美洲,洪泛区内的城市建设发展迅速,导致洪灾损失大幅度增长。印度、巴基斯坦的洪灾损失在 20 世纪 70 年代后增长显著。

9.3.4 地质灾害

地质灾害是指在自然或者人为因素的作用下形成的,对人类生命财产、环境造成破坏和损失的地质作用(现象)。它的主要类型有:地震、崩塌、滑坡、泥石流、水土流失、地面塌陷和沉降、地裂缝、土地沙漠化、煤岩和瓦斯突出、火山活动等。

我们日常所说的地质灾害是法律上的界定,而非自然科学的界定。2003 年国务院发布《地质灾害防治条例》第二条规定:本条例所称地质灾害,包括自然因素或者人为活动引发的危害人民生命和财产安全的山体崩塌、滑坡、泥石流、地面塌陷、地裂缝、地面沉降等与地质作用有关的灾害。考虑地震有相关的法律和行政法规,不予纳入。

下面介绍几种主要地质灾害:

(1) 滑坡:是指斜坡上的岩体由于某种原因在重力的作用下沿着一定的软弱面或软弱带整体向下滑动的现象。

滑坡发生的前兆是泉水复活,土体上隆,岩石开裂或被剪切挤压的音响,坍塌和松弛,变形发生突变,裂缝急剧扩张,动物异常惊恐,植物正常生长发生变化。

(2) 崩塌:是指较陡的斜坡上的岩土体在重力的作用下突然脱离母体崩落、滚动堆积在坡脚的地质现象。

(3) 泥石流:是山区特有的一种自然现象。它是由于降水而形成的一种带大量泥沙、石块等固体物质条件的特殊洪流。泥石流的识别主要包括中游沟身长不对称,参差不齐,沟槽中构成跌水,形成多级阶地等。

(4) 地面塌陷:是指地表岩、土体在自然或人为因素作用下向下陷落,并在地面形成塌陷坑的自然现象。

地面塌陷的前兆是泉、井的异常变化,地面变形,建筑物作响、倾斜、开裂,地面积水引起地面冒气泡、水泡、旋流等,植物变态,动物惊恐。

滑坡、崩塌、泥石流三者除了相互区别外,还具有相互联系、相互转化和不可分割的密切关系。

滑坡和崩塌如同孪生姐妹,甚至有着无法分割的联系。它们常常相伴而生,产生于相同的地质构造环境中和相同的地层岩性构造条件下,且有着相同的触发因素,容易产生滑坡的地带也是崩塌的易发区。例如宝成铁路宝鸡和绵阳段,即是滑坡和崩塌多发区。

一个地方长期不断地发生崩塌,其积累的大量崩塌堆积体在一定条件下可生成滑坡,有时崩塌在运动过程中直接转化为滑坡运动,且这种转化是比较常见。有时岩土体的重力运动形式介于崩塌式运动和滑坡式运动之间,以至人们无法区别此运动是崩塌还是滑坡。因此地质科学工作者称此为滑坡式崩塌或崩塌型滑坡。

崩塌、滑坡在一定条件下可互相诱发、互相转化。崩塌体击落在老滑坡体或松散不稳定堆积体上部,在崩塌的重力冲击下,有时可使老滑坡复活或产生新滑坡。滑坡在向下滑动过程中若地形突然变陡,滑体就会由滑动转为坠落,即滑坡转化为崩塌。有时,由于滑坡后缘产生了许多裂缝,因而滑坡发生后其高陡的后壁会不断的发生崩塌。另外,滑坡和崩塌也有着相同的次生灾害和相似的发生前兆。

滑坡、崩塌与泥石流的关系也十分密切、易发生滑坡、崩塌的区域也易发生泥石流,只不过泥石流的暴发多了一项必不可少的水源条件。再者,崩塌和滑坡的物质经常是泥石流的重要固体物质来源。滑坡、崩塌还常常在运动过程中直接转化为泥石流,或者滑坡、崩塌发生一段时间后,其堆积物在一定的水源条件下生成泥石流。即泥石流是滑坡和崩塌的次生灾害。泥石流与滑坡、崩塌有着许多相同的促发因素。

9.3.5 地震灾害

地震是地球内部介质局部发生急剧的破裂,产生地震波,从而在一定范围内引起地面振动的现象。地震(earthquake)就是地球表层的快速振动,在古代又称为地动。

地震波发源的地方,叫做震源(focus)。震源在地面上的垂直投影,地面上离震源最近的一点称为震中。它是接受振动最早的部位。震中到震源的深度叫做震源深度。通常将震源深度小于 70 km 的叫浅源地震,深度在 70~300 km 的叫中源地震,深度大于 300 km 的叫深源地震。对于同样大小的地震,由于震源深度不一样,对地面造成的破坏程度也不一样。震源越浅,破坏越大,但波及范围也越小,反之亦然。

1. 震级

震级是指地震的大小,是表征地震强弱的量度,是以地震仪测定的每次地震活动释放的能量多少来确定的。震级通常用字母 M 表示。我国目前使用的震级标准,是国际上通用的里氏分级表,共分 9 个等级。通常把小于 2.5 级的地震叫小地震,2.5~4.7 级地震叫有感地震,大于 4.7 级地震称为破坏性地震。震级每相差 1.0 级,能量相差大约 30 倍;每相差 2.0 级,能量相差约 900 多倍。

2. 地震烈度

同样大小的地震,造成的破坏不一定相同。同一次地震,在不同的地方造成的破坏也不一样。为了衡量地震的破坏程度,科学家又"制作"了另一把"尺子"——地震烈度。

在中国地震烈度表上,对人的感觉、一般房屋震害程度和其他现象作了描述,可以作为确定烈度的基本依据。影响烈度的因素有震级、震源深度、距震源的远近、地面状况和地层构造等。

3. 地震的类型

地震分为天然地震和人工地震两大类。此外,某些特殊情况下也会产生地震,如大陨石冲击地面(陨石冲击地震)等。引起地球表层振动的原因很多,根据地震的成因,可以把地震分为以下几种:

(1) 构造地震

由于地下深处岩石破裂、错动把长期积累起来的能量急剧释放出来,以地震波的形式向四面八方传播出去,到地面引起的房摇地动称为构造地震。这类地震发生的次数最多,破坏力也最大,约占全世界地震的90%以上。

(2) 火山地震

由于火山作用,如岩浆活动、气体爆炸等引起的地震称为火山地震。只有在火山活动区才可能发生火山地震,这类地震只占全世界地震的7%左右。

(3) 塌陷地震

由于地下岩洞或矿井顶部塌陷而引起的地震称为塌陷地震。这类地震的规模比较小,次数也很少,即使有,也往往发生在溶洞密布的石灰岩地区或大规模地下开采的矿区。

(4) 诱发地震

由于水库蓄水、油田注水等活动而引发的地震称为诱发地震。这类地震仅仅在某些特定的水库库区或油田地区发生。

(5) 人工地震

地下核爆炸、炸药爆破等人为引起的地面振动称为人工地震。人工地震是由人为活动引起的地震。如工业爆破、地下核爆炸造成的振动;在深井中进行高压注水以及大水库蓄水后增加了地壳的压力,有时也会诱发地震。

9.3.6 农作物生物灾害

农作物生物灾害种类繁多,重要者多达1400余种,其中危害小麦最严重的病害是锈病、白粉病、赤霉病等;危害水稻的病害是稻瘟病、白叶枯病、纹枯病等;危害玉米的有大斑病、小斑病等;危害棉花的有枯萎病、黄萎病。主要的虫害有小麦吸浆虫、蝗虫、黏虫、稻飞虱、水稻螟虫、玉米螟、棉铃虫、大豆食心虫、地下害虫等。我国每年因农业生物灾害累计受灾面积达2.36亿公顷,损失粮食达1000万吨,损失棉花40万吨,并且严重降低了水果、蔬菜、油料和其他经济作物的产量和品质。估计全国有老鼠约30亿只,每年吃掉 1500 万吨粮食。

农作物病害在空间上东部重于西部，从北向南大体上东北主要为玉米大小斑病，华北主要为小麦条锈病，长江流域主要为小麦赤霉病，华南主要为稻瘟。从北向南主要的虫害是东北和华北的黏虫，黄河河滩和沿海滩涂的蝗虫，长江流域及其以南的稻螟，显示了随温度梯度分布的特点。

9.3.7 森林生物灾害和森林火灾

森林中的微生物、昆虫、鼠类的生存和活动，当其超过一定限度时就给森林带来灾难，使林木死亡，减产，称为森林病虫鼠害，亦称森林生物灾害。由于自然火源引起森林燃烧，当失去控制时，使森林大片烧毁，称为森林火灾。此外，森林还受冻害、雪压、风灾、干旱、洪涝、滑坡、泥石流、环境污染和人为因素的破坏，给林业生产造成严重经济损失和人员伤亡，这些统称森林灾害。

1980 年以来，全国每年发生森林病虫害的面积在 1 亿亩以上，减少林木生长量约 1000×10^4 m^3，因受害严重而枯死的森林面积约 500 万亩。

危害我国森林的害虫主要有松毛虫，遍布全国，每年松毛虫成灾面积约 2000 万亩，减少松树生产量 200×10^4 m^3。松毛虫的发育随温度升高而加快，降水强度增大可起杀虫作用，因此松毛虫灾害随气候的韵律变化而起伏，一般在太阳黑子活动的极大年和极小年附近，常是松毛虫大发生年。1957—1958 年、1964—1965 年、1973 年、1976—1977 年、1979—1980 年、1987 年均是松毛虫灾害严重的时期。其他病虫害情况类似，总趋势上升。在海拔低于 400 m 的地区平均气温等于或高于 25℃ 为常灾区；海拔 400～500 m 气温在 10～25℃ 间变化，为偶灾区；在海拔 800 m 以上，积温最小，是安全区。

除松毛虫外，松林线虫、杨树蛀干害虫、泡桐大袋蛾等也是危害严重的害虫。森林病害中，有杨树烂皮病、松疱锈病、松萎蔫病、枣疯病、落叶病、泡桐丛枝病等，每年因泡桐丛枝病损失 2341 万元，一般平原区比山区发病重。

我国森林鼠害主要发生在东北西部、华北北部、西北等森林生态较差的地区。1990 年鼠害发生面积为 1200 多万亩，损失 3 亿元。

森林火灾的火源分人为火源和自然火源两大类，其中人为火源占 98%。因此，加强森林管理是杜绝林火的最重要的措施。

新中国成立后，我国森林灾每年平均发生 1.6 万次，面积 98.5 万公顷，死亡 105 人，损失 10 亿元以上。一般来说，在干旱年火灾较多，全国森林火灾最严重的地区集中在黑龙江、内蒙古及云南、广西、贵州，这些地区春、秋和冬季气候干燥，是干旱较严重的火灾多发地区。林火的初发时间多是每天的 10～16 时气温较高的时间。

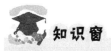知识窗

民政部公布 2007 年 1—7 月份全国自然灾害情况

综合分析今年以来我国的自然灾害情况，总体判断是：气候异常，极端天气事件频繁，多灾并发，点多面广，部分地区重复、连年受灾，局部地区雨情、汛情、灾情超历史，灾害明显重于去年和常年同期。截至 7 月 31 日，全国各类自然灾害共造成 2.8 亿人次受灾，比 2000 年以来的历史同期均值高出 4%；死亡和失踪 1518 人（其中死亡 1279 人，失踪 239 人），高出 13.5%；紧急转移安置 615.3 万人次，高出 50.1%；农作物受灾面积 4.9 亿亩，高出 6.1%，绝收面积 6348 万亩，高出 17.3%；因灾直接经济损失 1101.8 亿元，高出 26.2%；倒塌房屋 79 万间，减少 17.7%；灾害明显偏重。

与 2006 年同期比较，今年 1—7 月份全国已发生各类自然灾害事件 466 次，发生频次远高于 2006 年同期，特别是极端天气气候事件给受灾地区造成十分严重的人员伤亡和经济损失，农作物受灾面积同比高出 0.75%，绝收面积高出 5.28%。但今年出现了"大水情、小险情"、"重灾害、轻损失"的可喜现象。其中紧急转移安置人口减少 38.4%；死亡和失踪人口减少 22.9%；倒塌房屋减少 38.8%；直接经济损失减少 15.45%。主要原因是抗灾救灾能力大幅增强；防灾减灾工程和设施发挥效益；群众民房质量有所提高。

今年以来全国灾情主要呈现以下特点：

（一）多灾并发，水旱灾害损失重。今年以来，洪涝、干旱、风雹、地震、山体滑坡、泥石流、龙卷风、雷击、低温冷冻和雪灾等灾害均有不同程度发生，其中洪涝和旱灾损失尤为严重。截至 7 月 31 日，全国洪涝灾害共造成 1.2 亿人次受灾，936 人因灾死亡，转移安置 524 万人次；农作物受灾面积 1.2 亿亩，绝收面积 2083 万亩；倒塌房屋 60.8 万间，直接经济损失 615.72 亿元。其中安徽、四川、重庆、湖北、河南、云南、陕西等省份洪涝灾害严重；辽宁、吉林、黑龙江、湖南、江西、广东、福建、浙江等地旱情严重。

（二）点多面广，重复受灾区域大。今年以来，全国 31 个省份和新疆生产建设兵团均不同程度受灾，其中 27 个省份遭受洪涝、山体滑坡和泥石流灾害，25 个省份遭受旱灾，26 个省份遭受风雹灾害，云南发生 6.4 级破坏性地震。西南和华中地区许多省份重复受灾，尤其是四川、重庆去年遭受百年不遇的大旱，今年又发生严重春旱，入汛后旱涝急转，连续发生多次严重暴雨洪涝灾害。5 月下旬以来，四川遭受较大洪涝灾

害袭击达12次,湖北达10次,重庆达6次,洪涝灾害发生的地域和时间之集中、频率之高、强度之大,为历史同期所罕见。

(三) 气候异常,极端天气事件发生多。受全球气候变暖影响,今年我国气候异常,极端天气气候事件频发。一是出现百年不遇的暴风雪。3月上旬,东北辽宁遭受特大暴风雪袭击,辽宁沈阳、鞍山交通全部瘫痪,大连大面积断电断水。二是发生特大夏旱。6月份辽宁、吉林发生30年来未遇的特大夏旱,7月以来东北及江南、华南部分地区发生历史罕见特大夏旱。三是局部雨情超历史。重庆市7月16日遭遇115年来最大降雨,济南7月18日遭遇有气象记录以来最大暴雨,7月份淮河流域降雨量仅次于1954年,引发了流域性大洪水。四是龙卷风等风灾频繁发生。江苏、浙江、安徽、山东、湖北、天津、河北等地相继遭受了龙卷风袭击,其中7月初江苏高邮市遭遇的龙卷风50年罕见;新疆吐鲁番地区13级超强阵风造成11节旅客列车车厢脱轨侧翻。五是雷击死亡人数之多近年罕见。今年以来雷击致死369人,占今年以来因灾死亡人口总数的28.9%,江西6月份一次灾害过程雷击致死45人,7月16日一天之内雷击致死就达18人,历史罕见。六是南方持续高温。上海7月份的平均气温达30.4℃,为1873年以来的历史极值;福州连续高温达到32天,为1880年有气象记录以来连续高温天数之最。

(四) 城市受灾,经济社会影响程度深。与往年比较,今年城市受灾情况比较突出。3月上旬的特大暴风雪导致沈阳市近300个长途客运班次受影响停运,近100余架航班受阻,多条高速公路封闭,全市144个街道和乡镇受灾,倒塌、损坏住房5000余间。暴风雪给沈阳、大连、鞍山等城市生产、生活造成严重影响。入汛后,暴雨导致部分大中城市城区进水、数百个城镇被淹。特别是重庆、济南两大城市先后受到特大暴雨袭击,损失严重。重庆的沙坪坝区最大水深达4m,璧山、铜梁县城被洪水围困;济南全城进水,部分地区水深超过2.5m,造成37人死亡,经济损失近亿元,城市交通、通讯、电力等公共设施损毁严重。四川广安市、贵州纳雍县等许多中小城市也进水被淹,损失严重。

资料来源:民政部网站,2007-8-9

9.4 灾后常见疫病及防疫措施

9.4.1 灾后促成疫病流行条件

关于灾后疫病流行成因有三个环节(病因、环境、群体)和两个因素(社会、自然)相互作用关系如图9-1所示。以洪涝灾害为例,在洪涝这种特定条件下,病原因子是洪水,它作用于环境,即灾区的自然因素和社会因素,从而危害于灾民群体。在社会和自然因素的相互作用下,疾病的流行被控制或扩大。在人类尚不能抗拒自然灾害的影响下,社会因素起着非常重要的作用。

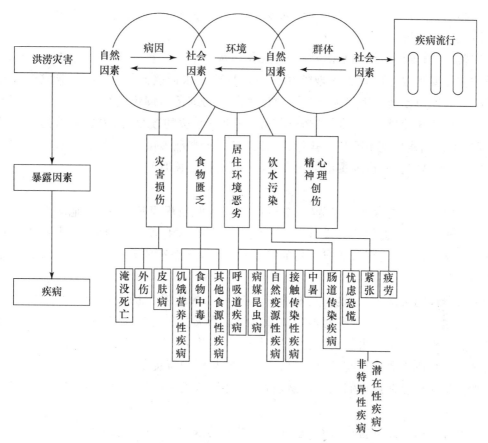

图 9-1　自然灾害导致疾病流行的成因与后果(张亚民,1992)

自然灾害作为病因既破坏了环境,又直接损害了宿主,使灾民的生命安全和疾病的流行处于危险状态中。可见,自然灾害对人类造成的危害是巨大的,促使疾病流行的条件也是复杂的和多方面的,主要表现于以下几方面:

1. **饮用水供应系统被破坏**

绝大多数的自然灾害都可能造成饮用水供应系统的破坏,这将是灾害发生后首当其冲的问题,常在灾害后早期引起大规模的肠道传染病的爆发和流行。

在水灾发生时,原来安全的饮用水源被淹没、被破坏或被淤塞,人们被迫利用地表水作为饮用水源。这些水往往被上游的人畜排泄物、人畜尸体以及被破坏的建筑中的污物所污染,特别是在低洼内涝地区,灾民被洪水较长时间的围困,更已引起水源性疾病的暴发流行。孟加拉国水灾时曾因此造成大量的人群死亡。

在地震时,建筑物的破坏也会涉及供水系统,使居民的正常供水中断,这对于城市居民的影响较为严重,而且由于管道的破坏,残存的水源极易遭到污染。海啸与风灾也可能造成这种情况。

灾害时,由于许多饮用水源枯竭,造成饮用水源集中。在一些易于受灾的缺水地区,居民往往需要到很远的地方去取饮用水。一旦这些水源受到污染,将会造成疾病的暴发流行。如四川巴塘曾因旱灾而发生过极为严重的细菌性痢疾流行。

在一些低洼盐碱地区,水旱灾害还会造成地下水位的改变,从而影响饮用水中的含盐量和pH。当水中的pH与含盐量升高时,有利于霍乱弧菌的增殖,因而在一些霍乱疫区,常会因水旱灾害而造成霍乱的再发,并且能延长较长时间。

2. 食物短缺

尽管向灾区输送食物已成为救灾的第一任务,但当规模较大,涉及地域广阔的自然灾害发生时,局部的食物仍然难以完全避免。加之基本生活条件的破坏,人们被迫在恶劣条件下储存食品,很容易造成食品的霉变和腐败,从而造成食物中毒以及食源性肠道传染病流行。

水灾常伴随阴雨天气,这时的粮食极易霉变。最近发生的中国南方数省的一次大规模水灾过程中,就曾发生多起霉变中毒事件。当灾害发生在天气炎热的季节时,食物的腐败变质极易发生。由于腌制食品较易保存,在大规模灾害期间副食品供应中断时,腌制食品往往成为居民仅有的副食,而这也为嗜盐菌中毒提供了条件。

食物短缺还会造成人们的身体素质普遍下降,从而使各种疾病易于发生和流行。

3. 燃料短缺

在大规模的自然灾害中,燃料短缺也是常见的现象,在被洪水围困的灾民中更是如此。燃料短缺首先是迫使灾民喝生水,进食生冷食物,从而导致肠道传染病的发生与蔓延。

在严重的自然灾害后短期内难以恢复燃料供应时,燃料短缺可能造成居民个人卫生水平的下降。特别是进入冬季,人群仍然处于居住拥挤状态,可能导致体表寄生虫的孳生和蔓延,从而导致一些本来已处于控制状态的传染病(如流行性斑疹、伤寒等)重新流行。

4. 水体污染

洪水往往造成水体的污染,造成一些经水传播的传染病大规模流行,如肠道传染病、血吸虫病、钩端螺旋体病等。在大规模的洪水灾害中,特别是在行洪期间,由于洪水的稀释作用,疾病的发病并无明显上升的迹象,但是,当洪水开始回落,在内涝区域留下许多小的水体,如果这些小的水体遭到污染,则极易造成这类经水传播疾病的爆发流行。

5. 人群迁移促使疾病传播

自然灾害往往造成大规模的人口迁移。一方面使传染源迁移到非疫区,另一方面使易感人群进入疫区,这种人群的整体迁移潜在着疾病的流行因素。如疟疾、麻疹和流行性感冒等都可借助这种搬迁引起流行。皮肤病、红眼病等也可因人群密集和用水不洁,增加传播机会。

人口的大规模迁徙,首先是给一些地方病的蔓延造成了条件,并使一些疾病大流行,如中世纪的黑死病,中国云南历史上最近一次鼠疫大流行,就是从人口流动开始的。

人口流动造成了两个方面的问题。其一当灾区的人口外流时,可能将灾区的地方性疾病传播到未受灾的地区。更重要的是,当灾区开始重建,人口陆续还乡时,又会将各地的地方性传染病带回灾区。如果受灾地区具备疾病流行的条件,就有可能造成新的地方病区。

人口流动造成的第二个重大问题,是它干扰了一些主要依靠免疫来控制疾病的人群的免疫状态,造成局部无免疫人群,从而为这些疾病的流行创造了条件。

在我国,计划免疫已广泛开展,脊髓灰质炎、麻疹的控制已大见成效;伤寒、结核病和甲、乙型肝炎的发病率已开始下降。由于灾害的干扰,使计划免疫工作难以正常进行,人群流动使部分儿童漏种疫苗,这种情况均有可能使这类疾病的发病率升高。

一些在儿童和青年中多发的疾病,人群的自然免疫状态的疾病的流行中起着重要作用。无论是灾区的人口外流,还是灾区重建时人口还乡,都会使一些无免疫人口暴露在一个低水平自然流行的人群之中,从而造成这些疾病的发病率上升。

6. 居住环境恶化引发疾病流行

洪涝、地震毁坏住房,灾民临时居住于简陋的窝棚或帐棚之中,

水灾、地震、火山喷发和海啸等,都会对居住条件造成大规模的破坏。在开始阶段,人们被迫露宿,然后可能在简陋的棚屋中居住相当长的时间,造成人口集中和居住拥挤。夏秋灾期白天烈日暴晒,易致中暑;夜间风吹、虫咬,难以安息。且灾期多暴雨,终日浸泡于雨水之中,易于着凉感冒。特别是对年老体弱、儿童和慢性病患者增加发病和死亡的机会。

同时,露宿使人们易于受到吸血节肢动物的袭击。在这一阶段,虫媒传染病的发病率可能会增加,如疟疾、乙型脑炎和流行性出血热等;人口居住的拥挤状态,有利于一些通过人与人之间密切接触传播的疾病流行,如肝炎、红眼病等。如果这种状态持续到冬季,则呼吸道传染病将成为严重问题,如流行性感冒、流行性脑脊髓膜炎等。

7. 精神、心理压抑降低机体抵抗力

受灾人群心情焦虑,情绪不安,精神紧张,心理压抑,影响机体的调节功能,易致疾病的发生。任何类型的灾害都可导致食物匮乏,营养不良,免疫力下降,使机体抗病能力减低,易染上传染病。一些非传染病和慢性疾病如肺结核、高血压、贫血等增加发病次数。

9.4.2 灾后常见疫病

灾后常见疫病有:肠道传染病、呼吸道传染病、虫媒传染病和自然疫源性疾病等。

(1)肠道传染病:洪涝、地震等灾害使环境生态条件骤变,造成环境污染和疾病流行,如大量村庄、房屋、家畜棚厩被洪水淹没或倒塌,粪便、垃圾溢散,蚊蝇孳生,环境条件恶化;鼠类被迫迁往高地灾民窝棚或帐篷周围,增加了接触感染机会;生活用水遭受污染或短缺,燃料来源困难,缺少煮沸或消毒条件,致使不得不饮用受病原体污染的疫水;原有卫生设施被摧毁,迫使随地便溺,乱丢垃圾污染物;人畜混居在狭小范围内。这些都为肠道或某些动物源性传染病创造了有力传播条件。

(2)疟疾:这是洪涝灾害常见的寄生虫性传染病。疫区环境条件极差,导致蚊虫叮吸人血频度增加,感染机会也相应增多。由于人群抵抗力普遍降低,对疟疾易感性增高。在高疟区,如因灾情影响而延误了规定的预防性服药时间,也可导致疟疾暴发流行。

(3)血吸虫病:该病与钉螺的地理分布是一致的,具有严格的地方性。我国钉螺均系水陆两栖的软体动物,喜集居于水边潮湿的泥土和草丛中。洪水泛滥时,水将钉螺带到较远的地方,在生活条件相宜的地方停歇、繁殖、蔓延。因此,洪涝灾害对血吸虫病的扩散起着一定作用。如当地血吸虫病感染率高,又在短期内大量接触疫水,常造成急性感染。

(4)流行性出血热:洪涝灾害对出血热的发生和流行影响很大。由于淹没原野、房屋等,迫使人群、牲畜逃往安全地点。灾害期间,居民大量聚集在庄台、堤坝等高地,住简陋棚子,铺垫稻草。鼠类也因灾情而迁徙到堤坝和高地聚集,室外鼠密度增高,黑线姬鼠为优势种;室内鼠密度也相应增长,且在室内也能捕到野鼠。鼠类经受洪水优胜劣汰的自然选择,体弱衰老的易被淹死,体格健壮的成年鼠则留存下来,并迅速向灾民集居的高地逃窜,这些老鼠也随人群迁移,不仅鼠类之间接触引起传染源扩散,使鼠类间带毒率增加,同时,带毒鼠类与聚居的灾民频繁接触,极易造成人群感染,致使发病率升高,发生流行或暴发。

黑线姬鼠是出血热的主要传染源,它的地理分布特点以沿水系为主,居住潮湿低洼地方。流行范围虽然很广,但是在重疫区又有相对的稳定性和局限性。正常年份发病有明显的季节性,秋冬季为发病率高,在人群分布上以男性青壮年劳动力为主,野外劳动场地及村庄是感染地方。

（5）钩端螺旋体病：这是由多种致病性钩端螺旋体引起的自然疫源性疾病。易感人群通过接触疫水或被钩端螺旋体污染了的淤泥而感染。一般与疫水接触3 min，钩端螺旋体即可经皮肤粘膜侵入人体，接触疫水的次数愈多，时间愈长，受感染发病的可能性亦愈大。人群常因涉水、泅渡、垦荒、挖沟排洪、生产劳动等活动而被感染，或饮用下被污染的生水，病原体经口腔、咽、食道粘膜而侵入机体。另外，当发生水灾时，由于洪水泛滥而致鼠洞、牲畜厩等被冲刷或淹没，大量病原体溢出，污染范围扩大以致造成暴发性流行。我国广东、云南、四川、海南等省都有因暴雨或成灾后发生钩端螺旋体病流行的报道。

（6）真菌毒素和化学性食物中毒

洪涝期间，小麦产区正逢"梅雨"季节，小麦处于扬花、灌浆时期；成熟、收获期又逢持续阴雨低温、日照少，不仅小麦在田间灌浆不好和赤霉菌在穗上大量繁殖，而且收割后又无晴日不能凉晒，使大量小麦霉变，其霉变率约6%，食用赤霉病变率约4%小麦的人，常发生头晕、恶心、呕吐、腹泻、乏力等症状。

另外水灾影响人们的正常生活，被迫迁往堤坝、公路上，食品与农药、化学品混放造成食品污染，误把亚硝酸盐当作食盐而引起中毒也时有发生。

（7）精神异常

发生毁灭性自然灾害后，人们精神上受到震撼，特别是发生地震时，灾民生活不安定，精神紧张烦躁以及各种意外事件，如几乎家家都有亲人伤亡，导致情绪悲伤。这些精神作用，无疑影响对疾病抵抗力；加之，保健措施短期内不能见效，使一些疾病发病率上升。这种心理障碍，随着宣传和心理疏导工作的开展能逐渐恢复正常。

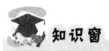 知识窗

地震灾害中最凶险的并发症——气性坏疽

气性坏疽是各种气性坏疽杆菌侵入伤口后引起的广泛性的肌肉坏死的严重急性特异性感染。

一、临床症状

1. 潜伏期一般为1~4天，多数在受伤后3日发病。
2. 伤部"胀裂样"剧痛常是最早出现的症状，一般止痛药不能控制。
3. 伤口周围红肿，皮肤苍白、紧张、发亮随后转紫色，最后变黑色，并出现有暗红色液体的大小水泡。伤口可流出带有恶臭的浆液或血性液体。

4. 轻压伤口周围可听到捻发音。

5. 伤口内肌肉暗红肿胀，失去弹性，刀割时不收缩，亦不出血。

6. 病人极度软弱、表情淡漠、烦躁不安并有恐惧感，但神志清，也可发生谵妄。面色苍白出虚汗、脉速、呼吸急促、贫血、高热。晚期可出现黄疸和血压下降，多器官功能衰竭。

二、气性坏疽的预防

彻底清创是预防创伤后发生气性坏疽的最可靠方法。在伤后6小时内清创，几乎可完全防止气性坏疽的发生。即使受伤已超过6小时，在大量抗生素的使用下，清创术仍能起到良好的预防作用。故对一切开放性创伤，特别是有泥土污染和损伤严重、无生活力的肌肉者，都应及时进行彻底的清创术，战伤伤口，在清创后，一般应敞开引流，不作缝合。

对怀疑有气性坏疽的伤口，可用3‰过氧化氢或1∶1000高锰酸钾等溶液冲洗、湿敷；对已缝合的伤口，应将缝线拆去，敞开伤口，待创面情况好转再延期缝合处理。

青霉素和四环素族抗菌素在预防气性坏疽方面有较好的作用，可根据创伤情况在清创前后应用。但不能代替清创术。

确诊或疑似气性坏疽的病人需要隔离治疗，病人用过的一切衣物、敷料、器材均应单独收集，进行消毒。煮沸消毒应在1小时以上，最好用高压蒸气灭菌，病人换下的敷料应集中销毁，严防交叉感染。

资料来源：http://health.newssc.org/system/2008/05/21/010844072.shtml

9.4.3 卫生防疫措施

根据灾害时期疫病的发病特征，可将传染病控制工作划分为四个时期。

1. 灾害前期

我国是一个大国，一些地区为自然灾害的易发地区。因此，在灾害发生前，应有所准备，其中包括传染病防治工作。

(1) 基本资料的积累。为灾害时期制订科学的防治对策，应注重平时的基本资料的积累，包括人口资料、健康资料、传染病发病资料、主要的地方病分布资料以及主要的动物宿主与媒介的分布资料等。

(2) 传染病控制预案的制订。在一些易于受灾的地区、如地震活跃区，大江大河下游的低洼地区以及分洪区等，都应有灾害时期的紧急处置预案，其中也应包括传染病控制预案。预案应根据每个易受灾地区的具体情况，确定不同时期的防病重点。可供派入灾区的机动队伍的配置,以及急需的防病物资、器材的储备地点与调配方案等,也应在预案中加以考虑。

由于自然灾害的突发性,不可能针对每一个可能受灾的地区制订预案,应根据一些典型地区制订出较为详细的预案,以作示范之用。

(3) 机动防疫队准备。由于自然灾害的重点冲击,灾区内往往没有足够的卫生防疫和医疗力量以应对已发生的紧急情况。在突发性的灾害面前,已有的防疫队伍也往往陷于暂时的混乱与瘫痪状态。因此,当重大的自然灾害发生后,必须要派遣机动防疫队伍进入灾区支援疾病控制工作。

(4) 针对一些易受灾地区,应定期对这些机动队伍的人员进行训练,使其对主要机动方向的卫生和疾病情况,进入灾区后可能遇到的问题有所了解。在人员变动时,这些机动队伍的人员也应及时得到补充和调整,使其随时处于能够应付突发事件的状态。

2. 灾害冲击期

在大规模的自然灾害突然袭击的时候,在这一时期内,以紧急救护为目的组织救灾医疗队非常重要。

地震灾害具有突发性,破坏性,伤员多,运输困难等特点,抓紧时间抢救就能减少损失。灾区原有医疗机构遭受破坏,失去救护伤员的能力。外援医疗队的组建应由外科医生为主,配以内、妇、儿、护、非临床人员为辅的技术骨干力量所组成。所有医疗队为了保证抗灾救灾的顺利进行,配备必要的物质也是非常重要的。如配备足够数量的饮水消毒和预防与处理肠道传染病的药物。注意发生大规模传染病的征兆,做出适当处理,以控制最初的疾病暴发流行。同时,医疗队要具备自力更生的条件,才能完成救人的目的。

3. 灾害后期

当灾区居民脱离险境,在安全的地点暂时居住下来时,就应系统地进行疾病防治工作。

(1) 通过监测、预报及警报系统加强疫情报告制度

根据气象、地震、水文等组织机构预测预报的灾害性质、时间、范围以及灾区医学背景状况,拟订和筹划相应的减灾、救灾和防疫等人财物力的准备工作。及时准确地掌握和观察灾区疫情的发生变化情况,为领导部门决策、干预、评价等提供参考依据。

卫生管理部门及机动防疫队伍根据灾民聚居的情况重新建立疫情报告系统,以便及时发现疫情并予以正确处理。监测的内容不仅应包括法定报告的传染病,还应包括人口的暂时居住和流动情况,主要疾病的发生情况,以及居民临时住地及其附近的啮齿动物和媒介生物的数量。

(2) 重建安全饮水系统

洪涝、地震灾害后，最突出的问题是如何供应安全、卫生饮用水。灾害使水厂、水井以及各种供水设施毁坏或淹没；人畜粪便、垃圾、动物尸体等冲入水体，使水质恶化。

由于引水系统的破坏对人群构成的威胁最为严重，应采取一切可能的措施，首先恢复并保障安全的饮用水供应。

(3) 建立公共卫生设施

灾民临时居住地，必须有符合基本卫生要求的公共设施，如厕所、垃圾容器等，以妥善收集、处理粪便、垃圾等废弃物，这对保护环境和人群健康具有重要意义。

厕所选址应在地势较高处，不污染水源，粪坑与水源之间水平距离不小于 30 m。粪便无害化效果应达到《粪便无害化卫生标准》的要求。兴建厕所应有防雨顶棚，兼备防蝇、防渗漏和使用方便等功能，并应有保洁制度。对传染病人粪便须用专用容器收集，用漂白粉等进行消毒处理。在临时居住地或公共场所应有固定的垃圾收集点或有加盖容器，有专人负责定期清运至处理场所。

(4) 大力开展卫生运动

改善灾后临时住地的卫生条件，是减少疾病发生的重要环节。因此，当居民基本上脱离险境，到达安全地点后，就应组织居民不断地改善住地的卫生条件，消除垃圾污物，定期喷洒杀虫剂以降低蚊、蝇密度。

连降暴雨使生态环境破坏，原有蚊蝇孳生地受淹，所以初期蚊蝇密度可能较低；雨过天晴，积水潭、坑出现，蚊密度很快上升；灾区粪池、垃圾被淹，死家畜等污染环境引起蝇类大量孳生，除了动员群众消除蚊蝇孳生地外，条件许可时应集中力量对灾区进行空中喷洒药物灭蚊灭蝇。

洪涝灾害迫使鼠跟随人群、家畜向堤坝、高地聚集，人畜混居、环境卫生条件差，增加了人鼠接触机会。消除鼠害要有的放矢，集中人力财物在流行性出血热高发地区进行。

洪水泛滥时，被粪便、垃圾等污染的水退后，房舍有异臭，且墙壁及地面潮湿，孳生病菌，进行室内消毒也是必要的。

(5) 防止吸血昆虫的侵袭

在居民被迫露宿的条件下，不可能将吸血昆虫的密度降至安全水平。因此，预防虫媒传染病的主要手段是防止昆虫叮咬。可使用一切可能的办法，保护人群少受蚊虫等吸血昆虫的叮咬。如利用具有天然驱虫效果的植物熏杀和驱除蚊虫，并应尽可能地向灾区调入蚊帐和驱蚊剂等物资。

(6) 及时发现和处理传染源

在重大自然灾害的条件下，人口居住拥挤，人畜混杂等现象往往难于在短期内得到改善。因此,及时发现病人并正确地隔离与处理是降低传染病的基本手段。

有一些疾病,人类是唯一的传染源,如肝炎、疟疾等。因此,在灾区居民中应特别注意及时发现这类病人,并将其转送到具有隔离条件的医疗单位进行治疗。

另外,还有许多疾病不仅可发生在人类身上,动物也会成为这些疾病的重要传染源。因此,应注意对灾区的猪、牛、马、犬等家畜和家养动物进行检查,及时发现钩端螺旋体、血吸虫病及乙型脑炎感染情况,并对成为传染源的动物及时进行处理。

(7) 对外流的人群进行检诊

火灾发生后,会有大量的人群以从事劳务活动或探亲访友等形式离开灾区。因此,在灾区周围的地区,特别是大中城市,应特别加强对来自灾区的人口进行检诊,以便及时发现传染病的流行征兆。在一些地方性疾病的地区,还应对这些外来人口进行免疫预防,以避免某些地方性传染病的暴发流行。

4. 后效应期

当受灾人群迁回原来住地,开始灾后重建工作,灾后的传染病防治工作便进入针对灾害后效应的阶段。

(1) 对回乡人群进行检诊与免疫

在这个阶段,流出灾区的人口开始陆续回乡,传染病防治工作的重点应转到防止在回乡人群中出现第二个发病高峰。

外出从事劳务工作的人员,可能进入一些地方病疫区,并在那里发生感染,有可能将疾病或疾病的宿主与媒介带回到自己的家乡。因此,应在回乡人员中加强检诊,了解他们曾经到达过哪些地方病疫区(如鼠疫、布氏菌病、血吸虫病等),并针对这些可能的情况进行检查,如果发现患者应立即医治。

在外地出生的婴儿往往对家乡的一些常见的疾病缺乏免疫力,因而应当加强对婴儿和儿童的检诊,以便及时发现和治疗他们的疾病。

由于对流动人口难以进行正常的计划免疫工作,在这些人群往往会出现免疫空白,因此,对回乡人群及时进行追加免疫,是防止疾病发病率升高的重要措施。

(2) 对灾区的重建和对疾病重新进行调查

自然灾害常能造成血吸虫病、钩端螺旋体病、流行性出血热等人与动物共患的传染病污染区域扩大,并导致动物病的分布及流行强度的改变。因此,在灾后重建时期内,应当对这些疾病的分布重新进行调查,并采取相应的预防措施,以防止其在重建过程中暴发流行。

对灾区的家庭及个人而言,需要注意以下几点:

① 注意饮用水的清洁,有条件的要遵照救灾人员的指导,严格用药品消毒,没有条件的也要尽可能将水煮沸后再饮用,切不可因怕麻烦而随便引用已被污染的水。

② 注意食品卫生,切忌进食一些来源不明的食物,以免遭受更大的损害。

③ 配合救灾人员做好灭蝇、灭蚊、灭鼠等工作，并以一切办法防止蚊虫叮咬。

④ 发现异常情况，如周围有人生病、发烧、患上皮肤病等，要立即向救灾人员或有关部门报告。

⑤ 尽可能避免多人同住一室，并尽可能避免与动物同宿，即使是自家的家禽家畜也不行。

⑥ 若非必要，在没有相关人员组织、指导的情况下不要任意搬迁。外出人员也不可因关心亲友安全而贸然进入灾区。

灾后自来水等供应水中断，必须饮用地下水、消防用水等驻留水时，应注意确保饮用水安全。灾后如自来水供应中断应以饮用瓶装水为优先考虑，或至指定地点取水煮沸后饮用。

9.5　防灾减灾措施

自然灾害对社会和经济发展已构成严重影响，到目前为止，虽然用科学技术尚不能控制自然灾害的发生，但是可以减轻其危害性。因此，加强防灾减灾研究和建设是保护人民生命财产和实现可持续发展的一个不可忽视的战略问题，特别是对突发性自然灾害的防范更为紧迫。

1. 加强减灾教育，提高防灾意识

防灾减灾教育应是全民教育，有必要列入中小学课程内容，提高全民的防灾减灾意识，更重要的是提高各级领导对防灾减灾意义的认识，加强防灾减灾的投入，改变目前在这方面重抗灾、轻防灾和重工程减灾、轻非工程减灾的倾向。

1969年7月28日03号台风登陆惠来，带来数米高的风暴潮，在牛田洋农场的抗台斗争中，由于一些领导缺乏防台知识，当风暴潮袭击时，为了保护在该农场劳动锻炼的大学生撤离，竟组织大批官兵手挽手组成人墙去阻挡风暴潮，结果暴潮一来全部官兵被拖入海中，造成许多解放军无谓牺牲。南亚海啸惨剧的重要教训也是群众缺乏防灾意识，当海啸的前浪来临时，没有人想到海啸，而是拥去抢拾海浪冲上沙滩的海鱼、海螺，等到第2个巨浪袭来时，海滩上的人都无法逃避而全被卷入大海。如果有一点海啸常识和防范意识，这种悲剧就可能少点发生。由上述2个典型例子说明，加强防灾知识的宣传教育是多么重要。增强领导和群众的防灾意识是减轻自然灾害损失的前提。

我们知道，科学技术对经济发展的重要作用主要体现在两方面：一是优化生产过程，提高生产效率，增加经济效益；二是防御灾害，减轻灾害造成的损失，从而获得相对的经济增值，从这个意义上说，减灾也是增产，也有重大经济效益。目前我国每年因自然灾害造成的直接经济损失达1700亿元，如按国家减灾委提出的减轻灾害损失30%的目标,等于每年可获得510亿元人民币的相对增值,可见其经济效益是相当可观的。各级政府领导都应加强减灾观念,树立减灾意识。

2. 强化减灾研究,加快发展高技术防灾减灾

就目前的科学水平而言,我们对自然灾害形成规律的认识还是有限的,特别是对特大灾害和突发性的极端天气灾害的形成更缺乏了解,例如对特大暴雨和强风暴的形成、台风移速和强度突变的原因等还不清楚,预测更加困难,对异常气候事件的预测也缺乏有效办法,对地震的预测更无把握,为此有必要鼓励这方面的创新研究。

近年来,我国对灾害监测、预警的手段已有很大改善,但还是比较落后,一些先进技术如飞机和卫星遥感监测、地理信息系统、全球定位系统、计算机网络和现代通讯信息技术尚未广泛应用于防灾减灾,因此,需要加速发展高技术防灾减灾,充分利用现代科学技术,迅速准确地获取灾害信息,及时、全面掌握重大自然灾害演变规律,提高国家综合防灾减灾能力,最大限度地减轻自然灾害损失。

3. 进一步明确防灾重点,提高城市防灾能力

经济发达、人口密集的城市,经济开发区和旅游区一旦遭遇重大自然灾害,其损失将会比其他地区大得多,因此一般都视为防灾重点地区,应该特别注意这些地区的防灾工程和非工程建设,例如,加强沿海防波堤的建设和防护林的维护。同时在城市更要强化防灾教育和减灾法制教育,提高城市综合防灾减灾能力,特别是防灾技术和科学管理水平。

4. 把减灾建设纳入经济建设规划

减轻自然灾害造成的损失是经济持续发展的必然要求,减灾建设是经济发展、社会发展的急需,有必要把减灾建设作为经济发展规划的一个组成部分,从而保证减灾建设的经费和技术投入。在经济建设中,必须把自然资源开发与减灾建设结合起来,注意加强资源、环境的管理和保护,合理开发利用自然资源,尽可能消除灾害隐患,确保社会和经济的可持续发展。对于沿海地区来说,环境保护是非常重要的。

目前还存在一些盲目开发的现象,例如在沿海建别墅,不仅破坏了风景,而且破坏了生态环境,像广东沿海在20世纪50年代有红树林2万多公顷,至90年代只剩3000多公顷了,对这种生态防风林的破坏已使一些地区自食恶果。

5. 加强防灾减灾规划,提高减灾管理水平

制订减灾规划,建立灾害信息系统,加强灾害监测与预测,特别是突发性灾害的预报和警报。任何自然灾害的发生都有一定的征兆和规律,例如地震海啸总是先有海底地震才会引起海啸,而且地震波比海浪的传播快得多,利用两者的时间差就可以发布海啸警报,可惜南亚各国都未建立这种预警系统,即使个别国家发布了警报,但由于通讯工具落后,沿海群众得不到警报信息,否则,人员伤亡完全可以大大减少。

因此建立现代化的灾害预警系统是十分必要的。此外,要开展风险评估与灾害区划,建立防灾减灾管理法规,使防灾、减灾管理规范化、科学化。

案例

四川汶川大地震

时间:2008年5月12日14时28分04.0秒

纬度:31.0 N

经度:103.4 E

深度:33 km

震级:里氏8.0级

最大烈度:11度

震中位置:四川汶川县映秀镇

都江堰市西21 km(267)　崇州市西北48 km(327)

大邑县西北48 km(346)　成都西北75 km(302)

历史背景:汶川地震是自我国建国以来最为强烈的一次地震,直接严重受灾地区达10万平方公里。

地震成因:中科院地质与地球物理研究所研究员、青藏高原研究专家王二七对汶川地区地质构造比较熟悉,5月上旬刚去过汶川地区。他分析说,汶川地震发生在青藏高原的东南边缘、川西龙门山的中心,位于汶川—茂汶大断裂带上。印度洋板块向北运动,挤压欧亚板块、造成青藏高原的隆升。高原在隆升的同时,也同时向东运动,挤压四川盆地。四川盆地是一个相对稳定的地块。虽然龙门山主体看上去构造活动性不强,但是可能是处在应力的蓄积过程中,蓄积到了一定程度,地壳就会破裂,从而发生地震。

美国地质勘探局发布的消息也认为,这次地震的震中和震源机制与龙门山断裂带或者某个相关构造断层的运动相吻合,地震是一个逆冲断层向东北方向运动的结果。从大陆尺度上来看,中亚和东亚的地震活动是由于印度洋板块冲撞欧亚板块造成的。

美国南加州地震研究中心教授郦永刚告诉新华社记者,龙门山断裂带属地震多发区内的活动断层,来自青藏高原深部的物质向东流动到四川盆地受阻,向上运动,两者边界即为断层面。如果断裂每年运动数厘米,每隔50~70 m,积聚的应力和能量就能产生一次里氏7级以上的大地震。由于震源较浅,而且震源机制为向东的逆冲运动,加上震区土质松软,地震波向东能传播很长距离,使得远至上海和北京等城市的人都普遍有震感。

英国地质勘测局地震监测和信息服务中心主任布赖恩·巴普蒂在接受新华社记者电话采访时说,从地质构造上看,这次地震与喜马拉雅碰撞带有关,"显然是东北—西南向的龙门山断裂带发生挤压作用的结果"。

法国地球物理研究所的地质学家保罗·达波尼耶对媒体说,大约 5000 万年前,印度洋板块向北漂移,与欧亚板块发生碰撞后俯冲到后者的下面,由此形成了青藏高原。青藏高原现在仍在受两个板块的挤压,使得青藏高原及周边地区成为地震密集带。

地震类型:汶川大地震为逆冲、右旋、挤压型断层地震。发震构造是龙门山构造带中央断裂带,在挤压应力作用下,由南西向北东逆冲运动;这次地震属于单向破裂地震,由南西向北东迁移,致使余震向北东方向扩张;挤压型逆冲断层地震在主震之后,应力传播和释放过程比较缓慢,因此导致余震强度较大,持续时间较长。

震源深度:汶川大地震是浅源地震。

汶川地震不属于深板块边界的效应,发生在地壳脆—韧性转换带,震源深度为 10～20 千米,因此破坏性巨大。

影响范围:包括震中 50 km 范围内的县城和 200 km 范围内的大中城市。北京、上海、天津、宁夏、甘肃、青海、陕西、山西、山东、河北、河南、安徽、湖北、湖南、重庆、贵州、云南、内蒙古、广西、西藏、江苏、浙江、辽宁、福建、台湾等地等多个省市有明显震感。中国除黑龙江、吉林、新疆外均有不同程度的震感。其中以陕甘川三省震情最为严重。甚至泰国首都曼谷,越南首都河内,菲律宾、日本等地均有震感。

国务院宣布:5 月 19 日至 21 日为全国哀悼日

中新网 9 月 25 日电 国务院新闻办公室 25 日根据国务院抗震救灾总指挥部授权发布:据民政部报告,截至 9 月 25 日 12 时,四川汶川地震已确认 69 227 人遇难,374 643 人受伤,失踪 17 923 人。

据总参谋部报告,截至 9 月 25 日 12 时,抢险救灾人员已累计解救和转移 1 486 407 人。据卫生部报告,截至 9 月 25 日 12 时,因地震受伤住院治疗累计 96 544 人(不包括灾区病员人数),已出院 93 597 人,仍有 272 人住院,其中四川转外省市伤员仍住院 106 人,共救治伤病员 4 305 820 人次。

资料来源:http://view.9van.com/index.php/view/society/2008-2007-07/26223.html
　　　　　http://news.sina.com.cn/c/2008-09-25/183514499939s.shtml

思考与讨论

查阅资料并结合以上案例分析地震灾害对人类可能带来哪些疫病,如何进行防治。

参 考 文 献

[1] 蔡宏道.现代环境卫生学[M].北京:人民卫生出版社,1995.
[2] 张亚民.洪涝灾害预防医学[M].合肥:安徽科学技术出版社,1992.
[3] 许龙善.自然灾害引发的公共卫生问题及对策[J].海峡预防医学杂志,2007,13(4):1—3.
[4] 自然灾害 http://baike.baidu.com/view/99839.htm
[5] 徐丽.影响我国的自然灾害[J].中国政史地,17—18.
[6] 梁必骐.自然灾害的影响与防范[J].广东气象,2007,29(3):39—41.
[7] 周国甫.洪涝灾害后疫病易发原因及防治对策[J].中国公共卫生管理,2000,16(5):402—403.
[8] 山东泰山网.http://www.sd-taishan.gov.cn/sites/yantai/laiyang/articles/E00000/1/2377527.aspx
[9] http://baike.baidu.com/view/99839.htm
[10] http://news.21cn.com/zhuanti/domestic/09ganhan/pinglun/2009/02/10/5850031.shtml
[11] http://health.newssc.org/system/2008/05/21/010844072.shtml
[12] http://view.9van.com/index.php/view/society/2008-07-07/26223.html
[13] http://news.sina.com.cn/c/2008-09-25/183514499939s.shtml

第 10 章　可持续发展教育与人类健康

环境保护和可持续发展战略是我国的基本国策。教育是实施可持续发展的关键。当前,世界各国都积极开展可持续发展教育,把它作为实施可持续发展的首要的措施。要树立科学发展观,建立和谐社会,走可持续发展的道路。这就要求我们不仅要解决环境问题,更要解决健康问题、发展问题。可持续发展教育将可持续发展的概念有效地落实到学校教育、企业合作和社区发展等项目中,教育成为促进社会变革、自然保护的途径、方法和制度保障。

10.1　可持续发展的概念

可持续发展作为内涵极为丰富的一个全新的发展观念和模式,不同的研究者有不同的理解和认识,其具体的理论和内涵仍处在不断发展的过程当中,但其核心则是正确处理人与人、人与自然之间的关系,以实现人类社会的永续发展。

世界环境与发展委员会于 1987 年发表的《我们共同的未来》的报告中定义的可持续发展是:"可持续发展是既满足当代人的需求又不危及后代人满足其需求的发展。"这个定义主要内涵包括:① 强调发展的人本性,是当代人和后代人都获得健康和谐发展;② 强调发展公平性,包括代内公平、代际公平和公平分配有限资源;③ 强调发展的持续性,即人类的经济和社会发展不能超越资源和环境的承载能力;④ 强调发展的共同性,即可持续发展是全球发展的总目标。

世界自然保护同盟、联合国环境署和世界野生生物基金会在 1991 年共同发表的《保护地球——可持续性生存战略》一书中提出的定义是"在生存于不超出维持生态系统涵容能力的情况下,改善人类的生活质量。"

美国世界资源研究所在 1992 年提出,可持续发展就是建立极少产生废料与污染的工艺的技术系统。

1992 年,联合国环境与发展大会(UNCED)的《里约宣言》中对可持续发展进一步阐述为"人类应享有与自然和谐的方式过健康而富有成果的生活的权利,并公平地满足今世后代在发展环境方面的需要,求取发展的权利必须实现。"

另有许多学者也纷纷提出了可持续发展的定义,如英国经济学家皮尔斯和沃福在 1993 年所著的《世界无末日》一书中提出了以经济学语言表达的可持续发展定义:"当发展能够保证当代人的福利增加时,也不应使后代人的福利减少"。

叶文虎、栾胜基等人认为,可持续发展一词的比较完整的定义是:"不断提高人群生活质量和环境承载力的、满足当代人需求又不损害子孙后代满足其需求能力的,满足一个地区或一个国家的人群需求又不损害别的地区或别的国家的人群满足其需求能力的发展。"

可持续发展是从环境与自然资源的角度提出的关于人类长期发展的战略与模式,它不是一般意义上所指的一个发展进程要在时间上的连续运行、不被中断,而是强调环境与自然资源的长期承载力对发展的重要性以及发展对改善生活质量的重要性。它强调的是环境与经济的协调,追求的是人与自然的和谐。其核心思想就是经济的健康发展应该建立在生态持续能力、社会公正和人民积极参与自身发展决策的基础上。它的目标是不仅满足人类的各种需求,做到人尽其才、物尽其用、地尽其利,而且还要关注各种经济活动的生态合理性,保护生态资源,不对后代的生存和发展构成威胁。在发展指标上与传统发展模式不同的是,不再把国内生产总值作为衡量发展的唯一标准,而是用社会、经济、文化、环境、生活等各个方面的指标来衡量发展。可持续发展是指导人类走向新的繁荣、新的文明的重要指南。

10.2 可持续发展教育的产生

国际可持续发展是在可持续发展运动中成长起来的。1972年斯德哥尔摩联合国人类会议使人们注意力转向环境问题。20世纪80年代提出"可持续发展"概念,1987年世界环境与发展委员会提出可持续发展理论。1988年国际社会出现可持续性教育(education for sustainability,EFS)和可持续发展教育(education for sustainable development,ESD),但两者内容和含义是相同的,中国联合国教科文组织全国委员会统一要求采用可持续发展教育这一表述形式。

1992年6月,联合国环境与发展会议发表了《里约宣言》,在《21世纪议程》中提出了"面向可持续发展而重建教育"的倡议。

2002年约翰斯堡峰会扩展了可持续发展概念,包含了社会公正和消除贫困。会议通过《千年发展目标》,提出了通过国际行动消除贫困,改进妇幼健康,扩大教育机会和改变教育中性别不平等现象等,强调教育在可持续发展中的核心作用。

2002年12月,联合国第57届大会通过了第254号决议,将2005—2014年确定为"可持续发展教育十年"(decade of education for sustainable development,DESD)。指定联合国教科文组织领导"可持续发展教育十年"活动的开展并组织制定"联合国教育促进可持续发展十年(2005—2014)国际实施计划"。

联合国教科文组织在广泛征询联合国机构、国家政府、民间团体和非政府组织以及学者和专家的意见的基础上,由该组织的高级工作小组审阅,于2005年3月1日正式公布了"联合国教育促进可持续发展十年(2005—2014)国际实施计划"(以下简称《十年计划》)。标志着世界可持续发展教育进入了一个崭新的阶段。

10.3 可持续发展教育的内容

《十年计划》中指出"可持续发展教育"基本上是价值观念的教育,核心是尊重。尊重他人,包括现代和未来的人们,尊重差异与多样性,尊重环境,尊重我们居住的星球上的资源。教育使我们能够理解自己和他人,以及我们与自然和社会环境的联系,这种理解是养成尊重的坚实基础。确保公正、责任、探索和对话的同时,"可持续发展教育"的目标是通过我们的行为和实践,使所有人的基本生活需求得以充分满足而不是被剥夺。

可持续发展涉及社会、环境和经济三个领域。各个领域包括的文化内含在以下几个方面。

社会方面包括:理解社会的制度及其在变化与发展中的作用;理解民主与参与制度,它使人们有机会发表意见、选择政府、达成共识和解决分歧。

环境方面包括:认识环境的资源性和脆弱性,以及人类活动和决策对它的影响,要把环境作为社会与经济政策制定的因素。

经济方面包括:认识经济增长的局限性和潜力,及其对社会和环境的影响,要从环境和社会公正出发来评价个人和社会的消费水平。

"可持续发展教育"的形成基于对人类发展所有领域的一系列认识,包括世界面临的所有严峻挑战。"可持续发展教育"必须服务于更公正、更可持续的变化过程。

《十年计划》从社会—文化、环境和经济三个视角指出可持续发展教育的重要领域包括以下内容:

社会—文化视角:包括人权、和平与人类安全、性别平等、文化多样性与跨文化理解、健康、艾滋病、政府管理等。

环境视角:包括自然资源、气候变化、农村发展、可持续城市化、防灾减灾等。

经济视角:包括消除贫困、企业公民责任与问责制、市场经济等。

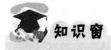 知识窗

中国可持续发展教育的历程

一、奠基时期——环境教育(EE)

1. 起步阶段(1973—1983年)

1973年,国务院委托国家计委召开了第一次全国环境会议,提出了进行环境保护

教育的要求,这是我国环境教育的最早开端。

1978年,中共中央批转了国务院环境保护小组的《环境保护工作要点》,提出"普通中小学也要增强环境保护知识的教学内容"。人民教育出版社编写的小学自然、中学地理、和化学等中小学教材,也开始写入相关内容。这是我国正规教育机构开始环境教育的重要标志。

全国人大在1979年颁布的《中华人民共和国环境保护法(试行)》中规定:"国家鼓励环境保护科学教育事业的发展,加强环境保护科学技术的研究和开发,提高境保护科学技术水平普及环境保护的科学知识。"

1980年国务院环境保护领导小组等机构制定了《环境教育发展规划》,并纳入国家教育计划之中。这一阶段环境教育的主要特点表现为,部分教师在小范围内自发地进行环境教育工作,教育内容多是对环保法和环境保护基本国策的解释。

2. 发展阶段(1983—1992年)

1985年,原国家环保总局、原国家教育委员会办公厅和中国环境科学学会联合召开了"全国中小学环境教育经验交流及学术研讨会",会议建议环境教育应该渗透在各学科中进行,同时还需要环境和教育两个部门的人员通力合作。原国家教委于1987年落实了该次会议的建议,在颁布的《九年制义务教育全日制小学、初中教学计划(试行)》中规定,能源、环境保护、生态等教育要渗透在相关学科教学和课外活动中进行,要试验以单独设课或开设讲座等形式开展环境教育。

1990年,国务院《进一步加强环境保护工作的决定》再次明确,中小学和幼儿园应结合教学内容普及环境保护知识。这一阶段的学校环境教育的特点是,仍以知识传授为主,忽略了相应价值观与问题解决技能的培养。

3. 加快推进阶段(1992—1996年)

1992年上半年,原国家教委组织颁布了《九年义务教育全日制小学、初级中学课程计划(试行)》,其中明确且具体地规定了有关环境教育的内容和要求,提出"要使学生懂得有关人口、资源、环境等方面的基本国情。小学自然、社会、初中物理、化学、生物、地理等学科应当重视进行环境教育"。

1994年《中国21世纪议程》颁布后,培养和提高公众对可持续发展的意识和参与能力被确定为环境教育的目标之一,环境教育也被相应的列为提高中国可持续发展能力建设的重要内容。

1995年《关于制定国民经济和社会发展"九五"计划和2010年远景目标的建议》中提出,"要搞好环境保护宣传教育,增强全民环境意识"。国家环保总局也制定了《中国环境保护21世纪议程》,明确要"通过高校的各个专业、中小、学、幼儿园开展环境教育,来提高青少年和儿童的环境意识"。

1996年，国务院提出"逐步普及中小学环境教育"的要求，原国家教委随后响应，在1997年颁布了新的《全日制普通高级中学课程计划(试验)》，规定"环境教育主要渗透在思想政治、劳动技术、生物、地理、历史、物理、化学等相关学科中，也可以利用任意选修课和活动类课程的课时开设专题讲座"。环境教育开始走向普及。同年，原国家环保局、原国家教委、中宣部联合颁布了《全国环境宣传教育行动纲要(1996—2010)》，提出"环境教育是提高全民族思想道德素质和科学文化素质（包括环境意识在内）的基本手段之一"。这表明，教育在环境保护和可持续发展中的地位有了重要提升。

这些为中国EPD教育的实施奠定了良好的基础。

二、拓展时期——环境、人口与可持续发展(EPD)教育

1. 准备阶段(1995—1998年)

1995年，为了落实EPD计划，联合国教科文组织亚太地区办事处在北京召开了以"建立环境、人口与为人类发展信息计划(EPD)一体化合作"为主题的地区研讨会。此次研讨会提出了成员国和有关机构在本地区规划和实施EPD项目的行动建议，内容包括在每个国家建立EPD国家咨询委员会；每国要研制EPD"生活常识"手册，作为项目实施的参考资料；运用现代化的通讯技术，通过远程教育来进行培训；大力开展EPD的宣传活动；建立信息网络资料中心及广泛传播EPD理念；组织区域会议，分享实施EPD的研究经验和新方法等。

中国联合国教科文组织全国委员会责成上海教育科学研究院进行"中国环境、人口、健康与发展问题的教育与培训研究"。一年后完成了"中国社会可持续发展与教育——环境、人口、健康教育的现状与发展趋势"的研究报告。该报告全面地总结了1995—1996年度中国环境、人口、健康教育基本情况，提出了中国环境、人口、健康与发展存在的问题，并对中国环境、人口、健康与发展问题的教育与培训提出建议。这一报告，是中国环境、人口与可持续发展(EPD)教育早期推进的一项重要成果。

随着国际EPD教育计划的开展以及可持续发展被定为基本国策，北京一些中小学自发开始进行环境、人口健康等可持续发展教育研究。这是中国环境、人口与可持续发展(EPD)教育项目全面启动的重要基础。

2. 推进阶段(1998—2003年)

对中国EPD教育的内涵逐步形成了以下两点共识：第一，中国EPD教育是联合国可持续发展教育(ESD)的组成部分，中国EPD教育的基本理念和操作模式，是国际ESD同中国国情相结合，在中国进行本土化推进的具体实践；第二，EPD教育是根据生态文明时代对社会、环境与经济可持续发展的需求，从人类"类主体"可持续发展的最高利益出发，以环境教育，人口素质尤其是生理、心理健康素质教育和可持续发展科学知识、科学思想及相关能力教育为基本内容,以推进基础教育、职业与成人教育、高等教育、社区教育与家庭教育的理论与实践创新为主要途径的教育过程。

3. 第一个重要转折阶段(2003年)

2003年,是中国EDP教育项目历史进程中具有里程碑意义的一年。经中国联合国教科文组织全国委员会批准,北京教育科学研究院组织了国内第一个可持续发展教育专门研究机构——可持续发展教育研究中心。2003年8月,温家宝总理对全国126名EDP教育项目学校校长的来信作出了重要批示。同年10月,联合国教科文组织总干事蒲晃一郎和中国教育部部长周济在巴黎签署的备忘录中,明确表示继续支持和帮助推进中国的"旗舰"项目——环境、人口与可持续发展(EDP)教育项目。这一系列事件表明,中国EDP教育项目已经受到国家领导人的高度重视,并且得到国际社会的积极认可与高度评价。

三、深化时期——可持续发展教育(ESD)

1. 新的拓展阶段(2004—2006年)

在科学发展观的指导下,依据《十年计划》的要求,我国EPD教育开始全面转向可持续发展教育。

第一,全面深入开展可持续发展教育理论、政策与实践研究。编写出版了《可持续发展教育丛书》(教育科学出版社,2004年),《以科学发展观为指导 推动可持续发展教育》(教育科学出版社,2006年),《中国教育与可持续发展》(科学出版社,2006年)等一系列可持续发展教育著作,促进了可持续发展教育的基本理论和实践体系的不断完善。

第二,持续举办了可持续发展教育国际论坛与国家讲习班。举办可持续发展教育国际论坛有效地宣传了中国开展可持续发展教育本土化的实践经验。举办国家讲习班,为持续提高参与项目学校的校长、教师对开展可持续发展教育重大时代意义的认识及实际操作能力进行了不懈努力。

第三,组建北京可持续发展教育委员会,创建可持续发展教育活动园区。

第四,中国EPD教育项目在2006年初经联合国教科文组织全国委员会批准,更名为中国可持续发展教育(ESD)项目。

2. 第二个重要转折阶段(2007—2008年)

2007—2008年,是中国可持续发展教育(ESD)项目的第二个重要的转折阶段。主要表现在两个方面:

一是可持续发展教育从课题研究形态向公共教育政策形态转变。2007年12月北京市教委正式下发《北京市中小学可持续发展教育指导纲要》,成为国内首个省级可持续发展教育行政文件。

二是可持续发展教育从学校教育领域向学校—社会合作领域转变。中国可持续发展教育（ESD）项目中的"节能减排与可持续发展学校-社会行动项目"，在2007年度中国青年丰田环境保护奖评选中获得特等奖并于2008年5月在全国10省市实施。至2008年底已有上百所学校参加项目活动，一批学校成为示范学校。可持续发展教育从单一的学校教育逐步向学校-社会合作这一更广阔的空间拓展。

资料来源：史根东，王桂英，2009年

10.4 人类健康可持续发展

健康最终取决于成功地处理物质、精神、生物和经济、社会环境间相互作用的能力。没有健康的人口就不可能有健康的发展，然而大部分发展活动在某种程度上影响着环境，而环境反过来又造成或加重许多健康问题。反过来说，对许多人健康情况造成不良影响的根源正是由于发展不足，只有通过发展才能缓解这些问题。健康与发展有密切的联系。发展不足导致贫穷，而发展不当造成消费过度。这两种情况再加上世界人口不断增加，会在发展中国家和发达国家造成严重的环境卫生问题。

据世界卫生组织报道：根据英国医学杂志一项读者调查，环境卫生是自1840年以来最伟大的医学进展。改善环境卫生，能降低霍乱、蠕虫病、腹泻、肺炎和营养不良等疾病，这些疾病导致数百万人的死亡。至2008年仍有26亿人，其中包括近10亿儿童，生活中缺乏最基本的环境卫生。每20秒钟就有一个儿童因环境卫生差而死亡。按此推算，每年将有150万人因此而死亡，而这些死亡本可避免。

环境卫生是人类尊严和可持续发展的一个重要因素。目前世界上有20多亿人得不到基本的公共环境卫生服务；发展中国家平均有70%的生活垃圾得不到任何处理，随意堆放；有90%以上的生活污水实行无处理排放，因而造成水源污染。据统计，全世界每年有几十万人死于环境和水质污染造成的疾病。

健康与环境和社会经济情况的改善相互关联，需要作出部门间的努力。这种努力牵涉到教育、住房、公共工程和包括商业、学校和大学、宗教、民间和文化组织在内的社区团体，目的是使社区内的人民能够确保持续的发展。

2007年联合国考虑到环境卫生对健康、环境、减贫及经济和社会发展的影响，宣布2008年为国际环境卫生年（international year of sanitation，IYS）。卫生作为一个主题是在对可持续发展委员会第十二届会议首次讨论。国际环境卫生年的目标是强调全球环境卫生危机的严重性，并再接再厉，加速实现在2015年之前将无法可持续地获得基本卫生设施的人口比例减少一半的千年发展目标。国际环境卫生年强调了改善环境卫生的效益和行动的必要性：

① 环境卫生对人类健康至关重要。卫生条件差和不良的卫生习惯引起疾病和死亡。

② 环境卫生创造经济效益。改善环境卫生对经济增长和减少贫困具有积极的影响。

③ 环境卫生提高尊严和促进生活发展。环境卫生增强尊严、保护隐私和安全感，特别是对妇女和女童。

④ 环境卫生有助于环境保护。提高人类排泄物的处理，以保护饮用水源并改善社区环境。

⑤ 改善环境卫生是可以实现的。家庭、社区、政府、资助机构、民间团体和私营公司共同努力，拥有实现环境卫生目标的资源、技术和方法。

健康是人类生存和发展的基础，健康发展是人类永恒的追求。人类在追求生态、经济、社会可持续发展的过程中，更加重视自身健康的可持续性。正如《关于环境与发展的里约宣言》所言"人类处在关注可持续发展的中心。他们有权同大自然协调一致，过上健康的、创造财富的生活"。坚持以人为本和全面、协调、可持续的科学发展观，推动整个社会走上生产发展、生活富裕、生态良好的文明发展道路，是建设和谐社会的战略指导原则。

人类健康可持续发展是指人类在合理利用资源和保护环境的前提下，在促进生态、经济、社会朝可持续方向发展的同时，自身在生理、心理和社会幸福感等健康方面也获得全面发展，这种发展既与人的全面发展一致，也与社会的全面进步相适应。人类健康可持续发展是群体的人的健康发展，它谋求的是全球、国家、区域和地方人群在生理、心理和社会状态上的完好性。现代文明发展道路应是生产发展、生活富裕、生态良好、生命健康的发展道路。

爱护环境、开展可持续发展教育以提高人类健康，这是一个永恒的主题，只有这样才能真正做到社会的可持续发展。

思考与讨论

1. 如何理解可持续发展和可持续发展教育的概念？
2. 可持续发展教育的重要内容包括哪些？
3. 查阅资料分析讨论国际可持续发展教育的现状。
4. 如何开展可持续发展教育保护人类健康？

参考文献

[1] 史根东,王桂英.可持续发展教育基础教程[M].北京:教育科学出版社,2009.
[2] 联合国教育促进可持续发展十年(2005—2014)——国际实施计划.
[3] 马桂新.环境教育学[M].北京:科学出版社,2007.
[4] 李玉荣.以"健康新地平线"战略迎接21世纪——我国健康教育事业面临的挑战[J].现代医院,2001,1(2):1—4.
[5] 王民,蔚东英,霍志玲.从环境教育到可持续发展教育[J].环境教育,2005,1(11):21—25.
[6] 钱丽霞.联合国可持续发展教育十年的推进战略与中国实施建议[J].中国可持续发展教育,2005,(5):13—16.
[7] 龚胜生.论人类健康可持续发展[J].地理与地理信息科学,2005,3(21):109—112.
[8] 世界卫生组织.http://www.who.int/zh/.

推荐阅读书目

1. 蔡宏道.现代环境卫生学.北京:人民卫生出版社,1995.
2. 盛连喜主编.现代环境科学导论.北京:化学工业出版社,2002.
3. 陈学敏.环境卫生学.北京:人民卫生出版社,2004.
4. 杨克敌等.环境卫生学.北京:人民卫生出版社,2000.
5. 周宜开.环境医学概论.北京:科学出版社,2006.